TIBETISCHE MEDIZIN

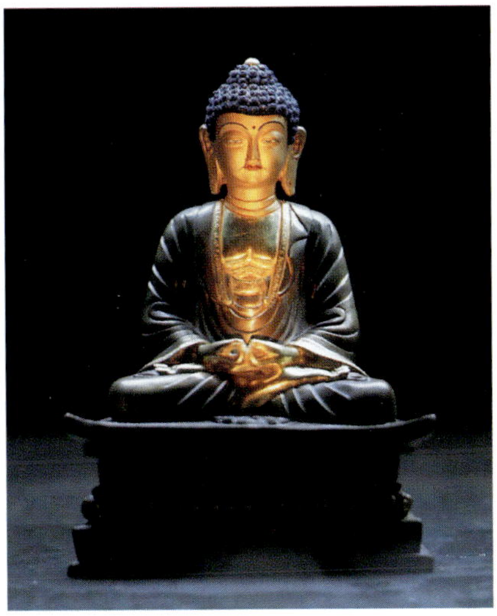

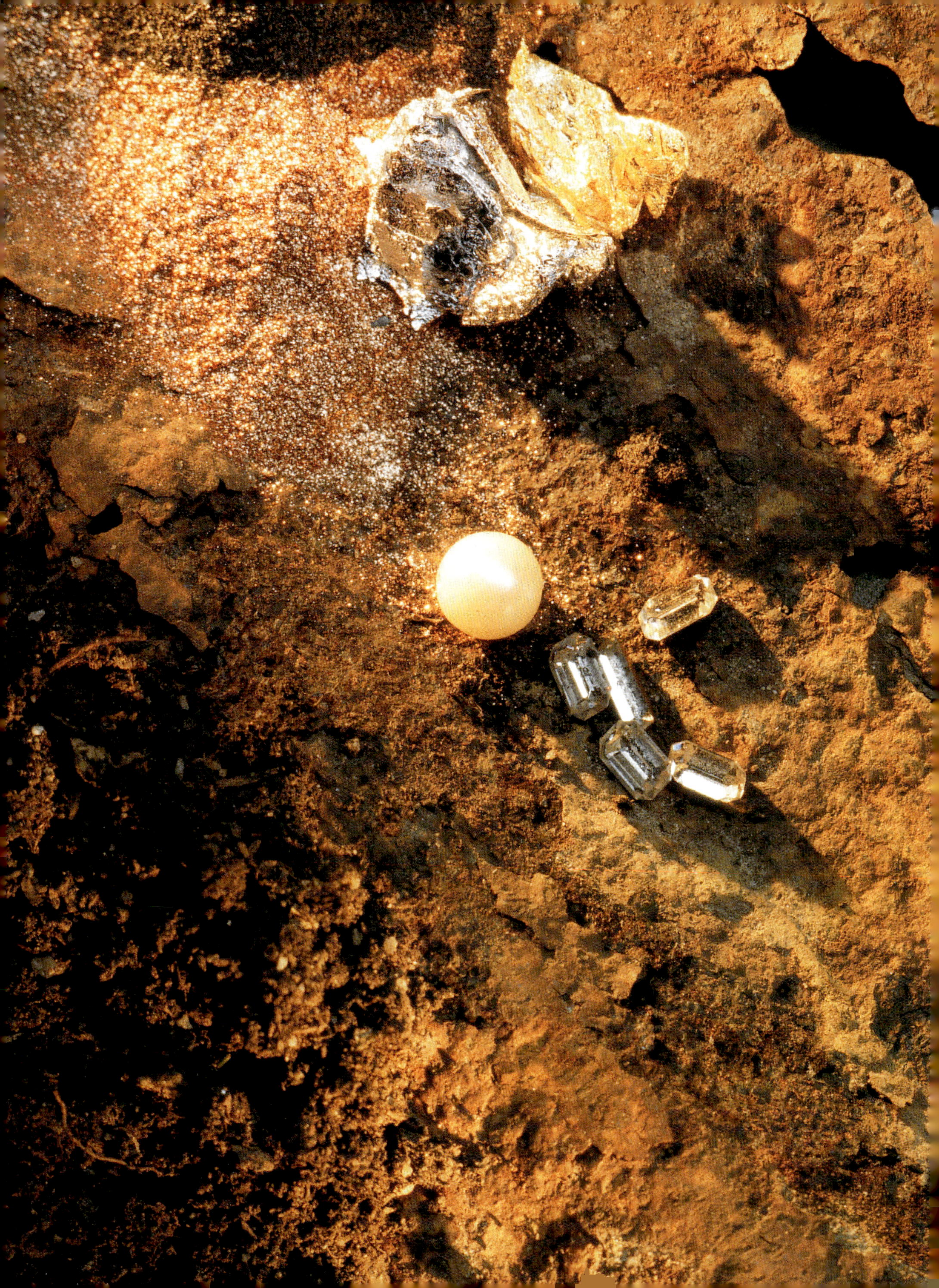

Gerti Samel

TIBETISCHE MEDIZIN

Diagnosemethoden und Therapien auf einen Blick

Tees, Kräuterpillen und Heilnahrung

Gesundheitsübungen zur Selbstbehandlung

Fotos: Wolf-Dieter Böttcher, Enno Kapitza, Beatrice Künzi

Styling: Helge Stüssel-Harzer

Mosaik

Ich danke für die Mitarbeit an diesem Buch

Jeannette Häusermann-Cotar aus Zürich für die Mithilfe bei der Darstellung der Kum-Nye-Übungen

Matthias Steurich aus Freiburg für Information und Beratung zu Kum Nye

Antonia Yeshe Dechen Strub-Tusch aus Pfäffikon und ihrer Tochter Dolma Gallmann aus Zürich für die Mitarbeit bei den Körperübungen

Ingrid Samel für Recherchen und Mitarbeit zu Kapitel I und II

Elisabeth McHugh aus Küsnacht/Schweiz für die Erstellung des Pflanzenteils im Großen Praxisteil des Buches

Dr. Namgyal Qusar aus Dharamsala für medizinische Information und Beratung zu den Konstitutionstypen und zur Selbstbehandlung

Dr. med. Walburg Maric-Oehler, Bad Homburg, und Dr. Pasang Yonten Arya für Supervision

Dr. Kalsang Shak aus Baar/Schweiz für seine Mithilfe bezüglich tibetischer Tees und Typologie

Bildnachweis

H.-D. Böttcher: 1, 6/7, 20/21, 29, 47, 50, 53, 54/55, 60, 61, 65, 72, 74, 76, 87, 91, 95, 101, 127, 128/129, 146/147, 150, 151, 152/153

E. Kapitza für *Cosmopolitan:* 9, 11, 15, 17, 26, 28, 33, 36, 43, 45, 51, 52, 59, 68, 100, 131, 134, 137, 139, 141, 143, 144, 145, 149

B. Künzi: 104 – 125, Vignetten 104 – 125

Mosaik/Ziegler: 126

Serinfia Publications: 23, 39, 57

Übrige Vignetten und Fonds: H.-D. Böttcher

Für die Mithilfe bei der Entstehung dieses Buches bedanken wir uns bei:

Botanischer Garten München
Menzingerstr. 65
80992 München

Naturlandversand
Rainer Engler + Sabine Frisch
Augsburger Str. 62
86956 Schongau

Padma AG
Tibetische Heilmittel
Dammstr. 29
CH-8702 Zollikon

Textredaktion: Irmgard Perkounigg
Satz: Filmsatz Schröter GmbH, München
Reproduktion: Artilitho, Trento
Druck und Bindung: Mohndruck Graphische Betriebe GmbH, Gütersloh
Printed in Germany · ISBN 3-576-11202-2

INHALTSVERZEICHNIS

Die Heilkunst vom Dach der Welt

Mythen um die tibetische Medizin 8
Wie die tibetische Medizin entstand 13

Prinzipien der tibetischen Medizin

Die Lehre von den drei Energien 22
Die Krankheitslehre 25
Das tibetische Zuordnungssystem 31
Die Diagnosemethoden 34
Die Behandlung 41

Der große Praxisteil

Die Heilpflanzen der tibetischen Medizin 56
Pflanzenporträts 60
Die Konstitutionstypen 77
Selbstbehandlung von A bis Z 85
Moderne Körperübungen auf der Basis tibetischer Medizin 103

Tibetische Medizin in Asien

Die Situation in Indien 130
Die Situation im besetzten Tibet 143

Tibetische Medizin in Europa

Tibetische Ärzte im Westen 148
Kräuterpillen aus der Schweiz 150

Anhang

Glossar 154
Adressen und Informationen 155
Literatur 158
Register 159

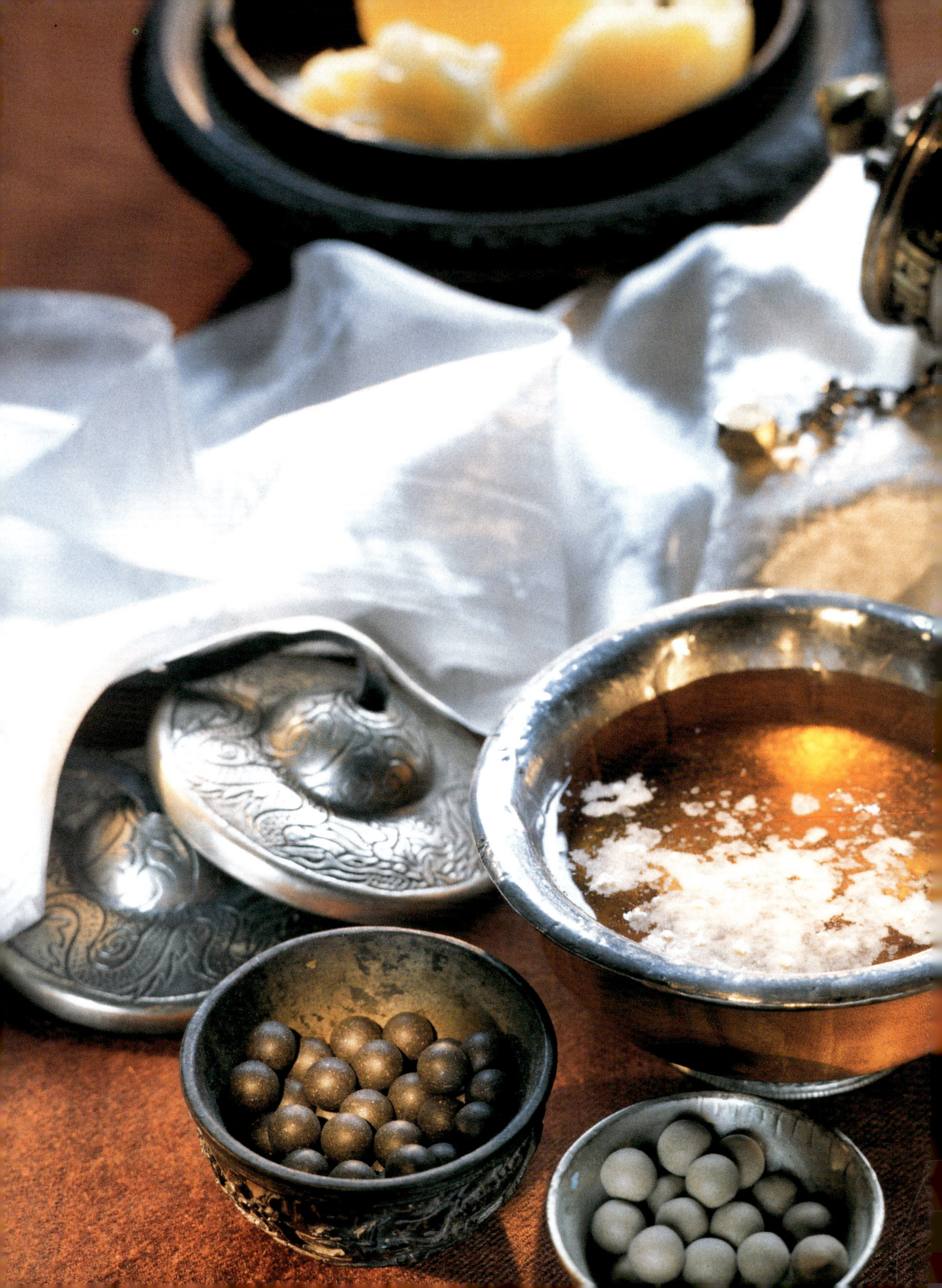

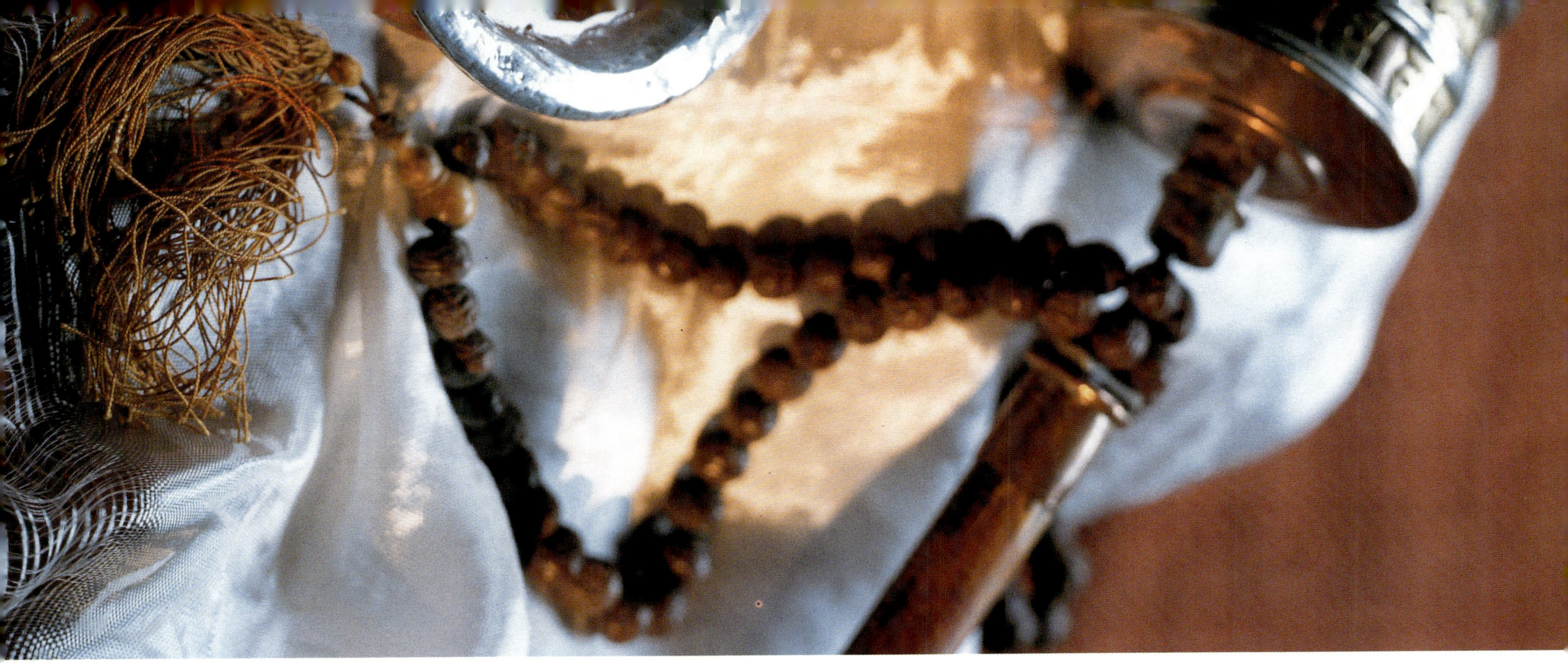

DIE HEILKUNST VOM DACH DER WELT

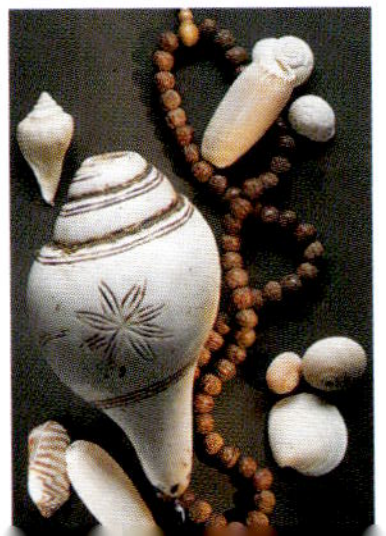

MYTHEN UM DIE TIBETISCHE MEDIZIN

»Das Land des Goldes und der Juwelen, die Quelle der vier großen Flüsse, die von der Kristallpagode des Kailash gekrönt und mit dem magischen Türkisspiegel des Manasarovar geschmückt ist.«
(Alter tibetischer Text)

Daß sich um das Heilwissen der Tibeter ein Mythos rankt, hat wohl auch mit dem Land zu tun, aus dem es kommt. Tibet, das große Reich auf dem Dach der Welt, war schon immer eines der entlegensten Gebiete der Erde. In den magischen Schneebergen mit ihren 8000 Meter hohen Gipfeln ist man den Göttern sehr nah. Doch dank dieser Extremlage konnte sich fernab vom Rest der Welt etwas ganz Einzigartiges entwickeln. Dem Himmel am nächsten, entstand über die Jahrhunderte eine hochentwickelte Religionskultur und als deren „Juwel" ein Heilsystem, von dem heute für den Westen wichtige Impulse ausgehen. Basierend auf dem Ayurveda, bereichert durch Elemente der chinesischen Medizin und durchdrungen vom buddhistischen Weltbild, ist im höchsten und entlegendsten Reich der Welt die tibetische Medizin entstanden. Große Meister der buddhistischen Medizinwissenschaft legten das über die Jahrhunderte immer wieder verfeinerte „Wissen vom Heilen" schließlich schriftlich und bildlich dar, um es der Nachwelt zu erhalten. Vor etwa dreihundert Jahren bereits erreichte die tibetische Medizin ihren vorläufigen Höhepunkt. Der 5. Dalai Lama, religiöser und weltlicher Herrscher des damals gerade wiedervereinten Großreichs Tibet, brachte das Heilsystem in der zweiten Hälfte des 17. Jahrhunderts in eine neue Form. Seit dieser Zeit hat es sich kaum verändert.

SEITE 6/7: *Religion, Ritual und Heilkunst sind in der tibetischen Medizin untrennbar miteinander verbunden. Hier vereint sind Kräuterpillen, Zimbeln, der traditionelle, weiße Begrüßungsschal, Gebetsmühle und -kette. In der Mitte das Nationalgetränk der Tibeter: Buttertee mit Tsampa, dem Mehl aus gerösteter Gerste.*

Die Leidensgeschichte des tibetischen Volkes

Das neue Kapitel in der Geschichte Tibets begann in einer Zeit, an die sich manche von uns noch erinnern können: 1950 marschierten die Chinesen in das Land ein. Im Lauf der anschließenden chinesischen Kulturrevolution erlebte das Volk der Tibeter einen Holocaust. Die Chinesen versuchten, seine gesamte Kultur, seine Religion und sein Heilsystem auszumerzen. Bis heute ist das Land von China annektiert, und diese politische Situation überschattet seitdem das Schicksal der Tibeter. Auch die tibetische Medizin ist von den dramatischen Ereignissen dieser Zeit geprägt. Im folgenden ein kurzer geschichtlicher Abriß.

Als in China 1949 die Volksrepublik ausgerufen wurde, erhoben die neuen Machthaber sofort einen Herrschaftsanspruch auf Tibet.

Bereits im folgenden Jahr marschierten die Truppen der chinesischen Volksbefreiungsarmee ein, angeblich um Tibet vom „Gift des Imperialismus und der Religion zu befreien". Da Tibet politisch isoliert war und nicht Mitgliedsstaat der Vereinten Nationen, blieben alle Appelle an die UN wirkungslos.

1951 wurde eine tibetische Delegation gezwungen, in einem 17-Punkte-Abkommen die chinesische Oberhoheit anzuerkennen. Der damals noch jugendliche 14. Dalai Lama Tenzin Gyatso (geb. 6.7.1935) widerrief sie später, da sie nicht freiwillig erfolgt war. Aufgrund der Ereignisse wur-

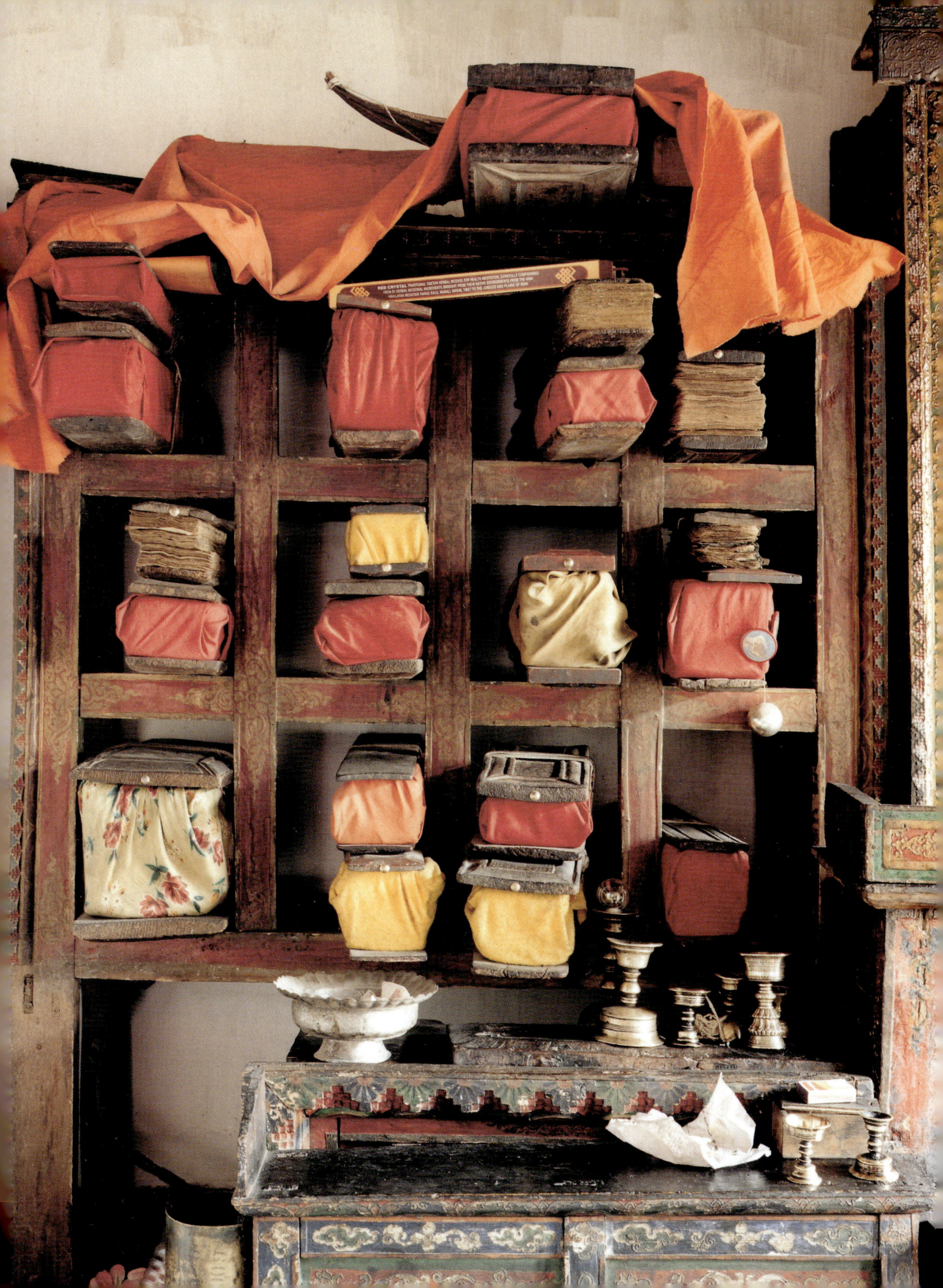
RED CRYSTAL

de der Dalai Lama drei Jahre früher als geplant inthronisiert. Im Alter von fünfzehn Jahren war er damit religiöses und politisches Oberhaupt seines Volkes. Inzwischen verschlimmerten sich die Zustände in Tibet zusehends. Obwohl der Dalai Lama alles tat, um die Situation friedlich zu regeln, wurde der Terror der Chinesen so unerträglich, daß 1959 in der Hauptstadt Lhasa ein Aufstand ausbrach. Er wurde blutig niedergeschlagen.

Die Flucht des Dalai Lama

Als im März 1959 Gerüchte auftauchten, der Dalai Lama solle entführt werden, kamen viele tausend Menschen zu seinem Sommerpalast, dem Norbulinka, um ihr Oberhaupt zu schützen. Noch bevor die Chinesen begannen, seinen Palast zu beschießen, floh der Dalai Lama Ende März 1959 nach Nordindien. Daraufhin wurden sämtliche im Land verbliebenen einflußreichen Tibeter gefangengenommen. In der sich daran anschließenden chinesischen Kulturrevolution verloren schätzungsweise eine Million Tibeter ihr Leben, nur etwa achtzigtausend gelang die Flucht nach Nepal und Indien. In den folgenden Jahren wurden sechstausend tibetische Klöster bis auf die Grundmauern zerstört und mit ihnen der größte Teil buddhistischer Religionskultur. Da viele Klosteruniversitäten zugleich auch Zentren medizinischer Gelehrsamkeit waren, vernichteten die chinesischen Machthaber mit ihrem gnadenlosen Vorgehen fast das gesamte tibetische Heilwissen. Auch der auf dem Eisenhügel von Lhasa gelegene Chagpori, die wichtigste Medizinschule Tibets, wurde in Schutt und Asche gelegt. Alle tibetischen Ärzte aus der älteren Generation wurden gefangengenommen. Die meisten von ihnen starben in den folgenden Jahren an den Strapazen von Zwangsarbeit und Folter.

Nur der Umsicht weniger, großer tibetischer Gelehrter ist es zu verdanken, daß ein Teil des alten Wissens gerettet werden konnte. Da die Ärzte die alten Medizinschriften während ihres Studiums hatten auswendig lernen müssen, war es möglich, die Texte aus dem Gedächtnis zu rekonstruieren und wieder zu Papier zu bringen.

Die neue Heimat im indischen Exil

In dem nordindischen Bergdorf Dharamsala ließ sich der 14. Dalai Lama nieder. Hier, auf 1800 Metern Höhe am Fuße des indischen Himalaja, gründete er seine Exilregierung, und mit ihm fanden viele Tibeter eine neue Heimat. Hier entstanden auch die neuen Schulen für tibetische Kultur, Religion und Medizin. Schon 1961, zwei Jahre nach seiner Flucht, ließ der Dalai Lama in Dharamsala eine neue Medizinschule unter Leitung seiner Leibärzte gründen. Das unter seiner Schirmherrschaft stehende Institut für tibetische Medizin und Astrologie, genannt Men-Tsee-Khang, ist heute das bedeutendste Zentrum für tibetische Medizin. Hier konzentrieren sich Ausbildung, Forschung, Pharmakologie, Arzneimittelherstellung, Astrologie und natürlich auch die Behandlung nach den Prinzipien tibetischer Medizin.

Ein neuer Anfang für die tibetische Medizin

Mit den Jahren wuchs im Men-Tsee-Khang eine neue Generation selbstbewußter Ärzte heran. Un-

SEITE 9: *Eine private Bibliothek. Die alten Medizinschriften werden mit Seide und Brokat umwickelt und im Gebetsraum des Hauses aufbewahrt.*

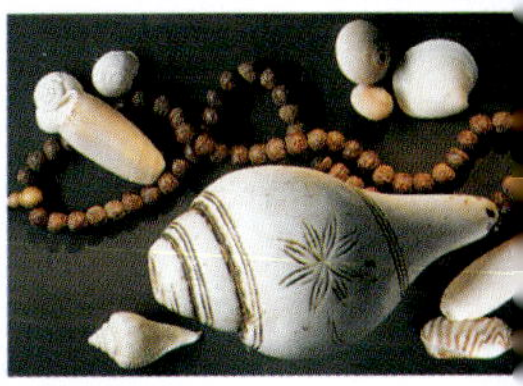

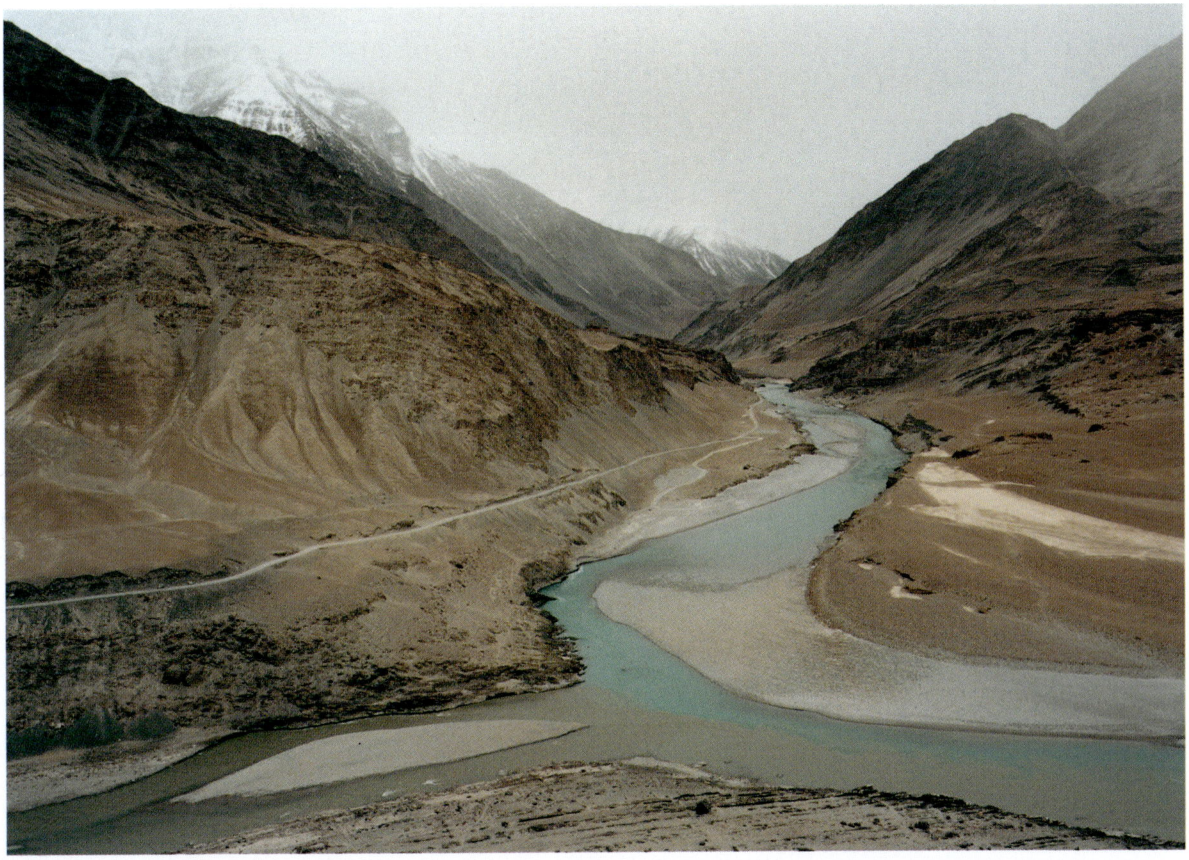

Das Dach der Welt: Blick auf die Schneeberge von Ladakh und den Flußlauf des Indus.

ter Anleitung ihrer alten, noch in der Heimat ausgebildeten Lehrer begannen sie, tibetisches Heilwissen auch in der westlichen Welt zu verbreiten. Unterstützt und getragen wurde ihr Vorhaben von der Buddhismuswelle in Europa und den USA. Der Dalai Lama war sich von Anfang an auch der Chancen bewußt, die sich mit der Wiederbelebung der tibetischen Medizin im Exil boten. Man war gezwungen, die alten Methoden den neuen Gegebenheiten anzupassen und sich der Welt zu öffnen. Seit dieser Zeit geht die tibetische Medizin unter der behutsamen Führung des 14. Dalai Lama neue Wege.

Tibetische Heilweisen im Blickpunkt der Welt

Zunehmend interessieren sich nun westliche Ärzte, Therapeuten, Pflanzenforscher und Pharmazeuten für die tibetische Heilkunst. Die zugehörigen spirituellen und mentalen Methoden sind bereits seit vielen Jahren in westliche Psycho- und Körpertherapien integriert. Doch mehr und mehr lassen sich auch Naturwissenschaftler von der Wirksamkeit tibetischer Medizin faszinieren. Sie sind davon überzeugt, daß die tibetische Pflanzenheilkunde uns neue Weg aufzeigen kann.

Eine friedliche Koexistenz

Bei der Behandlung von Krankheiten, für die unsere Allopathie keine wirksamen Mittel mehr hat, kommen hoffnungsvolle, neue Ansätze aus dem Himalaja. Der deutsche Schulmediziner Egbert Asshauer, ein großer Kenner der tibetischen Medizin, ist davon überzeugt, daß die tibetische Heilkunde im Westen ohne weiteres ergänzend zur Schulmedizin angewendet werden kann – und umgekehrt. Schließlich greifen auch Tibeter heute bei bestimmten Krankheiten zu Antibiotika. So könnten beide Medizinsysteme friedlich nebeneinander existieren und einander ergänzen.
In Dharamsala wird diese Koexistenz bereits auf sehr unkomplizierte Weise praktiziert: Das Delek-Hospital, in dem Ärzte westliche Schulmedizin anwenden, liegt nur wenige Gehminuten vom Men-Tsee-Khang entfernt. Häufig schicken Ärzte vom Delek-Hospital Patienten in das Men-Tsee-Khang und umgekehrt. Kranke mit Tuberkulose oder anderen akuten Infektionskrankheiten kommen grundsätzlich ins Delek-Hospital, bei chronischen Leiden wird das Men-Tsee-Khang bevorzugt.

Die Methoden wirken – aber warum?

Daß die Heilmethoden der Tibeter wirken, haben viele westliche Patienten inzwischen am eigenen Leib erfahren. Bei Arteriosklerose ist die Wirksamkeit tibetischer Rezepte bereits wissenschaftlich erwiesen, bei Hepatitis tausendfach bestätigt. Inzwischen pilgert eine ganze Reihe chronisch kranker Menschen regelmäßig nach Dharamsala, die von der westlichen Medizin aufgegeben wurden. Auch Krebs-, Aids- und Hepatitiskranke sind unter ihnen. Heilung wird keinem dieser Patienten versprochen, doch ihren körperlichen und seelischen Gesundheitszustand, ihr Immunsystem und ihre Lebensqualität können sie in jedem Fall verbessern. Nicht zuletzt finden die Kranken in der tibetischen Medizin auch spirituelle Unterstützung: Die geistigen Übungen der Lamas gelten als wichtiger Teil der Heilkunde.
In der Schweiz, wo die meisten tibetischen Exilanten außerhalb Asiens eine neue Heimat gefunden haben, leben heute etwa zweitausend Tibeter und Tibeterinnen. Hier, in einem kleinen Unternehmen, werden seit nunmehr fast dreißig Jahren zwei gut untersuchte und standardisierte tibetische Kräuterpräparate hergestellt (Seite 150), und es bleibt abzuwarten, wann große Arzneimittelhersteller in dieses Geschäft einsteigen.
Das rasant wachsende Interesse an tibetischer Medizin hat indessen in ganz Europa viele Fördervereine für tibetische Heilweisen auf den Plan gerufen, mit dem Ziel, dieses Medizinsystem unserem eigenen Kulturkreis zugänglich zu machen. Ganz einfach ist dieses Unterfangen nicht, denn unsere Gesetze erschweren so einiges.

Tibetische Gastärzte in Europa

Übliche Praxis unter tibetischen Ärzten ist es, die europäischen Länder zu bereisen, Vorträge zu halten und sozusagen als Wanderärzte Hunderte von Patienten in verschiedenen Städten zu behandeln. Akute Beschwerden können bei einem solchen Vorgehen allerdings nicht behandelt werden. Für einen Behandlungstermin muß man sich auf lange Wartelisten setzen lassen.

WIE DIE TIBETISCHE MEDIZIN ENTSTAND

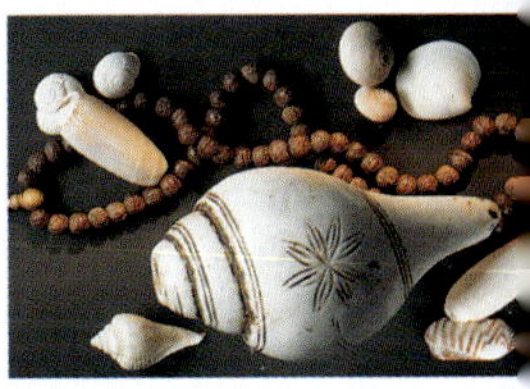

Tibetische Medizin – eine buddhistische Heilkunst

In kaum einem anderen großen Heilsystem spielt die Religion heute noch eine so wichtige Rolle wie in der tibetischen Medizin. Diese tiefe Verbindung zeigt sich allein darin, daß jeder buddhistische Arzt bei bestimmten Behandlungsmethoden Mantras rezitiert, und der buddhistische Patient wird es ihm gleichtun.

Früher konnte sich der Mahayana-Buddhismus, der im alten Tibet die Grundlage für den Mönchsstaat bildete, eigentlich nur deswegen so erfolgreich in Asien ausbreiten, weil die Mönchsärzte Kranke behandelten und heilten.

Nach buddhistischer Auffassung geht das gesamte medizinische Heilwissen der Tibeter auf Buddha selbst zurück. Er verkündete die Medizinlehre in seiner Emanation (seinem Hervorgehen) als Medizinbuddha. Die Tibeter verehren ihn als ihren höchsten Heiler und Wohltäter und als „König des Aquamarinen Lichtes", der alle vierhundertvier Krankheiten in einem Zustand der meditativen Ausgeglichenheit besiegen kann. Beachten Sie hierzu auch Seite 57 ff.

Der Medizinbuddha und das Ideal des Mitgefühls

„Durch die Tugend seines Mitgefühls werden jene, die auch nur den Namen dieses transzendenten, überragenden und vollendeten Linderers und Bezwingers hören, welcher zum Wohle aller lebenden Wesen handelt, vor den Qualen unglücklicher Daseinszustände beschützt werden. Ich verneige mich vor dem Aquamarinen Licht, dem Meister der Medizin, dem Erwachten, der die drei Gifte und die drei Leiden auflöst."

(Aus dem Wurzeltantra*)*

Das Mitgefühl des Arztes gegenüber seinen Patienten ist nach tibetischer Auffassung eine der wichtigsten Voraussetzungen für die Heilung einer Krankheit. Der Arztberuf gilt im Buddhismus als edel, da er dem Ideal des Mitgefühls verpflichtet ist. Das ethische Vorbild des Arztes ist der Bodhisattva. Dieses Wesen hat sein Ziel der Erleuchtung bereits erreicht und könnte nun ins Nirwana eingehen und verlöschen. Doch aus Mitleid verbleibt der Bodhisattva in der Welt, um möglichst vielen Menschen den Weg aus dem Leiden zu weisen.

Vor dem Buddhismus herrschte der Bön

Bevor der Buddhismus in Tibet einzog, herrschte in den Schneebergen des Himalaja eine schamanistische Heilkunde und Religion mit Namen Bön. Der Bön-Glaube war die Urreligion des Volkes. Er hatte magische Züge und war von Aberglauben, Geistern und Geisterbeschwörung geprägt. Bis heute ist die Bön-Tradition noch nicht ganz ausgestorben. In abgelegenen Bergregionen, zum Beispiel in Ladakh, lebt die Heiltradition der Bön-Schamanen ungebrochen weiter. Diese Medizinmänner und -frauen bekennen sich heute fast durchweg zum buddhistischen Glauben und empfinden es nicht als Widerspruch zur Lehre Buddhas, ihre magische Heilkunst auszuüben.

König Songtsen Gampo

In vielen Abhandlungen beginnt die Geschichte des Buddhismus und der Medizin Tibets mit König Songtsen Gampo (620-649), dem Gründer des tibetischen Großreichs. Das Schicksal wollte es, daß dieser König zwei buddhistische Prinzessinnen heiratete, Bhrikuti aus Nepal und Weng Cheng aus China. Sie brachten die ersten Bud-

dhastatuen in die Schneeberge und ließen in Lhasa Tempel errichten. Mit der Zeit bekehrten sie ihren Gemahl zu ihrer Religion, und fortan wurde am Hof der Buddhismus praktiziert.
Beim gemeinen Volk jedoch stieß der neue Glaube auf Widerstand. Um die vergleichsweise elitäre Lehre des Buddhismus dem Volk verständlich zu machen, integrierten die frühen Buddhisten die Vorstellungen des Bön in ihre Glaubensinhalte. So kommt es, daß der tibetische Buddhismus von Anfang an auch exorzistische Rituale, rituelle Heilungen und Besessenheitsphänomene kannte.

Die erste medizinische Schrift

Unter König Songtsen Gampo wurde viel Schriftgut aus der indischen Literatur ins Tibetische übersetzt. Gerade zwischen Indien und Tibet herrschte ein reger kultureller Austausch. Auch die chinesische Königsgattin Weng Cheng soll einen Text aus ihrer Heimat mitgebracht haben. Es war eine medizinische Schrift, die ebenfalls ins Tibetische übertragen wurde. Überhaupt versammelte Songtsen Gampo viele Gelehrte aus Indien, China und Persien an seinem Hof, darunter auch Ärzte. Der herausragendste Verdienst des Königs war jedoch die Entwicklung der tibetischen Schrift. Seit dieser Zeit wird die Geschichte Tibets aufgezeichnet.

König Tisong Detsen

Im 8. Jahrhundert gelang es dem damals herrschenden König Tisong Detsen (742–798), dem Buddhismus eine breitere Basis zu verschaffen. Er erhob den Buddhismus zur Staatsreligion im Großreich Tibet. Diesem König ist es auch zu verdanken, daß erstmals indische Medizintexte ins Tibetische übersetzt wurden. Diese Schriften sollen später zur Entstehung des tibetischen Heilkunde beigetragen haben.

Die Legende um die *Vier Tantras*

Die Textsammlungen des Königs Tisong Detsen waren mittlerweile nicht nur umfangreich, sondern auch verwirrend und teils recht widersprüchlich. So nahm sich sein Leibarzt, der gelehrte Yuthog Yonten Gonpo der Ältere dieser Schriften an. Der im Jahr 786 geborene Yuthog wurde hundertfünfundzwanzig Jahre alt und gilt als einer der berühmtesten Ärzte Tibets. Man hielt ihn sogar für die Verkörperung des Medizinbuddhas.
Yuthog der Ältere reiste dreimal nach Indien, um von den dortigen Ärzten zu lernen. Um sein Wissen über die Medizinschriften weiter zu vertiefen, ließ er sogar eine Debatte unter verschiedenen asiatischen Medizinexperten abhalten. Zum Schluß glich er die besten Teile einander an und schuf daraus ein neues Ganzes. Es handelte sich wahrscheinlich um die Urfassung der tibetischen Medizinlehre.
Doch noch schien die Zeit für dieses Wissen nicht reif. So wurden die Medizinschriften gemäß der damaligen Tradition versteckt, damit sie später von den Menschen wiedergefunden werden sollten, die zu ihrer Verbreitung bestimmt waren. Dreihundert Jahre lang lagen sie im Kloster Samye verborgen.
Erst um 1100 n. Chr. wurden die Texte wiederentdeckt und gelangten in die Hände von Yuthog Gonpo dem Jüngeren (1126–1212). Wie sein Namensvetter galt auch dieser Yuthog nicht nur als

Ein blumengeschmücktes Buddhabild säumt den Weg zum Medizininstitut in Dharamsala. Rechts die typischen, mit Mantras beschrifteten Steine.

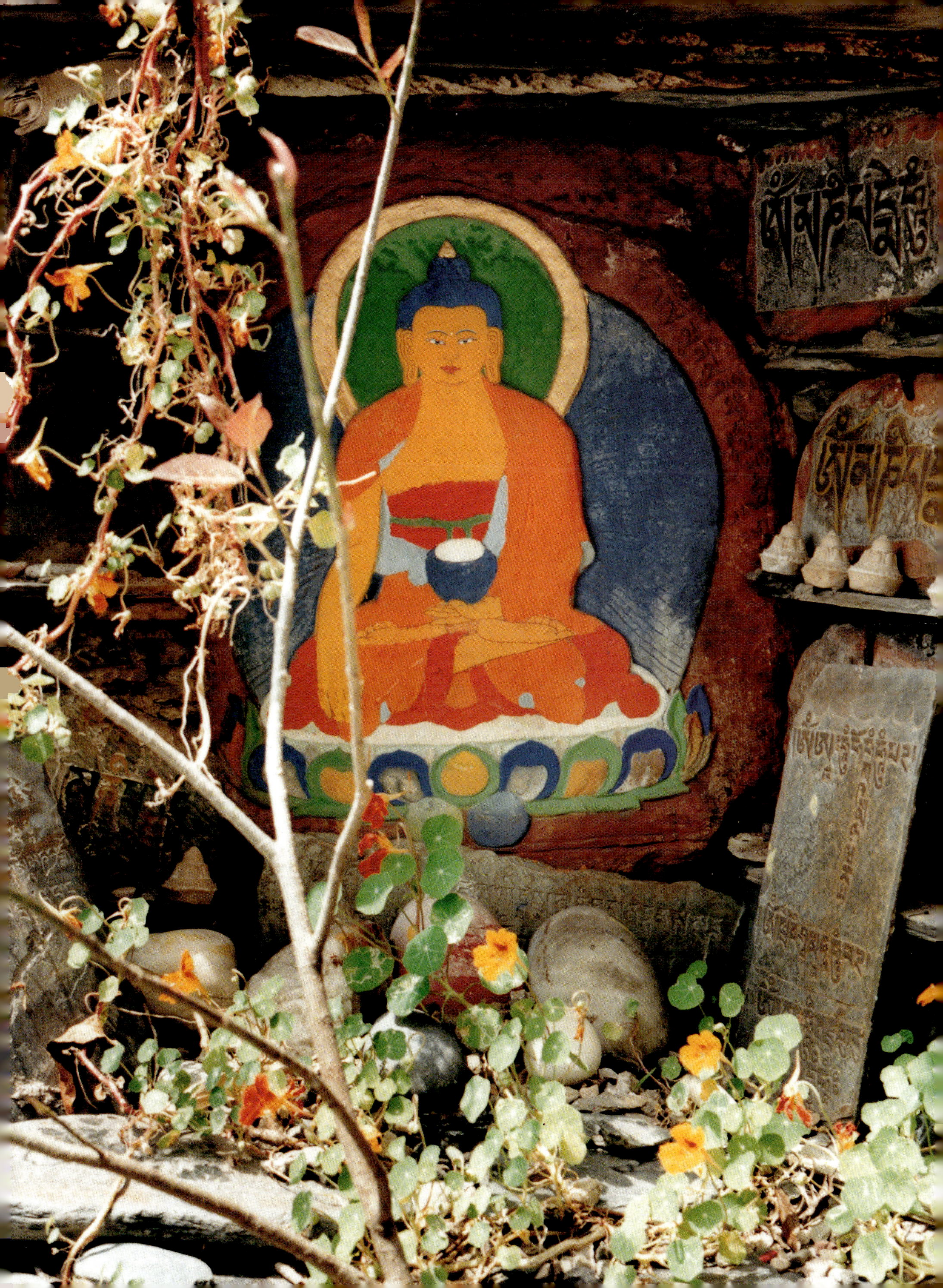

großer Gelehrter seiner Zeit, sondern auch als tantrischer Meister. Wahrscheinlich war er es, der die Texte nochmals aus anderen Quellen ergänzte und an die neue Zeit anpaßte. So entstand die berühmte medizinische Abhandlung der *Vier Tantras*, denen sogar moderne Wissenschaftler bestätigen, sie seien „die großartige, hochkomplexe Arbeit eines tibetischen Autors von hoher, schöpferischer Intelligenz".

Ein Werk namens *rGyudbzhi*

Die *Vier Tantras* sind auch unter ihrem tibetischen Namen *rGyudbzhi* bekannt, was sich wie „Gyüschi" ausspricht und teilweise auch in dieser Lautschrift geschrieben wird. Es bezeichnet „die geheime mündliche Überlieferung der acht Zweige der Wissenschaft des Heilens". Der *rGyudbzhi* besitzt einen ähnlich grundlegenden Charakter wie das *Huangdi Neijing* der chinesischen Medizin oder die *samhitas* des Ayurveda. Bis heute stellt er das zentrale Lehrwerk der tibetischen Heilkunde dar.

Im *rGyudbzhi* verbindet sich die ayurvedische Lehre von der Dreiteilung der körperlichen Energien (Lehre der drei „Körpersäfte") mit der chinesischen Astrologie und Pulslehre. Die Abhandlung besteht aus vier Einzelwerken; ein jedes betrachtet das Wissen vom Heilen aus einem anderen Blickwinkel.

Der große 5. Dalai Lama

Der 5. Dalai Lama, Lobsang Gyatso (1617–1682), gilt als einer der größten Förderer der tibetischen Medizin. Unter seiner Herrschaft erreichte die tibetische Heilkunst und Kultur ihren Höhepunkt. Unter der Ägide der Gelben Kirche, der er angehörte, verankerte der „große Fünfte" den Buddhismus wieder neu als Staatsreligion, und Tibet wurde nach langer Zeit wieder zentral regiert. Das besondere Interesse dieses Dalai Lama galt jedoch den *Vier Tantras*. Unter anderem gab er von diesen Schriften eine neue Blockdruckausgabe in Auftrag und förderte die Herstellung der darin beschriebenen Juwelenpillen.

Der König des Aquamarinfarbenen Lichts

Auch über die bis heute noch umstrittene Herkunft der *Vier Tantras* wollte dieser Dalai Lama neue Klarheit schaffen. Kraft seiner Autorität stützte er die Ansicht, Buddha Shakyamuni habe diese Medizinlehre gegen Ende seines Lebens in Indien verkündet, indem er die Form des „Meisters der Heilmittel" annahm. Viele fundamentalistisch orientierte buddhistische Ärzte und Gelehrte übernahmen diese Version bis in dieses Jahrhundert. Immerhin behauptet auch das Werk von sich, es sei die aus dem Sanskrit übertragene Lehre des Buddhas „Meister der Heilmittel".

Dieser Buddha trägt den Namen Bhaishaiyaguru (der strahlende König), weil von ihm heilende Strahlen ausgehen. Auf allen Abbildungen wird er meist in der blaugrünen Farbe des Aquamarins dargestellt. Ein weiterer Name ist deshalb auch Vaidurya – König des Aquamarinfarbenen Lichts. Im Lauf der Jahrhunderte gesellten sich dem einen Medizinbuddha sieben weitere hinzu. Ihr gemeinsames Erkennungsmerkmal ist ein Zweig oder die Frucht eines Myrobalanenbaums in ihrer rechten Hand.

Alter tibetischer Medizintext aus den Vier Tantras. *Für den täglichen Gebrauch werden die wertvollen Schriftblätter kopiert.*

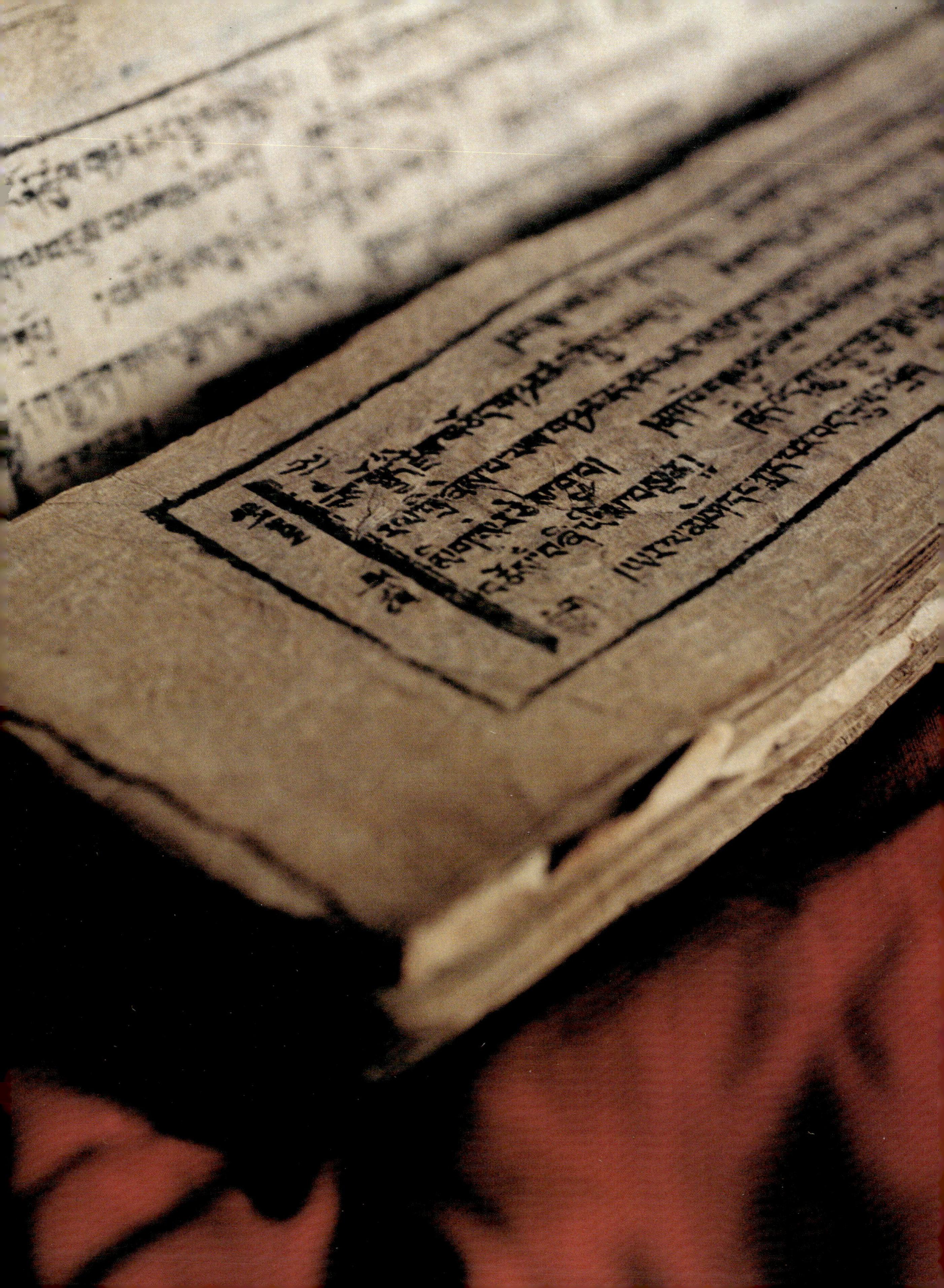

Das Werk des Regenten Sangye Gyamtso

Als seinen Regenten, der nach seinem Tod die Herrschaft bis zum Amtsantritt des nächsten Dalai Lama übernehmen sollte, bestimmte der 5. Dalai Lama seinen spirituellen Sohn Sangye Gyamtso (1653–1705). Dieser äußerst gelehrte Mann setzte das Werk seines Meisters ebenso ambitioniert wie perfektionistisch fort. Sein Bemühen gipfelte in einer Neufassung der *Vier Tantras*. Ergänzend dazu verfaßte Sangye Gyamtso seinen berühmten Kommentar, der die *Vier Tantras* für die Nachwelt verständlich machte. Diese Neuedition und ihr Kommentar, bekannt unter dem Namen *Blauer Beryll*, sind die seit dieser Zeit gültige Grundlage der tibetischen Medizin. Noch heute verbringen die Medizinstudenten die ersten vier Jahre ihres Studiums hauptsächlich damit, die *Vier Tantras* auswendig zu lernen.

Die Inhalte der *Vier Tantras*

Das erste Tantra ist das *Wurzeltantra*. Es stellt die Krankheitslehre dar und setzt alle darin enthaltenen Elemente in logische Beziehung zueinander. Illustriert wird der dazugehörige Kommentar im zweiten medizinischen Rollbild (siehe Abb. S. 23). Es zeigt einen Baum mit zwei Stämmen. Einer symbolisiert die verschiedenen Zweige der menschlichen Physiologie, der andere die Einteilung der Krankheiten. Auch die Ursachen der Krankheiten und die Diagnose- und Behandlungsmethoden werden im *Wurzeltantra* beschrieben.

Das zweite Tantra ist das *Tantra der Erklärung*. Es enthält die Lehre des Körpers, Diagnose und Behandlung bis hin zur medizinischen Ethik. Dargestellt werden etwa Empfängnis und Schwangerschaft, die Entwicklung des Fetus, außerdem Anatomie, Physiologie, eine weitere Klassifizierung der Krankheiten, mehrere Kapitel über die Ernährung, die Nahrungsaufnahme und die Arzneien.

Im dritten *Tantra der mündlichen Überlieferung*, auch *Tantra der Instruktionen* genannt, sind alle Krankheiten und ihre Behandlung einzeln aufgeführt. Es geht um Bestimmung, Symptome und Therapieanweisungen. Allein 16 Kapitel dieser längsten der vier Schriften handeln von den verschiedenen Fieberarten, 19 von unterschiedlichen Erkrankungen – von der Heiserkeit bis zu Gicht, Rheuma oder Morbus Parkinson. Andere Kapitel sind den fachärztlichen Sparten gewidmet, wie Gynäkologie und Kinderheilkunde, weitere handeln von Vergiftungen, Wunden oder der Fruchtbarkeitsbehandlung. Das *Tantra der mündlichen Überlieferung* ist bislang nicht übersetzt.

Das vierte Tantra, auch abschließendes Tantra oder *Nachfolgendes Tantra* genannt, beinhaltet die Diagnosemethoden, die Zubereitung der Heilmittel, Behandlungsmethoden und vor allem die geheime Zubereitung der Arzneien. Auch dieses Tantra ist nicht übersetzt.

Die 79 tibetischen Medizinbilder

Wer sich mit tibetischer Medizin beschäftigt, wird sehr schnell auf die in minutiöser Feinarbeit dargestellten Medizinthangkas stoßen. Auch diese künstlerischen Meisterwerke verdanken wir dem Regenten Sangye Gyamtso. Um den *Blauen Beryll* für die Nachwelt möglichst verständlich zu machen, veranlaßte er nämlich die Illustration seiner Kommentare. So entstanden die 79 berühmten medizinischen Rollbilder (*thangkas*) auf Leinwand, die den gesamten Inhalt der tibetischen Medizinlehre bildlich darstellen. Diese Bilderserie zählt zu einer der großen Errungenschaften medizini-

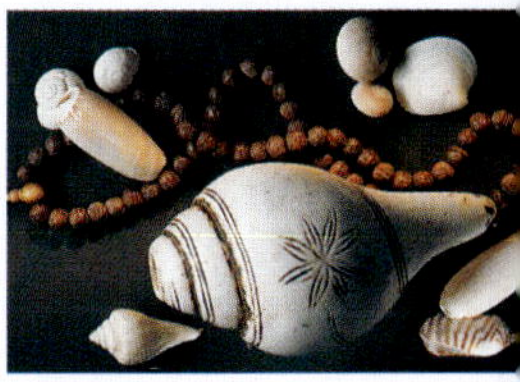

scher Ikonographie. Alle Bilder setzen sich aus Hunderten von Einzelvignetten zusammen, jede von ihnen mit präzisen Bildtexten versehen. Auch ist jedes der 79 Thangkas numeriert und hat seinen eigenen Platz in der Gesamtreihe. Angeführt wird die Serie von der Verkündungsszene der Medizinlehre durch den Medizinbuddha. Dieses Rollbild Nummer eins finden Sie auf Seite 57 abgebildet und erläutert.
Inhaltlich sind die Medizinthangkas den unterschiedlichen Bereichen der tibetischen Medizin gewidmet – von Embryologie, Anatomie, Physiologie, Diagnosemethoden, Materia Medica, Ernährungskunde und Zusammensetzung der Arzneimittel bis hin zu den verschiedenen Behandlungsformen.

Die Chagpori-Medizinschule

Ein weiterer großer Verdienst des Sangye Gyamtso war die 1696 erfolgte Gründung der Chagpori-Medizinschule in Lhasa. Sie entsprach einem Wunsch des zehn Jahre zuvor verstorbenen 5. Dalai Lama. Die Idee war, Theorie und Praxis der Medizin in einem Kodex klarzulegen. Der Chagpori wurde das erste staatliche tibetische Medizinzentrum, errichtet auf dem sogenannten „Eisenhügel" in der Nähe des Potala-Palastes, dem Wintersitz des Dalai Lama. Nach dem Vorbild des Chagpori-Instituts gründete man im gleichen Jahrhundert noch andere Medizinschulen, so in Osttibet, in Peking, in der Mongolei und in Burjatien.

Die Schule der Leibärzte

Aus dem Chagpori gingen fast alle Leibärzte der folgenden Dalai Lamas hervor. Bis ins 20. Jahrhundert hinein gehörten viele der dort lehrenden Mönchsärzte und die meisten der siebzig Schüler den Gelbmützen an – so nannten sich die von den Gelugpa-Klöstern stammenden Mönche.
Obwohl sich in erster Linie die Gelbe Kirche der tibetischen Heilkunde angenommen hatte, bildete sich parallel dazu auch eine Laientradition heraus. Es war nun nicht mehr allein den buddhistischen Klöstern vorbehalten, die tibetische Heilkunde zu lehren. Parallel zu den Mönchsärzten praktizierten mehr und mehr auch weltliche Ärzte die Medizin. Sie gaben ihr Wissen innerhalb der Familie von Generation zu Generation weiter – eine Tradition, die sich übrigens bis heute gehalten hat.

Der Mentsikhang in Lhasa

Die systematische Öffnung der tibetischen Medizin für weltliche Ärzte begann zu Zeiten des 13. Dalai Lama, Tubten Gyatso (1876–1933). Um der bis dahin im Chagpori zentralisierten Medizinlehre neue Impulse zu geben, gründete er 1916 im Zentrum der Hauptstadt Lhasa den Mentsikhang, die Akademie der Medizin und der astrologischen Berechnungen, und unterstellte sie seinem Leibarzt Khyenrab Norbu (1883–1962). Der Mentsikhang blieb bis zur chinesischen Invasion das medizinische Institut und Krankenhaus der Regierung. Die Studierenden kamen nur noch zur Hälfte vom Kloster, die andere Hälfte bestand aus Laien, die aus verschiedenen Bezirken Tibets stammten. Über hundert Studierende konnten gleichzeitig eine Ausbildung in Medizin, Astrologie und buddhistischer Lehre absolvieren.
Nach seiner Zerstörung während der chinesischen Kulturrevolution wurde der Mentsikhang erst in den siebziger Jahren wiederaufgebaut. Mehr über dieses Astro-Medizinische Institut erfahren Sie auf Seite 144.

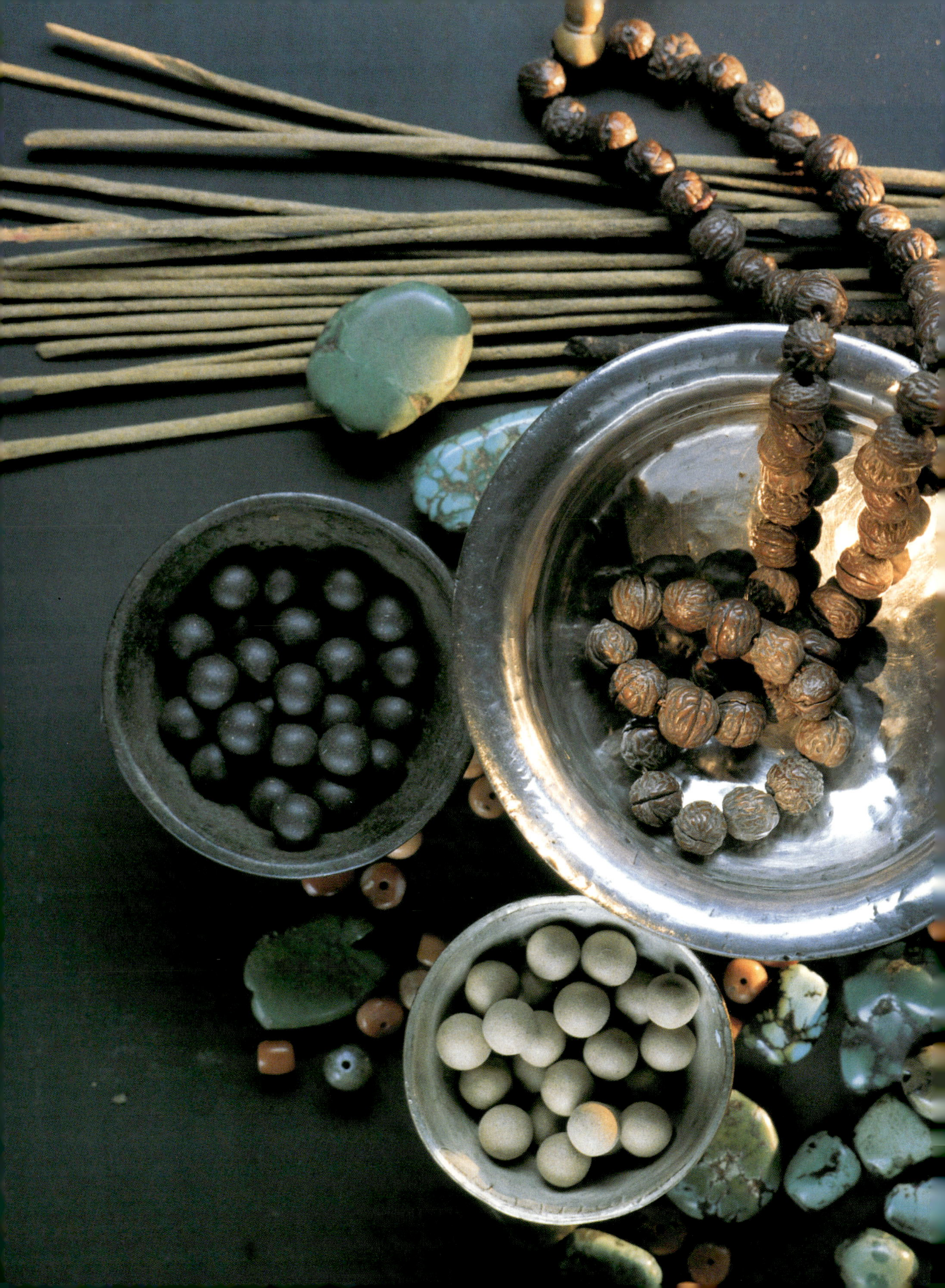

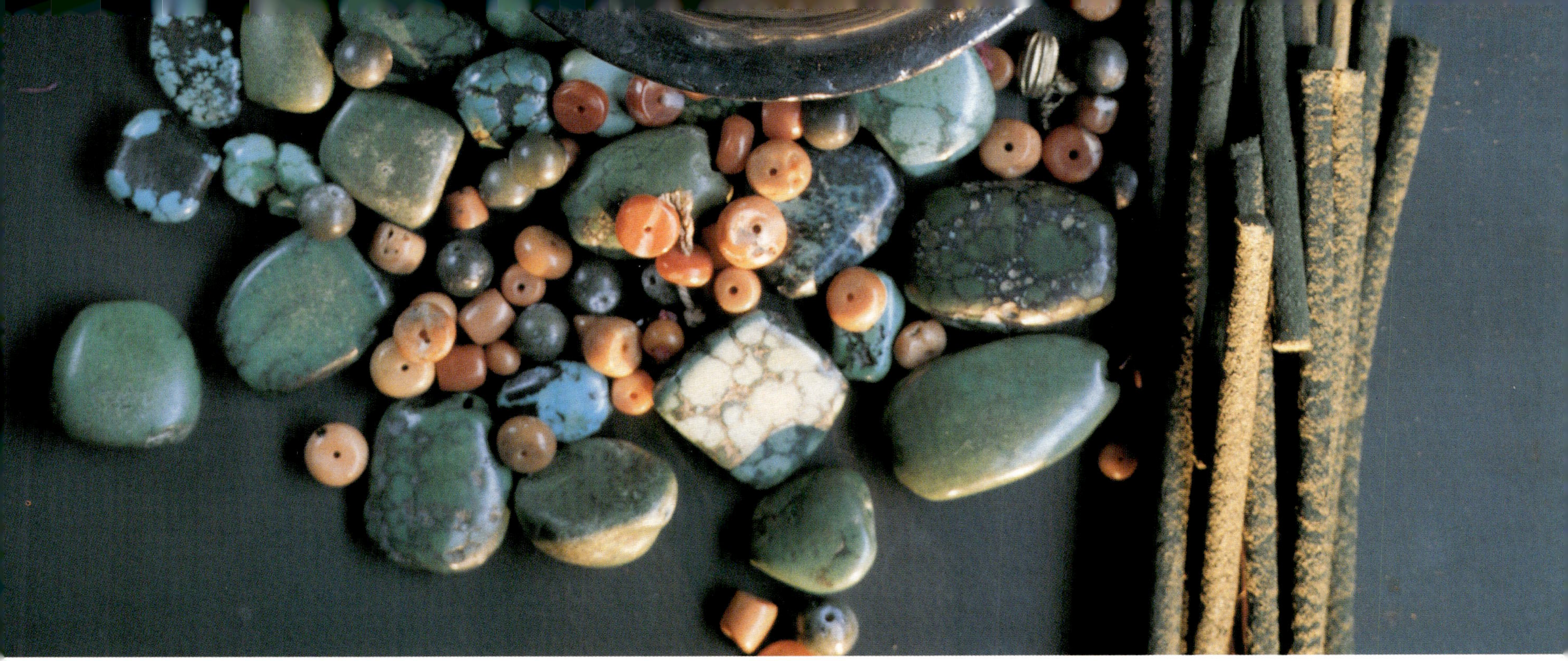

PRINZIPIEN DER TIBETISCHEN MEDIZIN

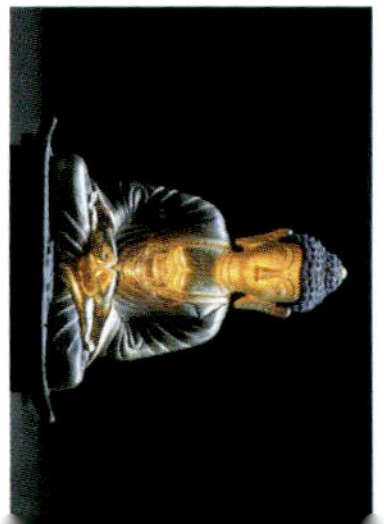

DIE LEHRE VON DEN DREI ENERGIEN

Wie der Ayurveda basiert auch die tibetische Medizin auf der Lehre von den drei Körpersäften. Wind, Galle und Schleim, so die deutschen Namen, stehen im optimalen Zustand in Harmonie zueinander. Ein Ungleichgewicht führt zu einer Gesundheitsstörung, die in eine Krankheit münden kann. Im Unterschied zur griechischen Lehre von den drei *humores* handelt es sich bei den Säften der tibetischen Medizin (*nyespa*) aber keineswegs nur um konkrete Körpersäfte. Wer also bei Wind an Atem oder an bewegte Luft denkt, bei Galle an den Saft der Gallenblase und bei Schleim an Bronchialschleim, denkt in die falsche Richtung. Wind, Galle und Schleim sind symbolisch zu verstehende Prinzipien. Sie betreffen nicht nur den Körper, sondern haben auch physikalische, feinstoffliche, psychologische und sogar spirituelle, religiöse Dimensionen.
Um Verwechslungen vorzubeugen, bevorzugen wir deshalb die original tibetische Schreibweise: *rlung* (Wind), *mkhrispa* (Galle) und *badkan* (Schleim). Außerdem wird nicht mehr von drei Säften die Rede sein, sondern von drei Energien, von den Körperenergien oder von den drei Prinzipien.

Die drei Energien

deutsch	*tibetisch*	*transkribiert*	*phonetisch*
Wind	rlung	Loong	Lung
Galle	mkhrispa	Tripa	Tripa
Schleim	badkan	Beken	Bäkän

Bedeutungen der drei Prinzipien

Auf körperlicher Ebene bezeichnen die drei Prinzipien die Körperenergien:
rlung steht für das bewegliche Element im Körper.
mkhrispa steht für die unterschiedlichen Arten von Wärme im Körper.
badkan steht für alle Faktoren des Flüssigen im Körper.
Grundsätzlich wohnen die drei Prinzipien allen Dingen des Lebens inne. Sie finden sich also auch außerhalb des menschlichen Körpers: in der Natur, in den Pflanzen und Tieren, mit denen der Mensch in natürlicher Harmonie lebt.
Darüber hinaus stehen die drei Energien auch für physiologische Prinzipien und werden den fünf tibetischen Elementen Wind, Feuer, Erde, Wasser, Raum (Äther) sowie den beiden Eigenschaften heiß oder kalt zugeordnet:
rlung versteht sich als dem Element Wind zugehöriges, dynamisches Prinzip und als Steuerzentrale des Bewußtseins. Man bezeichnet *rlung* auch als Lebensenergie schlechthin, die die anderen Säfte im Positiven und Negativen verstärken kann. Die *rlung*-Energie wirkt vor allem auf der Ebene, wo das vegetative Nervensystem mit dem Hormonsystem, dem Immunsystem und der Psyche vernetzt ist. Dies bedeutet, daß im Grunde alle psychosomatischen Vorgänge im Körper vom *rlung*-Prinzip gesteuert werden. Grundsätzlich ist *rlung* weder kalt noch heiß, sondern neutral.
mkhrispa hat einen Bezug zum Element Feuer und zur energiebetonten Lebenskraft. Dieses Prinzip ist für alle auflösenden und verbrennenden Prozesse verantwortlich – im rein körperlichen

Der Medizinbaum „Wurzel der Physiologie und Pathologie" auf dem Medizinthangka Nummer 2 symbolisiert in vielen Details Gesundheit, Diagnose und Krankheit. Der untere Ast des linken Stamms zeigt die drei Körperenergien im gesunden Zustand. rlung *ist blau,* mkhrispa *gelb,* badkan *weiß dargestellt.*

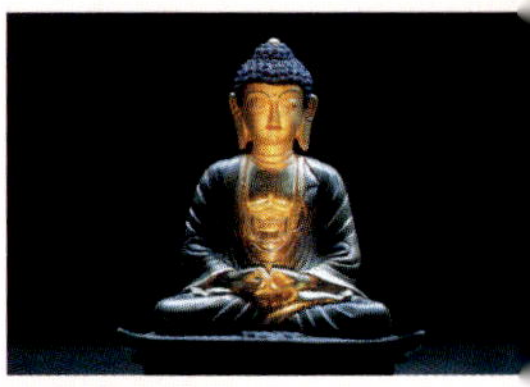

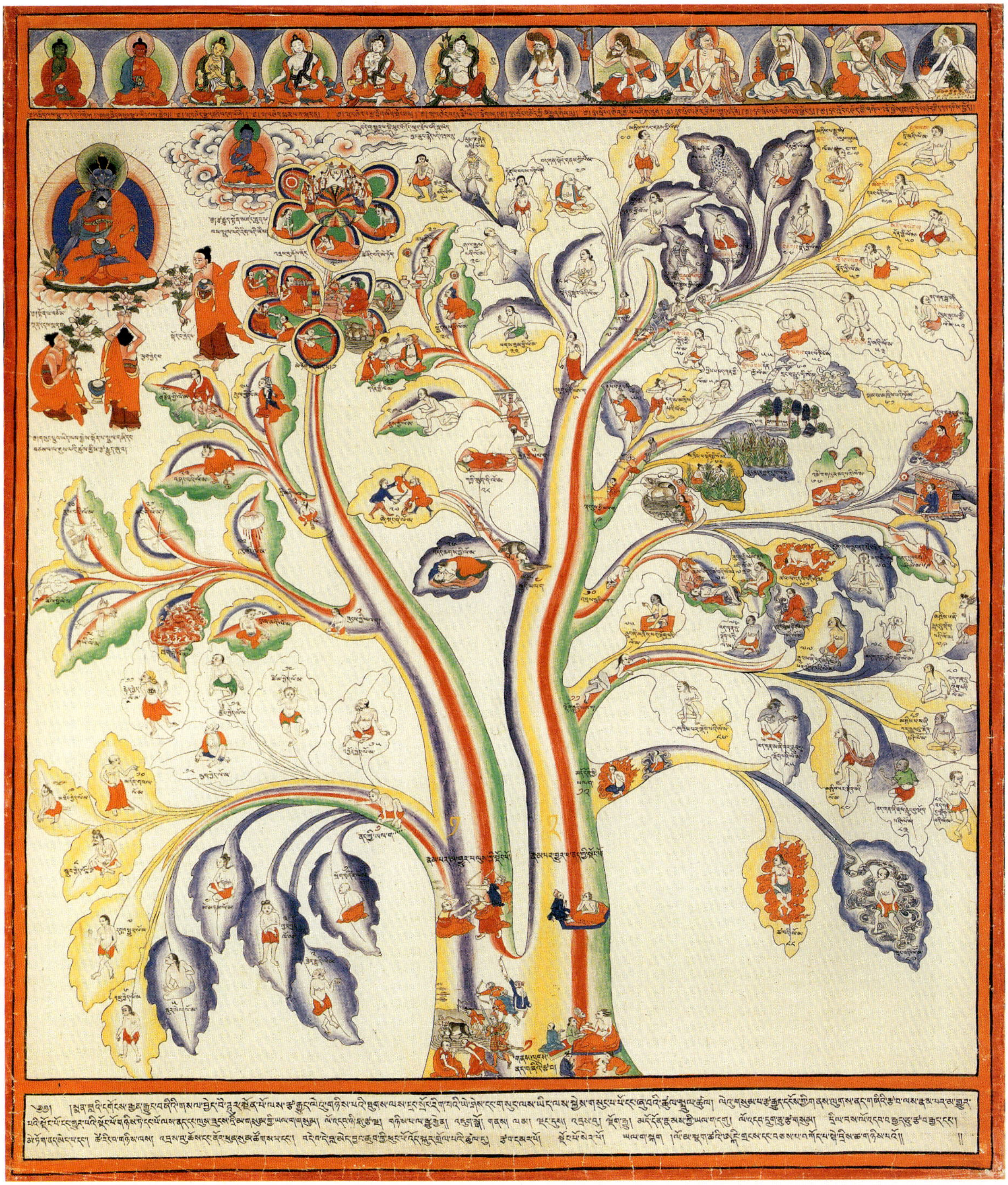

Bereich geht es hier also um die Vorgänge der Verdauung und des Stoffwechsels. Die von *mkhrispa* gesteuerten geistigen Qualitäten sind zum Beispiel Mut, Durchsetzungskraft und Intelligenz. *mhkrispa* besitzt die Eigenschaft heiß.

badkan vereint in sich die beiden Elemente Wasser und Erde und steht für die Regulierung der Körperflüssigkeiten. Alle wäßrig-stofflichen Bestandteile des Körpers wie Lymphe oder Schleimhäute werden vom *badkan*-Prinzip gesteuert. Es gilt als kalt.

rlung – die Energie der Bewegung

rlung sitzt beim gesunden Menschen im Unterkörper. Seine Aufgabe ist es, alle körperlichen und geistigen Aktivitäten sowie das Bewußte und Unbewußte zu koordinieren. Das geschieht mit Hilfe des vegetativen Nervensystems. *rlung* ist damit auch für Gefühle und seelische Zustände verantwortlich. Von *rlung* hängen Atmung, Körperkraft und sinnliche Wahrnehmung ab, auch Pulsschlag und die peristaltischen Bewegungen des Darms. Durch diese wichtigen Funktionen hält *rlung* gewissermaßen auch die beiden anderen Säfte in Balance. Die *rlung*-Energie beseelt uns und steuert alle biologischen und seelisch-mentalen Vorgänge. Es ist die wichtigste und übergreifendste der drei Energien. Entsprechend beeinträchtigt eine *rlung*-Störung den Körper auch am stärksten.

mkhrispa – das Feuer des Lebens

mkhrispa sitzt beim gesunden Menschen in der Körpermitte und symbolisiert Feuer in jeder Form – auch alles, was Hitze benötigt, um zu funktionieren: die Verdauung, die Aufnahme der Nährstoffe und den Stoffwechsel. Auch für die Aufrechterhaltung der Körperwärme ist *mkhrispa* verantwortlich, ebenso für den Abbau der Stoffe, die Verbrennung. So wie das innere Feuer einen Menschen lebendig, geistig rege und temperamentvoll macht, kann es ihn aber auch schnell in Rage versetzen oder übermütig werden lassen. *mkhrispa* steht im seelisch-psychologischen für Aktion, Wille, Durchsetzung, Mut, geistige Klarheit. Das Feuer von *mkhrispa* hat sowohl zerstörende als auch aufbauende und lebendige Qualitäten – es sorgt zum Beispiel für das Wohlbefinden.

badkan – das flüssige Element

badkan sitzt im Oberkörper und symbolisiert das im Menschen vorherrschende flüssige Element, aber auch Stabilität und Gewicht. Wasser, der Hauptbestandteil von *badkan*, steuert die Flüssigkeit in den Organen und die Elastizität der Gewebe. Auch die Gleitfähigkeit der Gelenke hängt von dieser Energie ab. Auf geistig-mentaler Ebene steht *badkan* für ein gutes Gedächtnis und ein hohes Konzentrationsvermögen, tiefen Schlaf und Erholung. Auch alles Gewichtige und Tragende wird hier gesteuert, und wenn alles in Ordnung ist, dann stellt sich durch *badkan* körperlicher und geistiger Friede ein.

Die Dominanz einer Energie

Die drei Körperenergien pulsieren rhythmisch, ihr Verhältnis zueinander ist also auch im gesunden Körper ständigen Wandlungen unterworfen. Zu bestimmten Tages- und Jahreszeiten, aber auch in einem bestimmten Lebensalter überwiegt jeweils eine der Energien. Bildlich kann man sich das so vorstellen, daß die Energie an ihrem angestammten Sitz im Körper dann regelrecht „aufwallt".

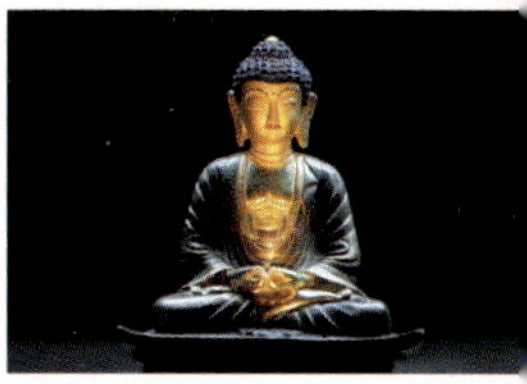

DIE KRANKHEITSLEHRE

In den *Vier Tantras* ist von ungefähr 84 000 Störungen die Rede, die in 404 Krankheiten eingeteilt werden. Davon wiederum sind

101 Krankheiten karmisch bedingt und enden, wenn unbehandelt, mit dem Tod.

101 Krankheiten stammen aus dem jetzigen Leben und können grundsätzlich mit Arzneien geheilt werden.

101 Krankheiten werden durch Geister verursacht. Zu ihnen gehören viele Nervenkrankheiten.

101 Krankheiten sind oberflächlicher Natur. Das heißt, sie können durch richtiges Verhalten geheilt werden.

Wie die drei Energien überborden

Aus der Sicht der tibetischen Medizin beginnt eine Störung, wenn die drei Körperenergien aus dem Gleichgewicht geraten. Eine oder mehrere Energien sind dann an ihrem Sitz im Körper und in ihren Funktionen beeinträchtigt. Ein guter tibetischer Arzt kann diese „Funktionsstörung", wie wir sie nennen würden, bereits durch eine Pulsdiagnose feststellen. Nun geht es darum, diese Ursachen zu beseitigen. Andernfalls „kocht" die aufwallende Energie über und breitet sich in anderen Körperbereichen aus, in die sie nicht hingehört: Der Mensch entwickelt Krankheitssymptome. Eine überbordende *rlung*-Energie zeigt sich (meistens) als Kältekrankheit, zuviel *mkhrispa* fördert Hitzekrankheiten, eine übermäßige *badkan*-Energie führt zu Kältekrankheiten.

Der Sitz der Krankheiten

Auch Krankheiten haben in der tibetischen Lehre einen bestimmten Sitz und bestimmte Symptome: *badkan*-Krankheiten sitzen im Gehirn und im oberen Teil des Körpers. Sie betreffen die Wege der Nährstoffe, das Fleisch, Fett, Knochenmark, Samen/Ei, Stuhl, Urin, Nase, Zunge, Lungen, Milz, Magen, Nieren und Harnblase. Klassisch für diese Krankheiten ist das permanente Gefühl zu frieren und schwach und kraftlos zu sein. *badkan*-Kranke sind ständig müde und matt und haben ein starkes Schlafbedürfnis; nach dem Essen geht es ihnen häufig schlecht. Ein weiteres typisches Symptom sind Wasseransammlungen in den Augenlidern, geschwollene Knöchel und Handgelenke. Viele Patienten haben verschleimte Bronchien oder chronisch verstopfte Nasennebenhöhlen und neigen zu Bronchialasthma oder chronischem Husten. Häufig haben Menschen mit *badkan*-Krankheiten eine Neigung zu Übergewicht und geistiger Stumpfheit.

mkhrispa-Krankheiten sind im mittleren Teil und in Höhe des Zwerchfells lokalisiert, sie finden sich in Blut und Schweiß, in den Augen, der Leber, der Gallenblase und dem Dünndarm. Die typischen *mkhrispa*-Erkrankungen gehen fast immer mit Fieber einher, und oft handelt es sich um akute Entzündungen oder Infekte. Auch Augeninfektionen, Furunkel und andere eitrige Hauterscheinung sind typisch. Die Patienten fühlen sich „heiß" und haben großen Durst, sie schwitzen viel, und ihre Ausdünstungen riechen stark. Zuweilen sind auch die Augen gelblich verfärbt.

rlung-Krankheiten sind von den Hüften an abwärts zu finden. Sie betreffen Knochen, Ohren, Nervenendigungen, Herz, Lebenskanal und den Dickdarm. Konkrete *rlung*-Störungen sind zum Beispiel Schwindel und Tinnitus, Spannungskopfschmerzen, Konzentrationsstörungen, verspannter Nacken und HWS-Syndrom, Bluthochdruck und chronische Darmstörungen, wie Reizkolon, Blähbauch und Verstopfung oder Durchfall. *rlung*-Menschen bekommen schnell kalte Hände und Füße, sind oft müde und zugleich schlaflos, ner-

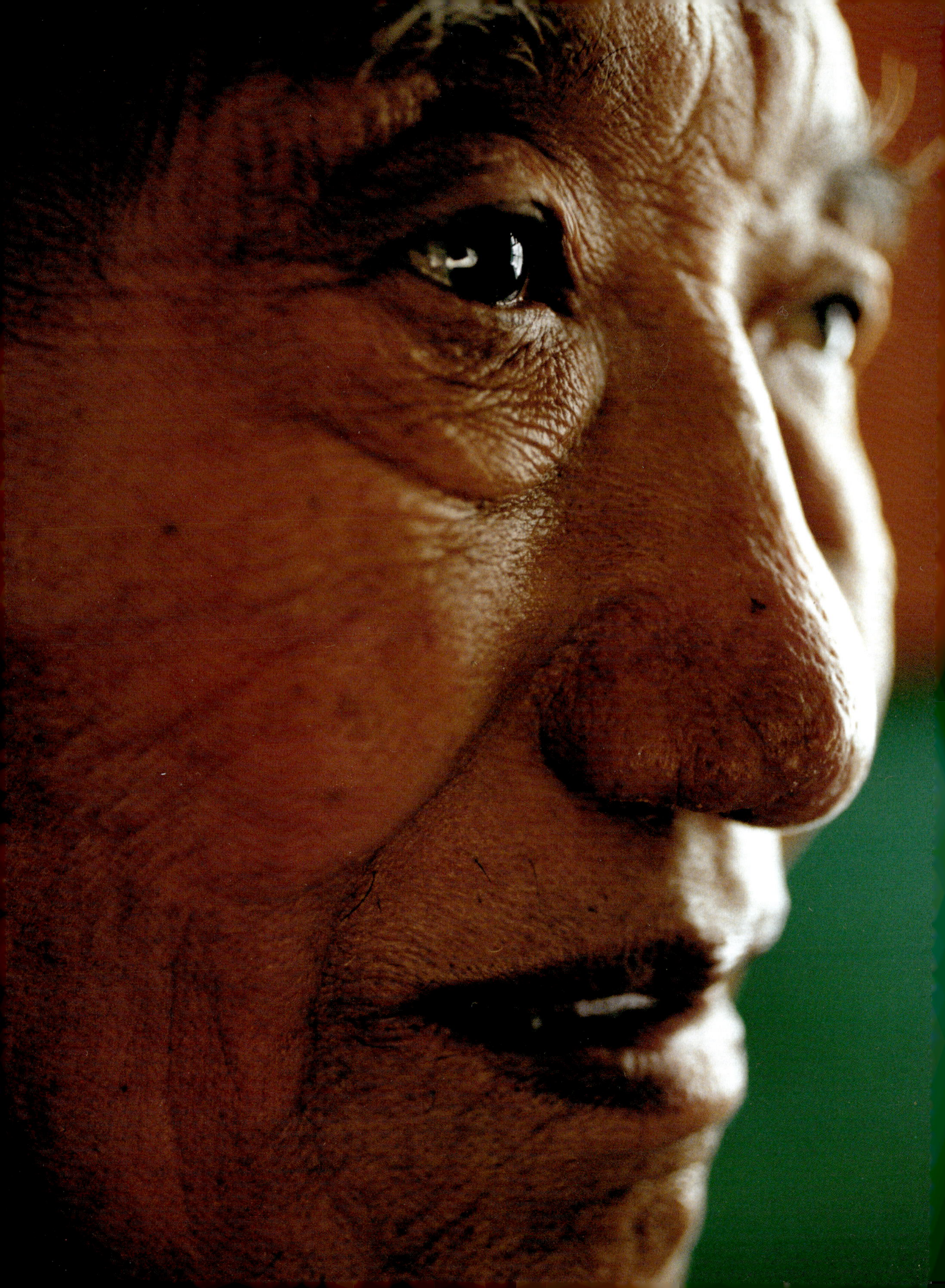

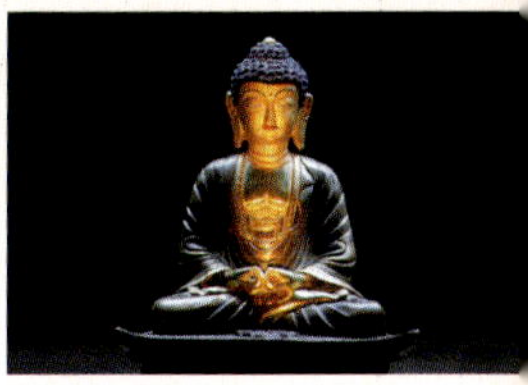

vös und redselig. Ihr Geist wirkt ruhelos, die Gedanken können sich nicht sammeln, und oft schwankt auch ihre Meinung „wie ein Fähnchen im Wind.“ *rlung*-betonte Menschen machen sich viele Sorgen, grübeln gerne und leiden unter unbestimmten Ängsten. Alles in allem sind *rlung*-Störungen am ehesten das, was wir im Westen als psychosomatische Störung oder vegetative Dystonie bezeichnen.

Krankheitsursache Nummer eins: die drei Geistesgifte

Die tibetische Krankheitslehre besagt, daß jedes Ungleichgewicht der drei Energien durch die drei Gifte des Geistes verursacht wird. Diese Geistesgifte bezeichnete Buddha als den Ursprung allen Leids auf der Welt. Sie werden den Energien wie folgt zugeordnet:

Gier (Begierde oder Anhaftung) – *rlung*
Haß (Aggression oder Neid) – *mkhrispa*
Verblendung (Unwissenheit oder Verdrängung) – *badkan*

Gier – die Krankheit des Habenwollens

rlung-Krankheiten entstehen aus der Energie der Gier. Im übertragenen Sinn ist damit das ewige Wünschen gemeint, das Habenwollen und die Begierde, die uns ständig treiben, etwas anderes oder noch mehr von demselben haben zu wollen. Doch kaum ist dieses Ziel erreicht, erwächst daraus der nächste Wunsch, nämlich dieses Hab und Gut möglichst schnell und ohne es teilen zu müssen zu besitzen und zu beherrschen. Die Gier nach Macht und Besitz basiert auf einer Illusion – nämlich der Idee, daß man mit der Erfüllung eines Wunsches Zufriedenheit erlangt. Der Mensch glaubt, Besitz sei ein Mittel, das Verlangen nach noch mehr einzudämmen. Doch das Gegenteil ist der Fall. Je mehr man der Gier anhaftet und Besitz anhäuft, desto mehr wird man Sklave seiner Sucht.

Einer der großen Meister tibetischer Medizin: Mönchsarzt Tenzin Choedrak, Leibarzt des Dalai Lama

Hass – die Krankheit der Aggression

mkhrispa-Krankheiten entstehen aus der Energie von Haß. Grundsätzlich ist damit der Haß auf alles gemeint, was wir nicht behalten können. Wer seine Gier nicht befriedigen kann, wird schnell aggressiv gegenüber denen, die mehr haben als er. Meist stellt sich in solchen Augenblicken ein Gefühl ein, das sowohl Elemente der Begierde als auch der Aggression enthält: Eifersucht und Neid. Diese nagenden Gefühle lassen dem Menschen keine Ruhe und zehren an den Kräften auch der stärksten Charaktere.

Verblendung – das Leid der Unbewusstheit

badkan-Krankheiten entstehen durch Verblendung oder Unwissenheit. Doch hier geht es nicht (nur) um Dummheit, sondern um die Weigerung, die Dinge so zu sehen, wie sie sind. Man weigert sich, Realitäten zu akzeptieren, und hängt statt dessen Illusionen und Wunschdenken nach. Auch die trügerische Vorstellung des Menschen, er sei der Mittelpunkt der Welt, gehört in die Kategorie Unwissenheit und führt zu selbstsüchtigem Verhalten. In diesem Sinn steht *badkan* auch für Phlegma und Stagnation: Der Egoist erstarrt in seiner eigenen Unbeweglichkeit, wenn er sich mit der Umwelt nicht mehr lebendig austauschen will.

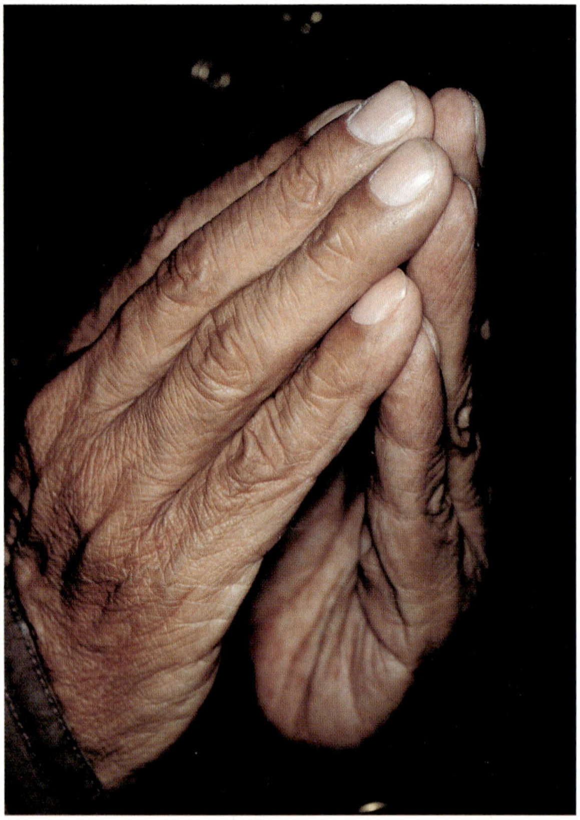

Falsches Denken macht krank

Die Interpretation der drei Geistesgifte zeigt sehr deutlich, daß die falsche Lebenseinstellung – der Tibeter sagt hier: falsches Denken – als Ursprung jeglicher Krankheit anzusehen ist. Nach tibetischem Verständnis entscheidet in erster Linie die geistige Grundhaltung über Gesundheit oder Krankheit. Diese uralte buddhistische Idee stößt seit einigen Jahren auch in der westlichen *Body-mind*-Forschung auf großes Interesse. Die inzwischen hochwissenschaftlich betriebene Psychoneuroimmunologie – also die Forschung über Zusammenhänge von Psyche und Körper – bestätigt immer deutlicher: Die Selbstheilungskräfte eines Menschen hängen entscheidend von seiner Lebenseinstellung und seinen Denkmustern ab.

Heilmittel Nummer eins: der Dharma

Der buddhistische Patient wird natürlich versuchen, sein falsches Denken durch die Ausübung der buddhistischen Religion zu überwinden. Der Dharma ist also das Heilmittel Nummer eins gegen die Krankheitsursache Nummer eins, das falsche Denken.

Weitere Ursachen für Gesundheitsstörungen sind

- falsche Ernährung
- schlechte klimatische Bedingungen
- schlechtes Karma
- ungünstiger Einfluß der Sterne
- Geister und Dämonen.

Ernährungsbedingte Krankheiten

Nach dem falschen Denken gilt die falsche Ernährung als zweitwichtigste Krankheitsursache. Entsprechend ist eine Änderung der Ernährungsgewohnheiten auch die zweitwichtigste Heilmaßnahme. Erst wenn dies nichts nutzt, wird der Arzt eine Medizin oder andere therapeutische Verfahren vorschlagen.

Ein tibetisches Sprichwort sagt: „Wenn du dich richtig ernährst und den Vorschriften der Lebensführung folgst, brauchst du keine Arzneien, aber wenn du dich nicht gut ernährst, ist es nicht nötig, zu Pillen Zuflucht zu nehmen, denn damit wirst du nicht gesund."

Aus diesem Grund gibt der tibetische Arzt seinem Patienten bei jeder Konsultation Ernährungsratschläge mit auf den Weg – ganz unabhängig von der anderen Behandlung, die er ihm zukommen läßt. Mehr über das Thema Medizin und Ernährung erfahren Sie in Kapitel 3.

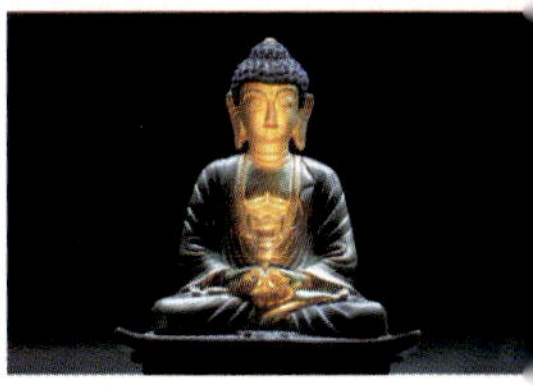

Karmabedingte Krankheiten

Es gibt immer wieder Krankheiten, für die sich keine offensichtliche Ursache feststellen läßt. Die tibetische Medizin geht davon aus, daß diese Leiden durch Handlungen aus einem früheren Leben erwachsen sind. Sie spricht von karmabedingten Krankheiten, zu denen einige leichtere Störungen, aber auch Krebs, Lepra oder Epilepsie gehören. Stellt ein Arzt ein solches Leiden fest, wird er den Patienten an einen spirituellen Lehrer, also an einen Lama „überweisen". Einige Krankheiten können sehr wohl durch religiöse Praktiken, durch vom Lama verordnete Rituale oder Übungen geheilt werden. Als sinnvoll wird diese Therapie vor allem bei Menschen angesehen, die starken Leidenschaften wie Gier, Haß und Verblendung unterworfen sind. Die spirituelle Unterweisung kann sie vielleicht von negativen Handlungen abhalten, denn diese gelten als Ursache für Leid in der künftigen Existenz.

Krankheiten, für die Dämonen verantwortlich sind

Böse Geister existieren in der tibetische Medizinlehre durchaus als krankmachender Faktor. Krankheiten, die von Geistern verursacht werden, sind

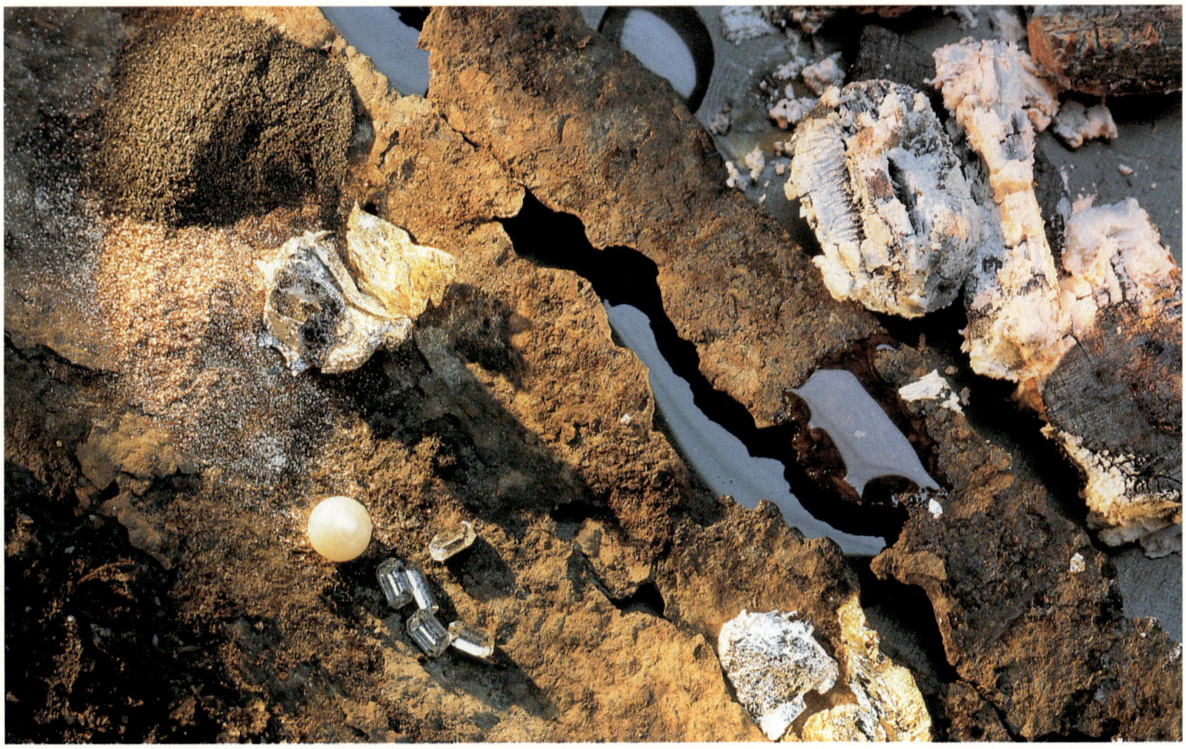

Elemente und Substanzen, die bei der Herstellung der Juwelenpillen eine Rolle spielen: Erde, Wasser, Perlen, Diamanten, Gold, Silber, Kupfer und Eisen. Die Metalle und Edelsteine werden in hochkomplizierten alchimistischen Prozessen entgiftet.

schwere psychische Störungen, aber auch Gicht und Tumoren. Nagas, das sind Wassergeister, die der Verblendung zugeordnet werden, blockieren angeblich die Energie des feinstofflichen Körpers. Man macht sie auch für Schwellungen und Tuberkulose verantwortlich. Für dämonenbedingte Krankheiten ist ebenfalls der Lama zuständig. Er verordnet religiöse Übungen, um den Geist zu reinigen. Oberstes Ziel ist eine altruistische und gewaltlose Haltung, durch die man sich und der Gesellschaft hilft.

Die Einteilung in kalte und heiße Krankheiten

Die Einteilung der Krankheiten und ihrer Heilmittel in heiß und kalt ist eines der grundlegensten Prinzipien der tibetischen Medizin, auf dem alle weiteren Zuordnungen beruhen. Ebenso wie die drei Energien haben auch die Krankheiten heiße und kalte Merkmale. *mkhrispa* ist von heißer Natur wie die Sonne, und so sind auch die entsprechenden Störungen. *rlung* und *badkan* sind ihrem Wesen nach kalt und teilen die Natur des Mondes. Also sind auch die Störungen dieser Prinzipien kalt. Doch während *badkan* eindeutig als kalt eingestuft wird, ist das *rlung*-Prinzip ein wenig schwieriger zu erfassen: *rlung* kann nämlich auch neutral sein. Da dieses Prinzip an allen dynamischen (gesunden und krankhaften) Prozessen beteiligt ist, kann es die Störungen von *mkhrispa* und *badkan* verstärken. Am Anfang jeder Störung ist es das *rlung*-Prinzip, das das Niveau einer Körperenergie verändert; es ist also immer auch ein *rlung*-Ungleichgewicht vorhanden.

Warme Behandlung bei kalten Krankheiten und umgekehrt

Ob eine Krankheit kalt oder heiß ist, entscheidet über die Therapie, das heißt darüber, ob Wärme oder Kälte zugeführt werden muß. Bei kalten Krankheiten sind heiße Arzneien und Hitzebehandlungen notwendig, bei warmen Krankheiten kalte Arzneien und Behandlungen.

Einfache und kombinierte Krankheiten

Neben kalten und heißen unterscheidet die tibetische Heilkunde auch zwischen einfachen und kombinierten Krankheiten. Bei einfachen Krankheiten ist nur eine der drei Energien gestört, kombinierte Krankheiten betreffen zwei oder alle drei Körperenergien. Bei der Behandlung dürfen aber niemals nur die gestörten Körperenergien gemildert oder verstärkt werden, denn damit entstünde ein Ungleichgewicht der anderen Energien und damit eine neue, sekundäre (durch äußere Faktoren hervorgerufene) Krankheit. Bei kombinierten Krankheiten, die im übrigen häufig durch falsche Behandlung entstehen, muß die Arznei ausgeglichen sein. Sie soll heiße und kühle *Wirkkräfte* besitzen. Zu diesem Zweck werden der Arznei und der vom Arzt verordneten Nahrung immer auch ergänzende und ausgleichende Substanzen beigegeben.

DAS TIBETISCHE ZUORDNUNGSSYSTEM

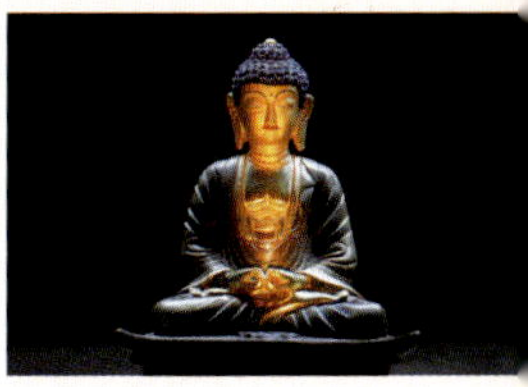

„Die Lehre geht davon aus, daß sowohl die äußere Natur wie auch der menschliche Organismus aus den gleichen Grundelementen geschaffen sind. Die äußeren Elemente führt man sich durch die Nahrung zu, und man muß sie so zu sich führen, daß das Verhältnis der Elemente einander entspricht und daß man genau das zu sich nimmt, was für die inneren Elemente des Organismus nötig ist." Tenzin Choedrak

Das Erkennen von Krankheiten und die Wahl der Behandlungsmethoden, der heilenden Nahrung und der Arzneipflanzen erfolgen nach einem komplizierten, aber streng logischen Zuordnungssystem. So hat zum Beispiel jedes Element bestimmte Eigenschaften, die sich in den Körperenergien, in der Nahrung und in den Heilpflanzen wiederfinden. Wer diese Eigenschaften kennt, hat den Schlüssel zur Therapie in Händen. Hier die wichtigsten Grundzüge des tibetischen Zuordnungssystems:

Die fünf Elemente

Von den fünf Elementen – Erde, Wasser, Feuer, Luft und Raum – spielen bei der Einteilung der Krankheiten nur vier eine Rolle: Luft (bzw. Wind), Feuer, Wasser und Erde. Da diese Elemente in den drei Körperenergien enthalten sind, wirkt sich ihre Unausgewogenheit auch auf das Gleichgewicht der drei Säfte aus. Die Elemente entsprechen folgenden Körperenergien und Eigenschaften:

Elemente	**Körperenergie**	**Eigenschaften**
Luft (Wind)	*rlung*	neutral (kalt)
Feuer	*mkhrispa*	heiß
Wasser, Erde	*badkan*	kalt

Auch die Organe des Menschen bestehen aus den fünf elementaren Bausteinen der Natur und werden ihnen entsprechend zugeordnet:

Fleisch, Knochen, Fett	Erde
Blut und alle Körperflüssigkeiten	Wasser
Körperwärme	Feuer
Atmung, Nervensystem	Luft
Hohlräume des Körpers	Raum

Die acht Wirkkräfte und die siebzehn Qualitäten

Jedes Element hat acht *Wirkkräfte* (*nuspa*) und siebzehn *Qualitäten* (*yontan*).

- Die acht *Wirkkräfte:* schwer, ölig, kühl, stumpf, leicht, rauh, heiß, scharf.
- Die siebzehn *Qualitäten:* schwer, stabil, stumpf, trocken, flüssig, kühl, heiß, scharf, ölig, rauh, leicht, beweglich, bleich, kalt, mild, glatt, flexibel.

Die siebzehn Qualitäten der Elemente

Erde	**Wasser**	**Feuer**	**Luft**	**Raum**
schwer	flüssig	leicht	leicht	leer
stabil	kühl	heiß	beweglich	alles durchdringend
stumpf	stumpf	scharf	kalt	
ölig	mild	rauh	rauh	
mild	schwer	ölig	trocken	
trocken	ölig	beweglich	bleich	
glatt	flexibel	trocken	bekämpft *mkhrispa-badkan*-Störungen	
bekämpft *rlung*-Störungen	bekämpft *mkhrispa*-Störungen	bekämpft *badkan*-Störungen		

Die sechs Geschmacksrichtungen

Um zu wissen, aus welchen Elementen sich eine Nahrung oder Heilpflanze zusammensetzt, muß man ihren *Geschmack* erkennen. Es gibt insgesamt sechs *Geschmacksrichtungen:* sauer, salzig, scharf, süß, bitter und herb (adstringierend oder zusammenziehend). Jeder *Geschmack* basiert auf bestimmten Elementen. Entscheidend für die Wahl der richtigen Heilpflanze sind die *Wirkkräfte*, die sich aus der Mischung verschiedener Elemente in der Pflanze ergeben.

Wie die acht Wirkkräfte die drei Energien beeinflussen

- Schwer mindert *rlung* und mehrt *badkan*
- Ölig mindert *rlung* und mehrt *mkhrispa* und *badkan*
- Kühl mindert *mkhrispa* und mehrt *rlung* und *badkan*
- Stumpf mindert *mkhrispa* und mehrt *badkan*
- Leicht mindert *badkan* und mehrt *rlung*
- Rauh mindert *badkan* und mehrt *rlung*
- Heiß mindert *badkan* und mehrt *mkhrispa*
- Scharf mindert *badkan* und mehrt *mkhrispa*

Die sechs Geschmacksrichtungen, fünf Elemente und acht Wirkkräfte

- Sauer: heiß, ölig, schwer, scharf, rauh
  Feuer, Erde
- Salzig: ölig, rauh, scharf, heiß, schwer
  Wasser, Feuer
- Scharf: leicht, rauh, scharf, heiß
  Feuer, Luft
- Süß: schwer, stumpf, kühl, ölig
  Wasser, Erde
- Bitter: kühl, stumpf, rauh, leicht
  Wasser, Luft
- Herb: kühl, stumpf
  Erde, Luft

Behandlung nach der Zuordnungslehre

Nach diesem Schema kann ein tibetischer Arzt die Gesamtwirkung einer Heilpflanze bestimmen und diese gezielt einsetzen. Sobald durch die Pulsdiagnose feststeht, welche der Körperenergien im Ungleichgewicht sind, ergibt sich aus dem Zuordnungssystem, welche Elemente damit gestört sind. Bei einem *badkan*-Ungleichgewicht zum Beispiel sind die Elemente Wasser und Erde im Übermaß vorhanden, denen die *Geschmacksrichtung* süß zugrunde gelegt ist. *badkan* und süß haben also die gleichen *Qualitäten.* Eine Heilpflanze mit der *Geschmacksrichtung* süß würde die Krankheit verschlimmern. Um die Störung zu heilen, braucht es eine Pflanze mit der entgegengesetzten *Wirkkraft.* In diesem Fall wäre ein Heilkraut mit der *Geschmacksrichtung* scharf richtig, denn es enthält die Wasser und Erde entgegengesetzten Elemente Feuer und Luft.

Gesund bleiben mit Hilfe der Elemente und Geschmacksrichtungen

Das tibetische Zuordnungssystem erschließt sich in seiner ganzen Komplexität eigentlich nur dem tibetischen Arzt, der schließlich Jahre damit verbringt, diese Zusammenhänge zu studieren. In vereinfachter Form kann aber jeder Mensch die Zuordnungen als Orientierungshilfe für die Auswahl seiner Nahrung nutzen. Für den Laien reicht es bereits zu wissen, ob eine Nahrung oder Heilpflanze wärmend oder kühlend ist. Daraus leitet sich ihre Wirkung auf die drei Körperenergien ab. Wer zusätzlich weiß, welcher *Geschmacksrichtung* das Heil- oder Nährmittel angehört, kann bereits die Elemente der Pflanze bestimmen. So läßt sich eine Ernährung zusammenstellen, die ganz individuell die Körperenergien ausgleicht.

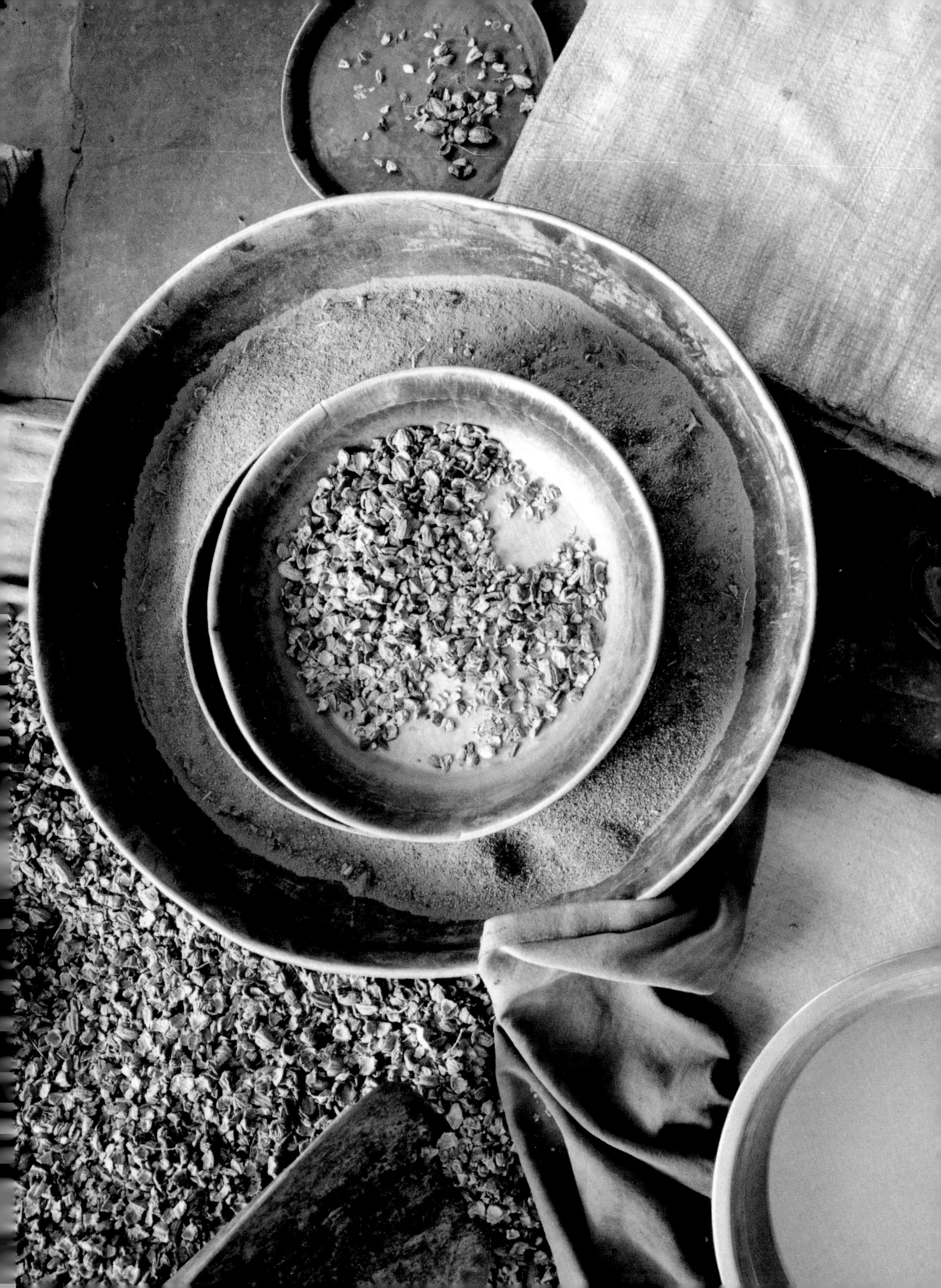

DIE DIAGNOSEMETHODEN

Im *Wurzeltantra*, dem ersten der vier Tantra-Werke, werden zwar achtunddreißig diagnostische Verfahren zur Bestimmung einer Krankheit angegeben, doch das ist eine rein theoretische Aufzählung. Wer heute zu einem tibetischen Arzt geht, wird meistens mit drei, höchstens vier Diagnosemethoden konfrontiert: der Puls- und Urindiagnose, der Zungendiagnose und der Befragung. Nicht selten bleibt es bei einer einzigen Methode, die gleichzeitig die wichtigste von allen ist: der Pulsdiagnose. Nach Ansicht tibetischer Ärzte ist derjenige Arzt der beste, der seine Diagnose ausschließlich durch das Fühlen des Pulses stellen kann.

Eine Meisterleistung an Feingefühl: die Pulsdiagnose

Die Pulsdiagnose gilt als das Rückgrat der tibetischen Diagnostik, und so ist der Puls fast immer das erste, das den Mediziner am Patienten interessiert. So manchen Westler mutet es seltsam an, wenn der tibetische Arzt, noch bevor er ihn genau angeschaut oder befragt hat, nach seinem Unterarm greift, um den Puls zu tasten. Ohne Zweifel handelt es sich hier um eine hochentwickelte Methode, die nicht nur ein hohes Maß an Fingerspitzengefühl und Tastsinn erfordert, sondern auch sehr viel Erfahrung und Intuition. Manche Tibeter behaupten, westliche Ärzte könnten die Kunst der Pulsdiagnose niemals in dieser Perfektion erlernen, weil es ihnen am nötigen Fingerspitzengefühl mangelt. Ob dies stimmt, sei dahingestellt. Sicher ist, daß es auf diesem Gebiet auch unter tibetischen Ärzten nur wenige große Meister gibt; denn die Pulsdiagnose gehört zu den schwierigsten Disziplinen ärztlicher Kunst.

Mit ihr kann ein Arzt Störungen ganz unterschiedlicher Art erkennen. Er fühlt den Zustand der fünf vitalen und der sechs Hohlorgane, das Gleichgewicht der drei Körperenergien und fünf Elemente und den Sitz eventueller Störungen im Ober-, Mittel- oder Unterkörper. Alles in allem ist die tibetische Pulsdiagnose ein erstaunlich präzises Verfahren, dessen Ergebnisse leicht dem Check-up eines westlichen Mediziners standhalten können – mit dem Unterschied, daß bei uns hohe Labor- und Apparatekosten entstehen, während der tibetische Arzt nur seine Hände benötigt. Viele Menschen, die sich versuchsweise von mehreren Ärzten eine Pulsdiagnose erstellen ließen, waren von der Übereinstimmung der Ergebnisse überrascht. Sogenannte „Blutunreinheiten", wie zu hoher Blutdruck oder Zuckerkrankheit, zu diagnostizieren, gehört zur Routine; auch Organschwächen und die Art der Krankheiten (z. B. *rlung/badkan*-Störung) festzustellen, ist für die meisten Ärzte kein Problem. Selbst Krebs ist mit der Pulsdiagnose oft schon im Anfangsstadium erkennbar.

Pulsdiagnose und Konstitutionstyp

Die Pulsdiagnose ist nicht allein eine Methode zum Erkennen von Krankheiten. Auch Gesunde profitieren von ihr, denn mit Hilfe des Pulstastens kann der Arzt genaue Auskunft geben, welchem der sieben Konstitutionstypen man angehört. Mit dieser Information ist eine echte Gesundheitsprophylaxe beziehungsweise eine wirkungsvolle Krankheitsvorbeugung möglich. Jeder Konstitutionstyp hat gesundheitliche Schwachstellen, und mit bestimmten Verhaltensweisen und Nahrungsmitteln kann jeder dafür sorgen, daß diese Krankheiten gar nicht erst zum Ausbruch kommen. Mehr über den Konstitutionstyp und entsprechende Gesundheitstips erfahren Sie im nächsten Kapitel.

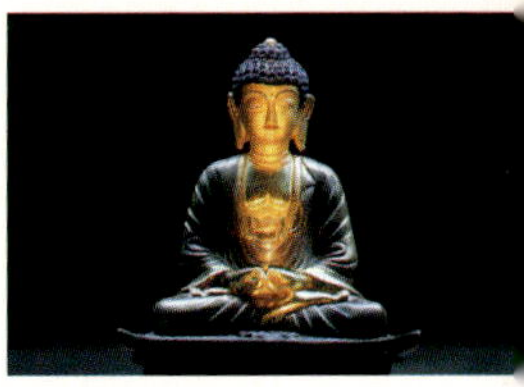

Verhaltensregeln am Tag vor der Pulsdiagnose

Am Vortag der Pulsdiagnose gilt es, bestimmte Verhaltensregeln einzuhalten. Wenn der Patient sich nicht danach richtet, kann es passieren, daß der Arzt ihn wieder nach Hause schickt, weil der Puls „zu unruhig" und deshalb nicht aussagekräftig ist. Wichtig sind diese Regeln vor allem, wenn der Arzt den Patienten noch nicht kennt:
Am Tag vor der Pulsdiagnose soll der Patient in keine Extreme verfallen, sich normal verhalten und weder starken Tee noch Alkohol, noch zuviel Joghurt zu sich nehmen. Extreme oder ungewohnte körperliche Anstrengungen sollten vermieden werden, ebenso Geschlechtsverkehr und das Schlafen während des Tages. Am Tag der Pulsdiagnose sollte man keinen Kaffee trinken und möglichst am frühen Morgen ausgeruht erscheinen.
Viele dieser Voraussetzungen mag der Patient erfüllen können, die letzte allerdings bleibt meist Theorie: Nur in den seltensten Fällen wird es dem Arzt möglich sein, den Puls seines Patienten am frühen Morgen zu tasten, da dieser oft von weit her angereist kommt. In diesem Fall wird der Arzt ihn auffordern, sich erst etwas auszuruhen, damit der Puls sich beruhigen kann.

Jeder Finger fühlt zwei Organe

Befühlt wird der Puls an der sogenannten Radialarterie des Kranken am Handgelenk. Der Arzt legt seinen Zeige-, Mittel- und Ringfinger an den Puls. Der Zeigefinger drückt nur auf die Haut, der Mittelfinger bis zu den Muskeln und der Ringfinger bis zum Knochen. Bei einem Mann sollte der Arzt mit der rechten Hand den Puls am linken Handgelenk des Patienten fühlen, bei einer Frau ist es umgekehrt – sagt die Theorie. In der Praxis ertastet der Arzt den Puls der Hand, die ihm am nächsten ist. Jeder Finger fühlt zwei Organe. Der Arzt „liest" sie mit den beiden Abschnitten seiner Fingerkuppen. Mit dem oberen Fingerende ertastet er ein Voll-, mit dem unteren ein Gefäßorgan. Erspürt werden außerdem der Zustand von Ober-, Mittel- und Unterkörper.
Der Zeigefinger ertastet Lungen und Dickdarm, Herz und Dünndarm sowie den Oberkörper und das Element Feuer.
Der Mittelfinger beurteilt Leber und Gallenblase, Milz und Magen sowie den Mittelkörper und das Element Erde.
Der Ringfinger fühlt linke und rechte Niere, Blase, das Reservoir für den Samen bzw. die weiblichen Organe sowie den Unterkörper und das Element Wasser.

Pulsdiagnose beim Mann

	linkes Handgelenk	*rechtes Handgelenk*
Oberkörper	Herz, Dünndarm	Lungen, Dickdarm
Mittelkörper	Milz, Magen	Leber, Gallenblase
Unterkörper	rechte Niere	linke Niere
	Samengefäß	Harnblase

Pulsdiagnose bei der Frau

	rechtes Handgelenk	*linkes Handgelenk*
Oberkörper	Herz, Dünndarm	Lungen, Dickdarm
Mittelkörper	Leber, Gallenblase	Milz, Magen
Unterkörper	rechte Niere	linke Niere
	Harnblase	Schoß

Bei Frauen erspürt der Arzt die Organe seitenverkehrt. Der Grund liegt in der tibetischen Embryologie: Danach sind die Stellen, an denen sich das Herz des Kindes bildet, bei Mann und Frau unterschiedlich. Bei einem Kind wird der Arzt statt des Pulses die Ohrvenen befühlen.

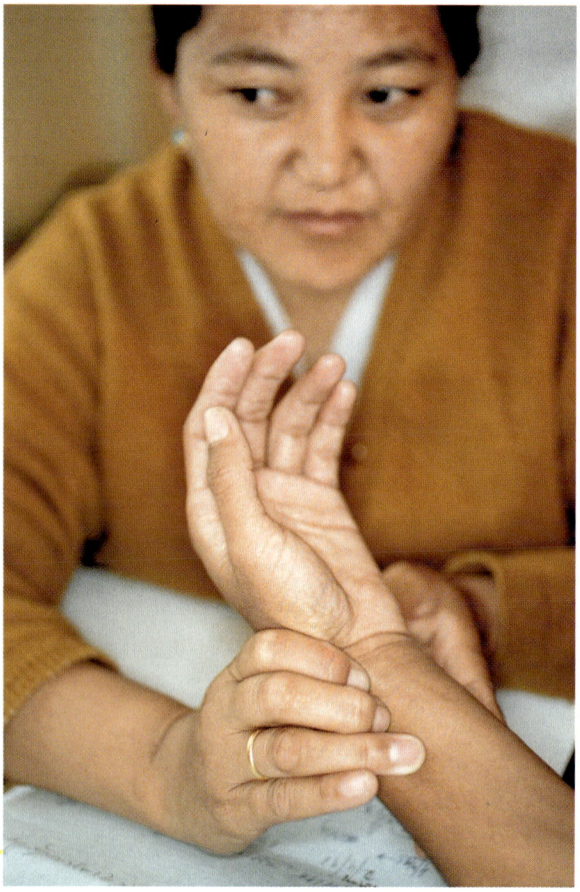

Sobald der Arzt den Zustand der Organe erkennt, ist es ihm möglich, *rlung-*, *mkhrispa-* und *badkan*-Krankheiten zu diagnostizieren. Pulse sind konstitutionsbedingt, jeder von ihnen steht für eine der drei Körperenergien. Die Konstitutionspulse haben charakteristische Eigenschaften, die in männlich, weiblich oder neutral eingeteilt werden (männlich und weiblich sind in diesem Fall keine Geschlechtsmerkmale). Der männliche Puls ähnelt dem Prinzip *rlung*, der weibliche dem Prinzip *mkhrispa*, der neutrale dem *badkan*-Prinzip. Yeshi Donden, ehemaliger Leibarzt des Dalai Lama, der heute im indischen Dharamsala seine eigene Praxis hat, ordnet den Pulsen folgende Eigenschaften zu:

männlich (*rlung*): voll, grob
weiblich (*mkhrispa*): fein, rasch
neutral (*badkan*): kontinuierlich, langsam, weich

Und dies sind die Erfahrungen Yeshi Dondens mit den Trägern der von ihm beobachteten Pulseigenschaften: „Ein Mann mit feinem, raschem Puls wird lange leben. Eine Frau mit vollem, grobem Pulsschlag wird Kinder gebären, die ein positives Karma aus einem früheren Leben angesammelt haben."
Der gesunde Puls schlägt fünfmal während eines Atemzugs des Arztes. Bei einer als heiß klassifizierten Erkrankung zählt der Arzt mehr, bei einer kalten Krankheit weniger Pulsschläge.

Meister der Pulsdiagnose

Die wenigen, echten Meister der Pulsdiagnose sind in der Lage, fast alle der insgesamt dreiundvierzig verschiedenen Pulsarten zu ertasten. Sie können damit sowohl akute als auch chronische Erkrankungen aufspüren und selbst seelische Probleme erkennen. Sie sind sogar in der Lage den Einfluß von Geistern auszumachen, heißt es. Die meisten Ärzte unterscheiden etwa zwölf verschiedene Pulse. Einfache Heiler erkennen am Puls nur, ob es sich um eine heiße oder kalte Krankheit handelt.
Wie man sieht, ist das Pulstasten eine äußerst präzise Diagnosemöglichkeit, deren Effektivität jedoch in hohem Maß von den Fähigkeiten des Arztes abhängt. Wenn man nicht das Glück hat, sich von einem der wenigen wirklich erfahrenen Ärzte untersuchen lassen zu können, sollte man sich nicht allein auf eine Pulsdiagnose verlassen.

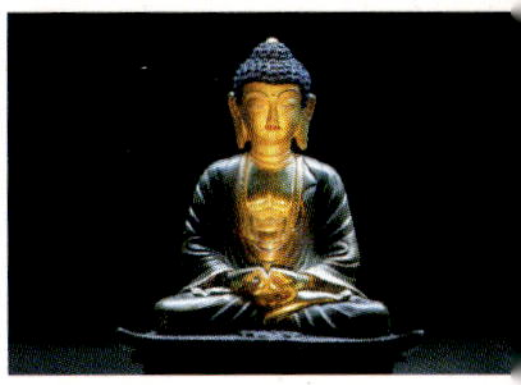

Vor allem bei schwerwiegenden Krankheiten empfehlen sich auf jeden Fall zusätzliche Röntgen- und Ultraschalluntersuchungen.

Die Urindiagnose

Die Tibeter sind es gewohnt, zur Konsultation eines tibetischen Arztes ihren frischen Morgenurin mitzubringen. Die Begutachtung des Urins gilt als die zweitwichtigste Diagnosemethode der tibetischen Heilkunde. Sie dient der Abklärung eines Befunds, wenn die Aussage der Pulsdiagnose unklar ist. Viele Ärzte schauen sich grundsätzlich bei jedem neuen Patienten auch den Urin an, um diagnostisch sicherzugehen. Wenn der Arzt den Patienten bereits kennt, wird die Urinanalyse nur noch im Zweifelsfall angewandt.
Im Praxisalltag geht eine Urindiagnose ziemlich schnell vonstatten. Der Arzt geht in die Toilette oder an ein Waschbecken und schüttet den Urin des Patienten in eine kleine weiße Schüssel oder ein tassenartiges Gefäß (zum Beispiel eine Schnabeltasse). Sodann schäumt er den Urin mit ähnlichen Bewegungen auf, wie wir Eiweiß zu Eischnee schlagen. Zum Rühren bzw. Aufschäumen dient meist ein einfacher Stab; Donden beispielsweise benutzt einen kleinen Bambusquirl. Aus der Art und Größe der Blasen, die sich beim Aufschäumen bilden, lassen sich nun Rückschlüsse ziehen. Die Farbe, der Geruch, der aufsteigende Dampf und das Albumen (eine wolkenartige Substanz im Urin) sind weitere Kriterien bei der Beurteilung.

Der vollkommene Urin

In den *Vier Tantras* wird die Urinanalyse zwar genau beschrieben, zeitgemäßer sind jedoch die Ausführungen Yeshi Dondens:

„Der Urin eines gesunden Menschen hat als Farbe im großen und ganzen das helle, fröhliche Gelb der Butter vom ‚Dri' [weibliches Gegenstück zum Yak]. Der Geruch gleicht dem der Sahne, die sich auf der Oberfläche der Milch sammelt. Die Dampfbildung ist weder allzu stark noch sehr schwach. Es ist weder viel noch wenig Dampf, und seine Dauer – das heißt die Zeit, bis der Urin sich abkühlt und die Dampfbildung aufhört – ist weder besonders lang noch besonders kurz. Die Blasen- oder Schaumbildung ist nicht weiter bemerkenswert. Die Blasen sind weder lang noch kurz, nicht sehr groß, nicht sehr klein, eher ein durchschnittlicher Schaum an der Oberfläche des Urins." (Aus *Tibetisches Heilwissen*)

Die dreimalige Begutachtung des Urins

Im optimalen Fall sollte der Patient den Urin abgeben, den er in der Morgendämmerung zwischen vier und fünf Uhr ausscheidet. Wenn der Patient morgens Wasser läßt, sollte er den ersten Urinstrahl wegschütten und erst den zweiten Strahl auffangen. Theoretisch wird der Urin dreimal begutachtet: einmal im noch körperwarmen, dann im lauwarmen Zustand und als letztes nach der Abkühlung. Beim erstenmal werden Farbe, Dampf, Geruch, Blasen- und Schaumbildung untersucht, beim zweitenmal das Albumen und der sogenannte Chylus, eine aufsteigende, fetthaltige Substanz. Zum Schluß werden die Dauer der Farbveränderung geprüft und die sonstigen Veränderungen begutachtet.

Unterschiede in Theorie und Praxis

Auch bei der Urindiagnose zeigt sich eine große Differenz zwischen Theorie und Praxis, denn im heutigen tibetischen Alltag sind die in den *Vier*

Tantras genannten Bedingungen nicht zu erfüllen. Kaum ein Patient wird einen Arzt finden, der bereit ist, in der Morgendämmerung Urin zu untersuchen. Das ist höchstens im Krankenhaus möglich oder bei hochstehenden Persönlichkeiten wie dem Dalai Lama, der über einen Leibarzt verfügt. Der Normalsterbliche wird seinen Urin kaum vor acht Uhr früh in der Praxis abgeben können, und meist ist er nach der langen Wartezeit bereits abgekühlt, denn die Arztpraxen sind gerade morgens sehr voll. Trotzdem werden wir hier auf Einzelheiten der Untersuchung eingehen.

Die Urinuntersuchung ist eine recht geeignete Do-it-yourself-Methode. Man kann sie also durchaus selbst vornehmen.

Warmer Urin:	Untersucht werden Farbe, Dampfbildung, Geruch, Blasen- und Schaumbildung
Lauwarmer Urin:	Untersucht werden Albumen und Chylus
Kalter Urin:	Untersucht wird die Dauer der Farbveränderungen

Verhaltensregeln vor der Urindiagnose

Wie bei der Pulsdiagnose soll sich der Patient auch am Tag vor der Urinanalyse an bestimmte Verhaltensregeln halten: Er soll in keine Extreme verfallen, weder starken Tee noch Alkohol trinken, noch zuviel Joghurt essen. Dies würde die Farbe des Urins beeinflussen. In der Nacht soll kein Geschlechtsverkehr stattfinden.

Interpretation der Symptome

Das *Wurzeltantra* beschreibt die Symptome kurz und prägnant:

rlung-Krankheiten:	Urin wasserähnlich mit großen Blasen
mkhrispa-Krankheiten:	Urin rötlich-gelb, übler Geruch, viel Dampfbildung
badkan-Krankheiten:	Urin weißlich, wenig Geruch oder Dampfbildung

Mit diesem Schema werden jedoch nur die einfachen Krankheiten beschrieben, die eine einzige Körperenergie betreffen. Bedeutend komplizierter wird es bei Heiß-kalt-Kombinationen, die die Merkmale beider Krankheitstypen aufweisen – etwa wenn der Urin eine blaßbläuliche Farbe als Merkmal einer kalten Krankheit hat und eine dicke Albumenschicht als Zeichen einer heißen Erkrankung. Dies würde zum Beispiel auf eine kombinierte leichte kalte und schwere heiße Krankheit hinweisen. In solchen Fällen sollte man auf jeden Fall einen Arzt zu Rate ziehen.

Zungendiagnose

Die Zungendiagnose ist relativ ungenau und wird stets nur ergänzend zu den anderen Diagnosemethoden angewandt. Schon im *Wurzeltantra* sind die Symptome klar beschrieben.

rlung-Krankheiten:	rot, trocken, rauh
mkhrispa-Krankheiten:	dick, von einer blaßgelben Schleimschicht bedeckt
badkan-Krankheiten:	blasser, dicker Belag, stumpf, glatt, feucht

Das Medizinbild Nummer 54 illustriert die Pulsdiagnose. Im oberen Teil die Vorbereitungen, in der Mitte die Techniken, unten die Abhängigkeiten von Jahreszeit, Mondzyklus und anderen Faktoren.

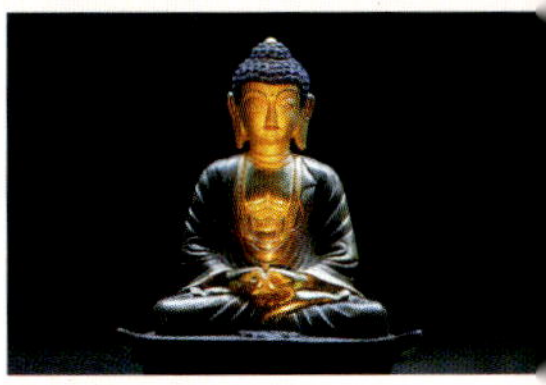

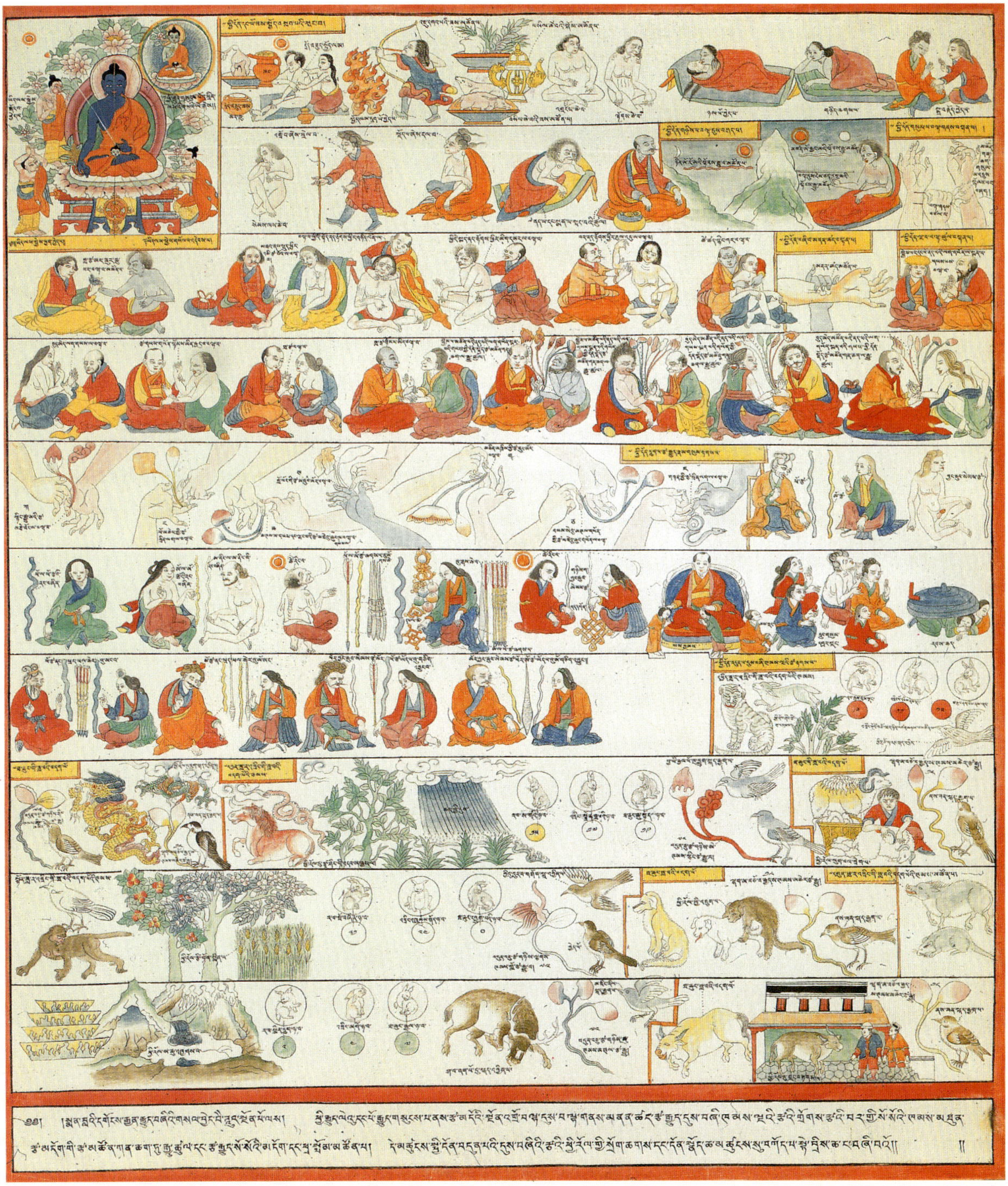

Visuelles Begutachten

Mit dem visuellen Begutachten verschafft sich der Arzt nur einen sehr allgemeinen Eindruck vom Patienten, bevor er sich der Pulsdiagnose zuwendet. Für uns völlig ungewohnt ist auch die Art der Kommunikation zwischen Arzt und Patient. Es ist eher typisch, daß der Arzt dem Patienten Auskunft über Beschwerden gibt, die er haben müßte. Der Patient kann dann nur erstaunt nicken oder verneinen. Es ist auch nicht Sache des Patienten, dem Arzt den Grund seines Besuchs zu nennen. Allerdings haben sich inzwischen viele tibetische Ärzte auf die „westliche Art" eingestellt und fragen anfangs zumindest nach dem Grund der Visite.

Befragung

Hat der Arzt eine Krankheit diagnostiziert, wird er als nächstes versuchen, die Ursachen dafür herauszufinden. Durch Befragen des Patienten kann er in Erfahrung bringen, ob die Störung etwa durch sogenannte unmittelbare Ursachen wie falsche Ernährung oder falsches Verhalten zustande kam. Solche Ursachen haben ganz bestimmte Beschwerdebilder, nach denen er fragen wird.
Symptome unmittelbarer Ursachen von Erkrankungen im *rlung*-Niveau sind beispielsweise Frösteln, wandernde, unbestimmte Schmerzen in Hüfte, Lenden und Gelenken, geistige Instabilität und Hungerschmerzen.
Bei *mkhrispa*-Krankheiten sind es ein bitterer Geschmack im Mund, Kopfschmerzen, Schmerzen im Oberkörper und nach der Verdauung.
badkan-Krankheiten gehen einher mit Appetitlosigkeit, Verdauungsstörungen mit Erbrechen, Blähungen, innerlichem und äußerlichem Kältegefühl und Unwohlsein nach dem Essen.

Wenn der Patient diese Symptome bestätigt, deutet dies ziemlich sicher auf falsche Ernährung oder eine falsche Verhaltensweise hin. Falsche Ernährung im Sinne der tibetischen Heilkunde ist Nahrung, die nicht dem Körperenergietyp entspricht.

Hier nun einige Beispiele für Verhaltensweisen, die Störungen der drei Körperenergien hervorrufen:
rlung-Krankheiten werden gefördert durch Fasten.
Zuträglich: Entspannung in warmer, lichtgedämpfter und ungezwungener Umgebung, kein Aufenthalt an großen Seen/am Meer, nicht auf Bäume klettern.
mkhrispa-Krankheiten werden gefördert durch Sitzen in der heißen Sonne und an anderen heißen Orten, plötzliche anstrengende, körperliche Betätigung.
Zuträglich: Aufenthalt an einem kühlen Platz.
badkan-Krankheiten werden gefördert durch Sitzen oder Schlafen auf Gras oder Erde.
Zuträglich: Wärmende Kleidung, Aufenthalt am Feuer oder in der Sonne.

Nach Abschluß von Diagnose und Ursachenforschung wird der Arzt eine Behandlungsmethode wählen. Ergänzt wird die Therapie in jedem Fall durch eine Beratung bezüglich Ernährung und Verhalten. Sie beschränkt sich manchmal auf den Ratschlag, nicht in kaltem Wasser zu baden oder kein kaltes Wasser zu trinken, in anderen Fällen erhält der Patient ausführliche Diätanweisungen und sehr konkrete, unserer westlichen Lebensberatung ähnliche Hinweise, seinen Lebensstil zu ändern.

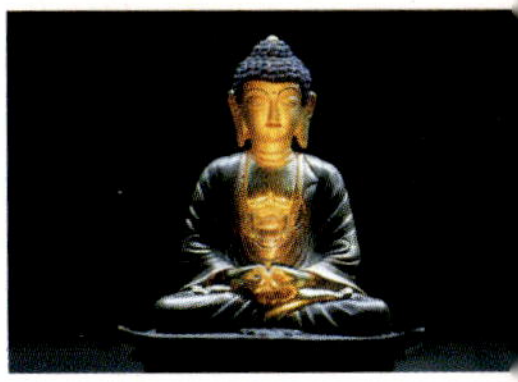

DIE BEHANDLUNG

Eine Behandlung, die aus der gesamten Bandbreite tibetischer Heilmethoden schöpft, ist eine sehr differenzierte und vielseitige Körper-Geist-Therapie. Sie umfaßt genaugenommen alle Dimensionen des Seins, und die erste und wichtigste Heilmethode ist ein religiöses Leben zu führen. Weitere Therapien betreffen die Ernährung und richtiges Verhalten, Pillen und Kräuterrezepte, Moxibustion, Goldbrennstab, Schröpfung, Gebete und Mantras.

Interne und externe Therapien

Alle Behandlungen sind in drei Kategorien eingeteilt:

1. Interne Heilmethoden. Zu ihnen zählen Pflanzenheilmittel, Abführmittel, Brechmittel, Inhalationen, Schnupfmittel und Klistiere.
2. Externe Heilmethoden wie Massagen, Mineralbäder, Räucherungen, Aderlaß, Akupressur, Akupunktur, Moxibustion mit oder ohne goldene Nadel, Schröpfen und Brenneisen.
3. Religiöse Heilmethoden. Hierzu zählen Chakrenheilung, Handauflegen, Meditation, tibetisches Heilyoga, Atemübungen, Gebete und Mantras sowie Visualisierungstechniken

Behandlung im Praxisalltag

Wie bei den Diagnosemethoden schon angedeutet, unterscheidet sich die Praxis im Alltag tibetischer Ärzte deutlich von der Theorie. Das gilt auch für die Behandlung. Die vielbeschäftigten tibetischen Ärzte, die in den Ambulanzen am Tag bis zu hundert Patienten betreuen, wenden nur ein ganz bestimmtes Spektrum der oben beschriebenen Heilmaßnahmen an. Darüber hinausgehende, zeitaufwendige Methoden, wie zum Beispiel Massagen oder Bäder, werden – wenn überhaupt – an ärztliche Gehilfen delegiert, und für die geistigen Heilmethoden sind ohnehin die Lamas zuständig.

Basics tibetischer Behandlung

In den Ambulanzen praktizieren die Ärzte die „Basics" der tibetischen Medizin. Obwohl nicht umfassend, sind diese Methoden in ihrer Gesamtheit dennoch hochwirksam. Hier die gängigen Therapien in der Reihenfolge ihrer Bedeutung:

- Heilung über Nahrungsmittel und Verhaltensweisen
- Verschreibung von Kräuterpillen und -rezepturen
- Schröpfen
- Moxibustion mit oder ohne goldene Nadel
- Brenneisen-Methode.

Heilung über richtige Ernährung und Lebensweise

Disharmonien von *rlung, mkhrispa* und *badkan* versucht der Arzt zunächst durch Verordnung bestimmter Diäten, durch Ernährungsrichtlinien und Verhaltensweisen auszugleichen. Erst wenn dies nicht hilft, verschreibt er zusätzlich Medikamente. Tenzin Choedrak, einer der drei derzeit amtierenden Leibärzte des Dalai Lama, sagt hierzu: „Durch gute Nahrung und gute Lebensweise wird in der tibetischen Medizin dafür gesorgt, nicht Umstände zu schaffen, unter denen die vorhandenen Krankheitsursachen sich auswirken und zu manifesten Krankheiten führen. Deshalb ist die tibetische Medizin auch eine sanfte Medizin der Vorsorge. Das Gleichgewicht in der Ernährung führt zu einem Gleichgewicht der drei Körperenergien."

Behandlung mit Pflanzenheilmitteln

Die etwa zweihundert von tibetischen Ärzten verwendeten Heilmittel bestehen überwiegend aus Pflanzenbestandteilen. Nur etwa zwanzig Arzneien werden Bestandteile tierischer Herkunft beigemischt, und in Ausnahmefällen kommen etwa zehn verschiedene mineralische Substanzen hinzu. In den berühmten Juwelenpillen sind außerdem pulverisierte Edel- und Halbedelsteine enthalten.

Zur tibetischen Pflanzentherapie gehören auch die ableitenden Arzneien, wie Abführmittel und Brechmittel, sowie Einläufe (die heute allerdings keine sehr große Rolle mehr spielen) – und Räucherungen.

Tibetische Kräuterpillen

Fragt man einen westlichen Menschen, was ihm zur tibetischen Medizin einfällt, wird er als erstes die Kräuterpillen nennen. Die Pillen sind klassische „Vielstoffgemische" – sie enthalten manchmal bis zu hundert Einzelsubstanzen.

Pillenherstellung

Die Herstellung der Kräuterpillen ist eine hohe Kunst. Nach dem Sammeln werden die Pflanzen zunächst sorgfältig gereinigt und getrocknet, sodann mit dem Messer in Stücke geschnitten. Diese Vorbereitungszeit nimmt oft mehrere Tage in Anspruch. Der nächste Schritt ist das Wiegen und Mischen der Substanzen, danach folgt das Zermahlen. Das Mahlen geschieht je nach technischem Standard sehr unterschiedlich. Einfache Ärzte aus Ladakh zum Beispiel, die noch wie früher ganz ohne technische Hilfsmittel auskommen müssen, zermahlen die Kräuter mit einem Stein und sieben das Pulver dann durch ein Tuch. Dem Pflanzenmehl wird dann so lange vorsichtig Wasser zugegeben, bis es eine breiige Konsistenz aufweist und mit einem mechanisch betriebenen, unserem Fleischwolf ähnlichen Gerät erst zu Würsten, dann zu Kugeln geformt wird. Damit die Kugeln gleichmäßig rund werden, kommen sie in große, flache Schalen, die von Hand rhythmisch im Kreis bewegt werden.

Im Men-Tsee-Khang in Dharamsala bedient man sich moderner Maschinen. Die Pflanzenmischung wird zunächst grob, dann fein zermahlen und anschließend in Mischtrommeln zu einem Pulver verarbeitet. Auch das Pillendrehen geschieht in diesen Mischtrommeln.

Manchmal – zum Beispiel zur Herstellung sogenannter Butterpillen – werden die Kräuterbestandteile tagelang zu einem Brei verkocht, um die Wirkstoffe zu potenzieren. Etwa hundert Kilogramm Arzneipflanzen können dabei zu zehn Kilogramm wirksamer Stoffe reduziert werden. Die Masse wird so lange erhitzt und gefiltert, bis sie zu Pillen geformt werden kann.

Die Wirkkraft von Mantras bei der Produktion

Viele Ärzte aktivieren die Wirkkraft ihrer pflanzlichen Arzneien durch die meditative Kraft von Mantras. Nicht nur beim Sammeln der Bestandteile für die Herstellung des Mittels, auch vor und nach der Zubereitung der Arznei meditieren die Ärzte und visualisieren dabei sich selbst wie auch die Pille als eine bestimmte Gottheit.

Juwelenpillen sind die Krönung der tibetischen Pflanzenheilkunde. Sie werden einzeln in Seidenpapier eingewickelt und versiegelt.

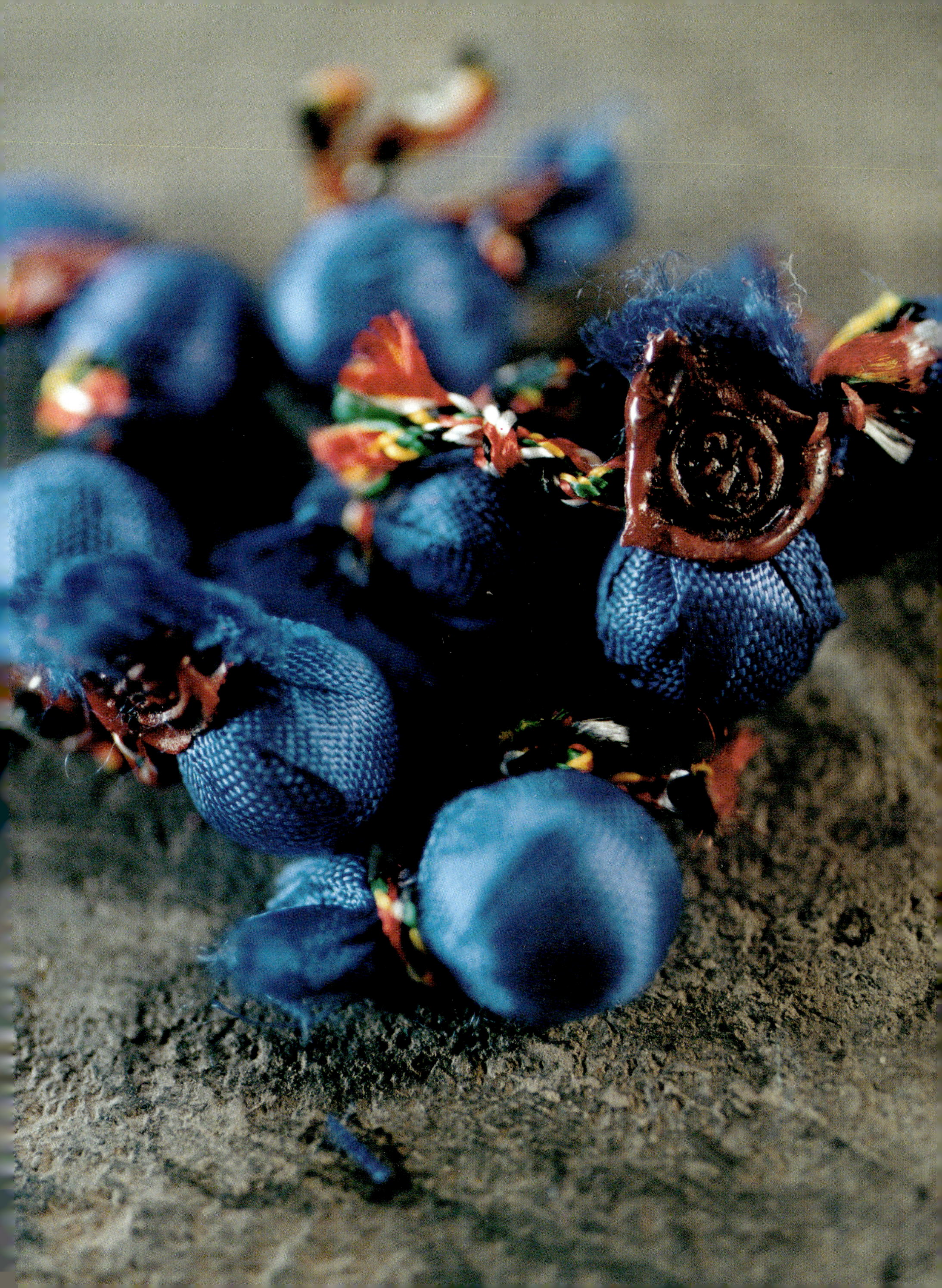

Wogegen Kräuterpillen helfen

Die tibetischen Pillen werden gegen eine Unzahl von Beschwerden im körperlichen Bereich eingesetzt. Um nur ein paar Beispiele zu nennen, behandelt man damit Magen-Darm-Infekte ebenso wie hohen Blutdruck, Asthma, Thrombosen, grauen Star, Brust- und Dickdarmkrebs; man löst sogar Gallen- und Nierensteine auf. Auch bei psychosomatischen *rlung*-Störungen helfen die Pillen – allerdings nur gegen die körperlichen Symptome. Manche Behandlungen mit Kräuterpillen sind langwierig und dauern Jahre, andere wieder bessern schlagartig das Wohlbefinden. Meist werden Pillenrationen für vier Wochen verordnet und der Patient gebeten, danach wieder zu kommen, um zu sehen, ob die Therapie angeschlagen hat.

Magische Juwelenpillen

Pillen der ganz besonderen Art sind die Juwelenpillen. Sie werden im Englischen „wertvolle Pillen" (*precious pills*) genannt, weil sie u. a. Gold, Silber und Edelsteine enthalten. Mitbegründet ist ihr magischer Ruf durch die kostspielige, äußerst komplizierte und langwierige Herstellung, die an bestimmte alchimistische und astrologische Bedingungen gebunden ist. Beispielsweise dürfen diese Pillen niemals das Tageslicht sehen. Sie müssen im Dunkeln bei Kerzenlicht hergestellt und auch eingenommen werden. Aus diesem Grund kann man die Juwelenpillen nur in ihrer Verpackung bewundern: Sie werden einzeln in Seidenpapier eingewickelt und – sofern sie aus dem Men-Tsee-Khang stammen – zusätzlich mit einem Hologrammsiegel verschlossen. Im Vergleich zu anderen Kräuterpillen sind die Juwelenpillen relativ teuer. Ein Stück kostet etwa 7,50 Mark.

Letzte Hoffnung für viele Kranke

Auf die Juwelenpillen gründet sich die Hoffnung vieler Kranker, für die es im Westen keine Hilfe gibt. Viele Aids- und Krebskranke aus aller Welt kommen nach Dharamsala, um regelmäßig die Ärzte dort zu konsultieren und sich mit Juwelenpillen behandeln zu lassen. Auch zur Gesunderhaltung werden diese kostbaren Arzneien eingenommen, da sie das Gleichgewicht der Elemente erhalten helfen. Es gibt sogar akute Fälle, in denen sie sehr schnell Wirkung zeigen.

Juwelenpillen im Einsatz bei Tschernobyl-Opfern

Im *Kalachakra-Tantra*, das ebenso wie die *Vier Tantras* von Buddha Shakyamuni verkündet wurde, sind die enormen chemischen und strahlungsbedingten Verunreinigungen unseres Zeitalters bereits vorhergesagt. Für die dadurch entstehenden Krankheiten haben die Juwelenpillen eine sehr große Bedeutung. Nach dem GAU von Tschernobyl reiste Tenzin Choedrak zu den Kranken und bot ihnen seine Hilfe an. Wie er berichtete, waren die Symptome der Verstrahlung niedriger Blutdruck, Fieber, Drüsenschwellung Augenjucken, Knochenschmerzen und ein brennendes Gefühl am ganzen Körper. Die Juwelenpillen, von denen er vor allem „Rinchen Mangjor" und „Rinchen Dangjor" (siehe Seite 48) gab und die er mit anderer Medizin kombinierte, linderten die Schmerzen der Strahlenopfer. Einige Patienten konnten nach der Einnahme der tibetischen Medikamente sogar das Krankenhaus verlassen. Eine wissenschaftliche Erklärung für die Wirkung könnte sein, daß die radioaktiven Schwermetalle mit körpereigenen Salzen gebunden und abgeführt wurden.

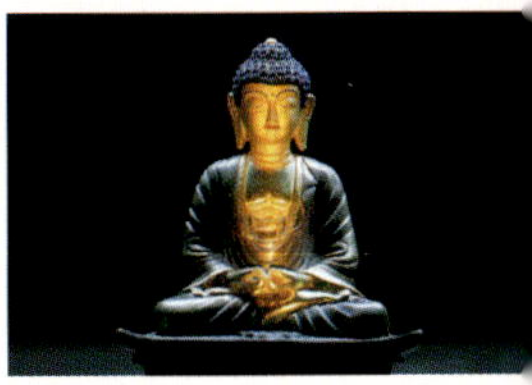

Meister der Juwelenpillen

Daß es dem Men-Tsee-Khang in Dharamsala trotz knapper Ressourcen und Geldmittel möglich ist, acht verschiedene Juwelenpillen herzustellen, ist in erster Linie dem altehrwürdigen Leibarzt Seiner Heiligkeit, Tenzin Choedrak, zu verdanken. Diesem großartigen Meister tibetischer Heilkunst gelang es im tibetischen Exil, die hochkomplizierte Entgiftung von Mineralien und Metallen zu bewerkstelligen. Die Prozedur geht teilweise auf die Geheimlehre des *Kalachakra-Tantras* zurück, die nur mündlich überliefert wird.

Einnahmerituale

Damit die Juwelenpillen ihre besondere Wirkung voll entfalten können, müssen die Einnahmevorschriften streng befolgt werden:
Verboten sind vom Tag davor bis eine Woche nach der Einnahme Alkohol, Fleisch, Fisch, Eier, rohe Früchte, rohes Gemüse, Gebratenes, Scharfes, Saures und Knoblauch, Anstrengungen, Geschlechtsverkehr, kalte Bäder und, wie es überhaupt in der tibetischen Heilkunde für schädlich gehalten wird, Schlaf am Tag.
Am Vorabend wird die Pille in ihrem Papier zerdrückt und das Pulver in eine Porzellantasse gegeben, heißes Wasser hinzugefügt und, mit einem Tuch zugedeckt, über Nacht stehengelassen. In dieser Nacht darf man nicht frieren und sollte sich mit Decken warm halten. Der beste Einnahmezeitpunkt ist fünf Uhr morgens. Pulver und Wasser werden mit dem Ringfinger im Uhrzeigersinn umgerührt. Bei Bedarf darf man etwas heißes Wasser hinzufügen, damit das Getränk nicht zu kalt eingenommen wird. Anschließend noch ein Glas abgekochtes warmes Wasser trinken und im Bett eine Stunde lang entspannen und schwitzen. Buddhisten rezitieren dazu folgendes Mantra: *tadyatha aum bhaishjya bhaishjya maha bhaishjya raja samud gate svaha.*

Die acht wertvollen Pillen

Aus dem Men-Tsee-Khang in Dharamsala gibt es zu den Juwelenpillen Informationsblätter, in denen die Bestandteile der Pillen und ihre Indikation aufgelistet sind. Aus diesen Informationsblättern stammen die folgenden Angaben. Die Namen entsprechen der tibetischen Schreibweise und sind direkt dem Museum des Men-Tsee-Khang entnommen.

Rinchen lChags-ril Chen-mo
The Great Precious Iron Pill

Die große, wertvolle Eisenpille enthält vierzig Bestandteile, unter anderem gereinigte Eisenspäne, drei Myrobalane ohne Samen, Kaschmirsafran,

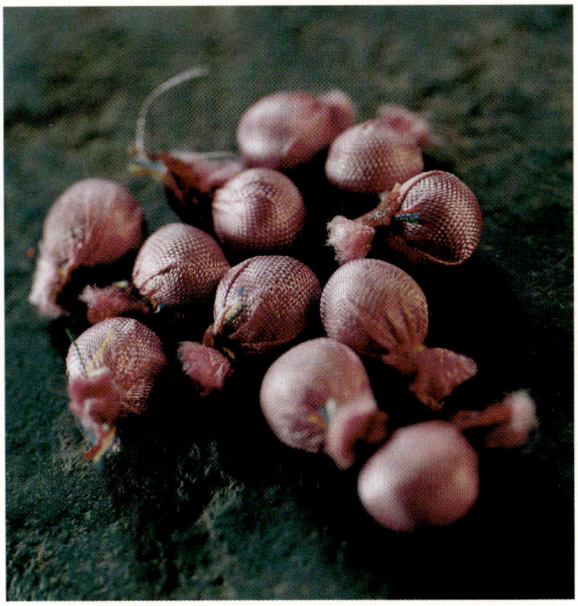

Moschus, verfestigte Gallenflüssigkeit des Elefanten, gereinigten Magnetstein und Asphaltum.
Indikationen: Alle Augenkrankheiten wie Konjunktivitis, Katerakt, Lichtempfindlichkeit, blutunterlaufene Augen, Erweichung des optischen Nervs, Irritationen aufgrund von Fremdkörpern im Auge, Augenlidschwellung durch Wind, Vergrößerungen und Pusteln im Auge, Irritationen der Augen aufgrund gestörten Tränenflusses, Entzündung der Tränendrüse, Tränenfluß und zu trockene Augen, unkontrolliertes Augenblinzeln und ganz allgemein für die Gesunderhaltung der Blutgefäße. Außerdem eignet sich diese Pille bei Augenkrankheiten, die durch eine Lebensmittelvergiftung verursacht, und bei Erkrankungen, die auf unreines Blut in der Leber zurückzuführen sind, auch bei Blutspucken aufgrund von Magengeschwüren.
Ergänzend zum Mantra des Medizinbuddhas soll auch das Mantra „Om Mani Padme Hum“ so oft wie möglich vor der Einnahme rezitiert werden.

Rinchen Gyu-rNying-25
The Great Precious Old Turquoise 25

Diese „große,wertvolle Pille aus altem Türkis“ besteht aus fünfundzwanzig Ingredienzen, darunter alter Türkis, Koralle und Perle, die von ihren toxischen Bestandteilen gereinigt wurden, außerdem enthält sie gereinigte Eisenspäne, Asphaltum, *Crocus sativus L.*, Moschus, drei Myrobalane ohne Samen, zwei Arten von Sandelholz, *Eugenia caryophyllata* (*thumb*), *Saxicus pasumensis marg.* und *Adhatoda vasica.*
Indikationen: Die Türkispille ist von kalter Natur. Sie eignet sich für alle Lebererkrankungen und befreit von Druckgefühl im Oberkörper, lindert Nackensteifheit, Kopfschmerz, Nasenbluten, blutunterlaufene Augen, Schmerzen unter den Achselhöhlen und Appetitlosigkeit durch Magenverstimmung. Sie heilt die durch Alkoholmißbrauch und Lebensmittelvergiftung geschädigte Leber.

Rinchen btso-bKru Dha-shel Chen-mo
The Great Precious Purified Moon Crystal

Dieser „große, wertvolle gereinigte Mondkristall“ leitet sich von einem Rezept aus dem 15. Jahrhundert ab und vereint in sich fünfzig unterschiedliche Ingredienzen – unter anderem Gold, Silber, Kupfer, Messing, Blei und Bronze, die vor der Verarbeitung mit den Pflanzen entgiftet wurden. An dieser Entgiftungsprozedur sind mindestens zwanzig Personen beteiligt. Den Metallen werden Lösungen zugesetzt, dann werden sie aufgekocht, gesiebt und gebrannt. Allein Gold muß vierundfünfzig Stunden brennen. Als pflanzliche Bestandteile sind *Gynachum forresti* (*schitr*), *Saussurea lappa Clarke*, *Commiphora molmol Engl.*, *Strychnos nux-vomica L.*, *Myristica fragrans Houtt.* sowie *Eugenia caryophyllata* (*thumb*) enthalten.
Indikationen: Die Mondkristallpille ist ein Gegengift. Sie reinigt das Blut und regeneriert die Blutzirkulation, heilt Magengeschwüre, Leberkrankheiten, lindert Schmerzen bei plötzlicher Ernährungs- oder Klimaumstellung. Sie ist gut bei Haarverlust, verstecktem Fieber und chronischen Leiden nach einer Fiebererkrankung; bekämpft Infektionen und heilt Erkrankungen, die durch übermäßige Nahrungsaufnahme oder Alkoholmißbrauch verursacht sind. Sie ist ein gutes Tonikum für dunkle, dünne Menschen mit schwacher Konstitution, klärt die Sinne und regeneriert das Gedächtnis. Sie hilft bei Rippenfellentzündungen, Husten mit Blutauswurf und Schleimabsonderungen. Bei gesunden Menschen verlängert die Einnahme der Pille das Leben und wirkt verjüngend.

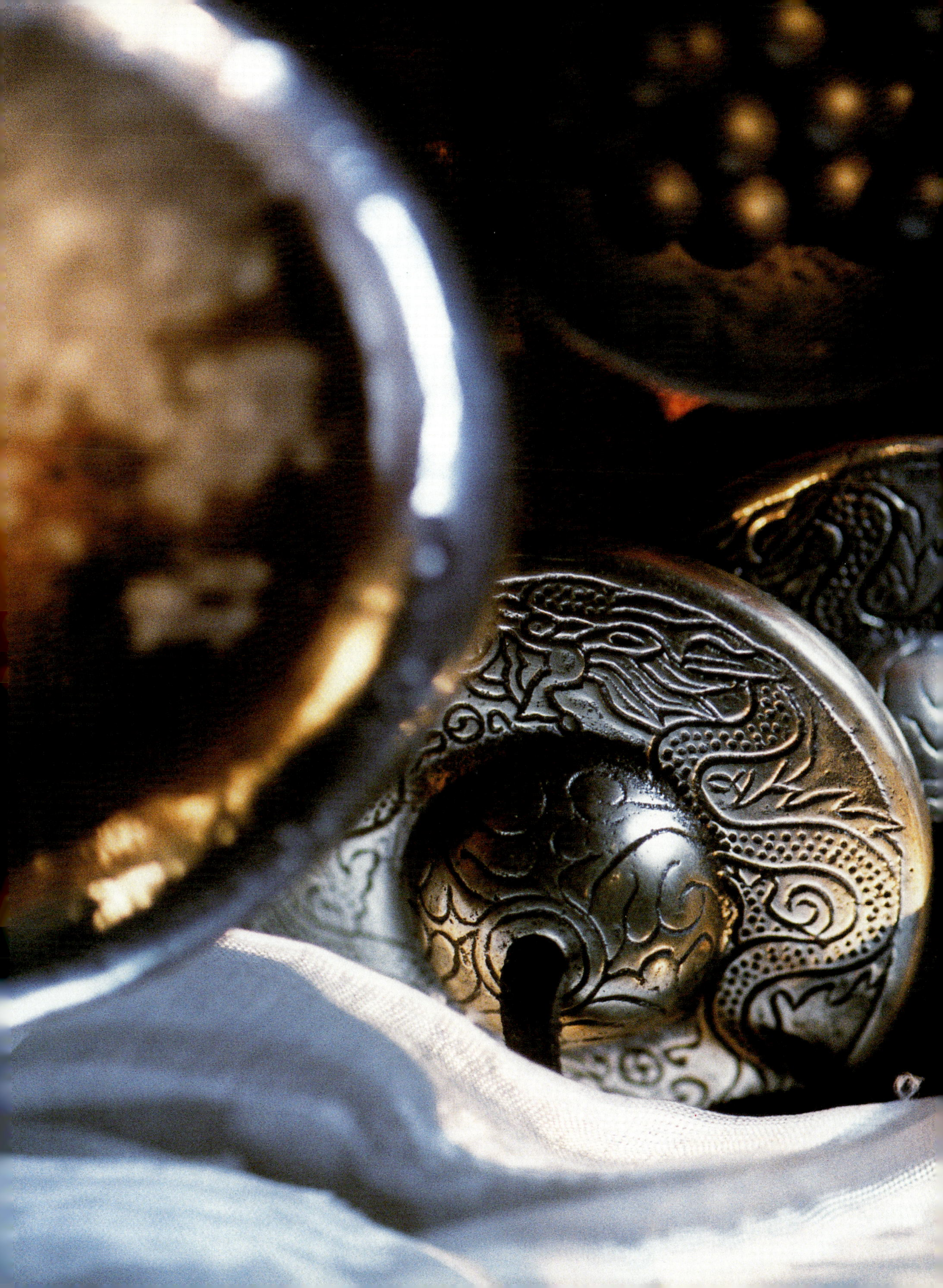

Rinchen Mang-sByor Chen-mo
The Great Multi Compound Precious Pill

Diese „große mehrfach zusammengesetzte wertvolle Pille" enthält ungefähr fünfzig Ingredienzen, wie Gold, Silber und Eisen, sowie entgiftete Edelsteine, wie Koralle und Türkis. An pflanzlichen Bestandteilen sind unter anderem *Saussurea lappa Clarke, Strychnos nux-vomica L., Eugenia caryophyllata (thumb), Areca catechu L.* und Muskatnuß enthalten.

Indikationen: Rinchen Mang-sByor Chen-mo beruhigt alle 404 Krankheiten, ist also für jedes Leiden geeignet, bei dem Störungen von Blut, *rlung, mkhrispa* und *badkan* vorliegen. Sie heilt alte Wunden und Halsschwellungen, wird speziell gegen Lebensmittelvergiftungen, Insektenstiche und Bißwunden von Tieren eingesetzt sowie bei Vergiftungen durch Pflanzen und bei chemischer Umweltverschmutzung. Sie hilft gegen alte und versteckte Erkrankungen, bei unterschiedlichen Fieberarten und immer dann, wenn Darmblutungen und Blutungen im Mund auf schwere Erkrankungen zurückzuführen sind. Auch diese Pille verlängert bei guter Gesundheit das Leben, außerdem schützt sie vor dem Bösen.

Rinchen grang-byor Riln-Nag Chen-mo
The Great Cold Compound
Precious Black Pill

Diese „große kalte zusammengesetzte schwarze Juwelenpille" wurde im Tibetan Medical & Astro Institute nach der Auslegung des *Kalachakra-Tantras* hergestellt. Die Heilmittelhersteller berufen sich auf ein Rezept der direkten Linie aus dem 13. Jahrhundert.

In den *Vier Tantras* wurde geweissagt, daß die Menschen in unserem Zeitalter achtzehn Arten von neuen Krankheiten erleiden werden, die zurückgehen auf Verunreinigungen in unseren Nahrungsmitteln und unserer Umwelt. Diese Juwelenpille ist für die moderne Zeit gemacht. Sie enthält mehr als hundert Bestandteile, davon die Metalle Gold, Silber, Kupfer und Eisen sowie die Edelsteine Saphir, Smaragd, Türkis, Rubin und Diamant, alle in entgifteter Form. Ferner enthält sie eine große Anzahl von Kräutern, so zum Beispiel *Crocus sativus L., Silicuous*-Bambuskonkrement, *Myristica fragans Houtt., Phytolacca esculenta Van Houtte, Seneciodianthus Franch., Delphinium brunonianum Royle, Oxytropis sp., Berberis aristata D. C.* und andere.

Indikationen: Die Pille hilft bei ansteckendem Fieber und Koliken. Sie beseitigt graue Haare und Falten und stärkt die Knochen, hilft gegen Allergien, Arthritis und Magengeschwüre, sorgt für körperliches Wohlbefinden und Klarheit der Sinneseindrücke. Hilfreich ist sie bei allen Arten von Lebensmittelvergiftung, chemischen und metallischen Vergiftungen und chronischen Krankheiten der modernen Zeit, die auf die Umweltverschmutzung zurückzuführen sind. Sie beugt übertragbaren Krankheiten vor und schützt vor bösen Geistern. Für Gesunde ist sie ein hervorragendes Tonikum.

Rinchen Ratna bsam-phel
Precious Wish Fulfilling Jewel

Auch die „wunscherfüllende Juwelenpille" ist ein Gegengift. Das Rezept stammt ebenfalls aus dem 13. Jahrhundert. Es enthält das wertvolle Ngochu Tsothel, das man aus gereinigtem Quecksilber, Sulfat und sechzehn anderen Metallen und Mineralien herstellt. Hinzu kommen siebzig weitere Bestandteile, zum Beispiel gereinigtes Gold, Silber, Kupfer, Eisen, Blei und Magneteisenstein,

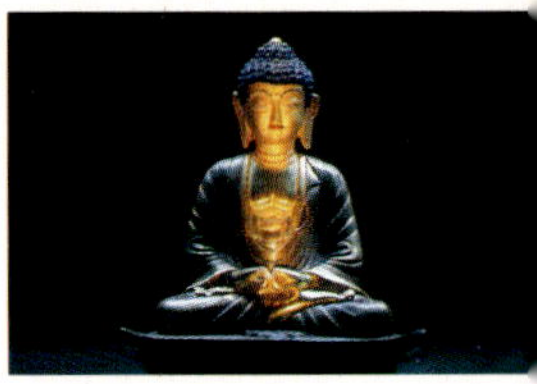

Edelsteine wie Koralle, Türkis, Perlen, Lapislazuli und der seltene tibetische Stein Zi, ferner Gewürznelke, Bambusmanna, Muskatnuß und die Früchte von *Terminalia chebula Retz.*, *Terminalia belerica Roxb.* und *Emblica officinalis L.* Auch viele andere heilige Pillen sind in dieser Gesamtrezeptur enthalten.
Indikationen: Die wunscherfüllende Juwelenpille bekämpft Lebensmittelvergiftungen, Pflanzen-, Insekten- und Tiergifte, chemische Gifte und Sonnenbrand. Sie ist wohltuend bei Schlaganfall und paralytischem Anfall, bei Zittern und Gefühllosigkeit, ausgerenkten und gelähmten Gliedern sowie bei Nervenkrankheiten. Sie ist angezeigt bei einer auf Nervenschädigung zurückzuführenden Inkontinenz sowie bei schwerfälligem Öffnen und Schließen der Augenlider. Die Pille heilt Taubheit, Riechstörungen, Verlust von Körpergefühl und unkontrollierten Speichelfluß.
Man behandelt mit ihr hohen Blutdruck, Herzkrankheiten, Lungentuberkulose, Blutgerinnsel, Geschwüre im Körper und Krebs im ersten Stadium. Sie ist im fortgeschrittenen Krebsstadium schmerzlindernd und heilt plötzlich auftretende Krankheiten, die von unterschiedlichen Geistern verursacht werden. Wenn man diese Pille bekommt, so ist es, als erhielte man sie direkt vom Medizinbuddha. Man darf sie nur an astrologisch günstigen Tagen einnehmen und nur im Notfall sofort.

Rinchen tsha-byor chen-mo
The Great Precious Hot Compound

Diese „große heiße Juwelenpille" enthält unter anderem entgiftetes Quecksilber, Gold, Silber, Messing und Eisen sowie Pflanzen wie *Zingiber officinalis*, außerdem Muschelasche.
Indikationen: Rinchen tsha-byor chen-mo ist bei kalten wie heißen Krankheiten gleichermaßen angezeigt. Insofern heilt sie *rlung-*, *mkhrispa-* und *badkan-*Krankheiten, wie zum Beispiel Kopfschmerzen, Infektionen des Brustraums, Gliederschmerzen, eitrige Wunden, Magengeschwüre, Gicht, Arthritis, Lepra, bösartige Geschwüre, nervöse Störungen und Ödeme.
Für diese „gelbe" Juwelenpille gilt eine andere Einnahmeregel: Man legt sie am Abend vor der Einnahme in etwas Bier oder Wein ein. Am nächsten Morgen wird alles umgerührt und getrunken, danach soll man ein Glas warmes, abgekochtes Wasser zu sich nehmen.

Rinchen Byur-dmar 25
Precious Coral 25

Wie der Name andeutet, besteht die „edle Korallenpille 25" aus fünfundzwanzig Ingredienzen, darunter die gereinigten Edelsteine, Koralle, Perle, Perlmutt und Lapislazuli, außerdem Safran, Muskatnuß, *Crocus sativus L.*, *Saxifraga pasumensis marg.* sowie *Terminalia chebula Retz.*
Indikationen: Kopfschmerzen, Hirnaffektionen, Ohnmacht, durch Giftstoffe verursachtes Fieber, Nervenentzündungen und chronische Krankheiten. Mit dieser Pille kann Nervenerkrankungen vorgebeugt werden, außerdem bekämpft sie nervlich bedingte Versteifungen und Lähmungen.

Brech-, Abführ- und Schnupfmittel

Brech- und Abführmittel sowie Einläufe zählen zu den ableitenden Heilmitteln. In den Mitteln für Abführkuren sind unter anderem Rizinusölsamen, Cassiahülsen, eine Nuß- und Rhabarberart und Rittersporn enthalten. Brech- und Abführmittel sollen den überschüssigen Körpersaft ausleiten und damit den Organismus von Giften und

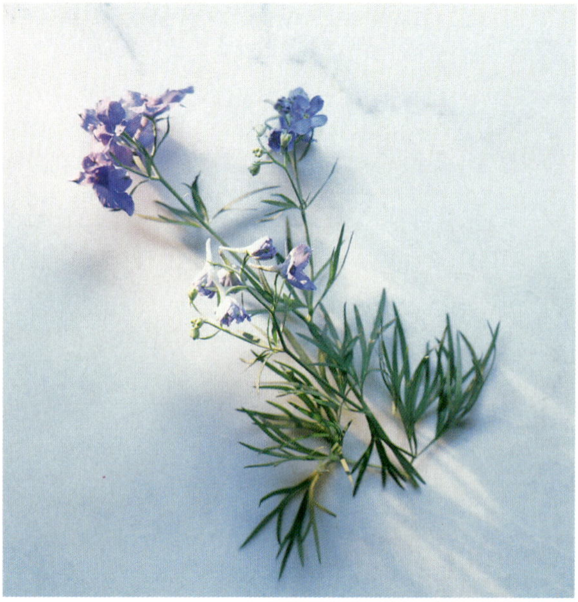

Rittersporn

Ablagerungen befreien. In den alten Medizinschriften werden 133 verschiedene Mittel genannt, doch heute sind nur noch wenige davon gebräuchlich. Insgesamt werden Brech- und Abführmittel und auch die zu dieser Gruppe zählenden Schnupf- und Inhalationsmittel nur noch selten verordnet, und wenn, dann nur als Zusatztherapie zu den Pillen.

Abführmittel nimmt man bei Hepatitis, Brechmittel bei *badkan*-Störungen und Schnupfmittel etwa bei Kopf- und Ohrenschmerzen. Einläufe sind angezeigt bei Krankheiten von *rlung* und Inhalationen bei Atemwegserkrankungen.

Moxibustion – die Therapie des brennenden Krauts

Die Moxibustion oder Moxatherapie gehört zusammen mit dem Schröpfen zur häufigsten äußerlichen Therapie der tibetischen Medizin. Dabei wird Moxakraut, bestehend aus getrocknetem Beifuß, verbrannt. Es gibt insgesamt drei Varianten dieser Therapie:

- Das Abbrennen des Moxakegels direkt auf der Haut.
- Das Abbrennen des Moxakegels auf einer Akupunkturnadel, die in bestimmte Stellen am Körper eingestochen wird.
- Das Abbrennen des Moxakegels auf der stricknadeldicken, etwa sieben Zentimeter langen goldenen Nadel, die ebenfalls in bestimmte Körperstellen eingestochen wird. Diese sogenannte „Golden Moxa“ hat die gleichen Anwendungsgebiete, gilt aber speziell für schwere Fälle.

Je nach Art der Anwendung ist eine Moxibustionsbehandlung mehr oder minder schmerzhaft. Ganz ohne Schmerzen geht sie aber nie vonstatten. Dies ist einer von vielen Gründen, warum diese Methode bei westlichen Patienten nicht angewandt wird.

Vor der Behandlung bereitet der Arzt zunächst das Moxaheilkraut vor, indem er es mit der Hand sorgsam zu kleinen Kegeln formt. Abgebrannt wird das Kraut auf bestimmten Akupunkturpunkten, von denen man den Scheitelpunkt in der kleinen Fontanelle des Kopfes bevorzugt. Die ausgewählte Stelle wird nun entweder mit Knoblauch oder (wie im Men-Tsee-Khang) mit einer antibiotischen Salbe desinfiziert.

Bei der ersten Variante setzt der Arzt den Moxakegel direkt auf die Haut und läßt ihn vollkommen abbrennen. Am Schluß glüht auch die Haut. Die verbrannten Hautschuppen werden abgeschabt; meist bleiben Narben zurück. Beim Abbrennen des Moxa auf einer Akupunktur- oder der goldenen Nadel wird erst die Nadel in den entsprechenden Akupunkturpunkt eingestochen, dann das Kraut entzündet.

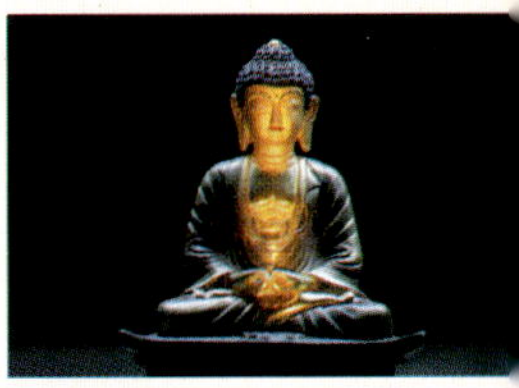

Moxa heilt Krankheiten auf allen Ebenen

Alles in allem hat die Moxibustion ein ausgesprochen breites Anwendungsspektrum. Sie wirkt nicht nur auf den rein körperlichen Bereich der drei Energien, sondern auch auf die feinstofflichen Vorgänge. Sogar die metaphysische Ebene wird bei dieser Heilbehandlung angesprochen. Moxibustion ist damit *die* Heilmethode bei Geisteskrankheiten, Psychosen und Epilepsie sowie bei Besessenheit von Geistern und Dämonen. Auf körperlicher Ebene setzt man Moxibustion bei so schweren Krankheiten wie Lähmungen und Hirnblutung ein. Grundsätzlich soll die Methode zu einer Zunahme der weißen wie roten Blutkörperchen im Blut führen und damit jeden Krankheitsverlauf günstig beeinflussen. Häufigstes Anwendungsgebiet ist jedoch der große Bereich, in dem Körper und Geist sich verbinden, also die psychosomatischen und psychovegetativen Störungen, die im tibetischen Heilsystem unter die Kategorie *rlung*-Krankheiten fallen. Selbst bei Krebs wird die Moxibustion eingesetzt. In diesem Fall liegt der Anwendungspunkt etwas unterhalb des Brustbeins.

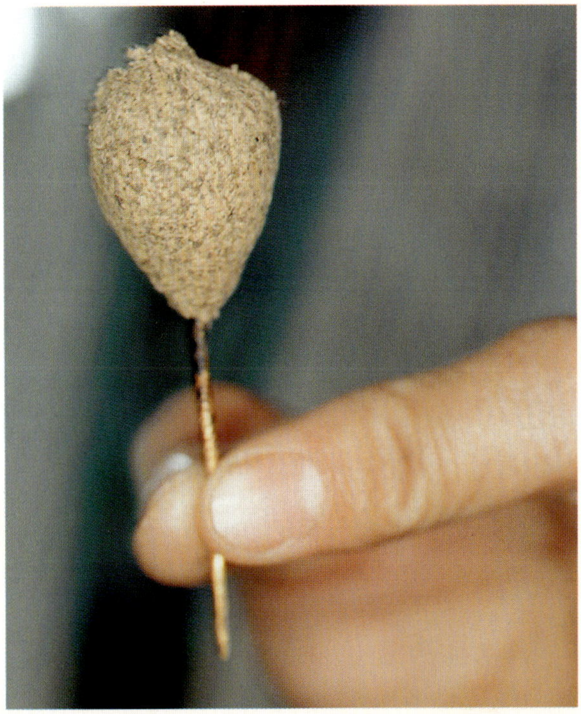

„Golden Moxa": Die goldene Nadel wird meist in den Scheitelpunkt gesteckt. Während der aus Beifußkraut gedrehte Moxakegel abbrennt, rezitieren Arzt und Patient Mantras.

Mantras begleiten die Heilanwendung

Für westliche Patienten immer wieder beeindrukkend ist das äußerst suggestive Ritual, von dem die Moxibustion begleitet wird: Während das Moxakraut brennt, murmeln alle im Raum anwesenden Personen das Mantra des Medizinbuddhas: *om namo bagawate bekandsa guru bendurja praba radsaja tatagataia arhate samjak sambuddhaja tejata om bekandsa bekandsa maha bekandsa radsa samogate soha.*

Das rhythmische Aneinanderreihen und Wiederholen heiliger Silben soll die gestörten Energieschwingungen des Patienten harmonisieren. Mit diesem Ritual wird also der feinstoffliche Körper mitbehandelt. Der Arzt visualisiert dabei den Medizinbuddha und überträgt beim Rezitieren mit seinem Atem die göttliche Macht auf den Energiekörper des Behandelten.

Die Tage, an denen Moxibustion erlaubt ist

Patienten, die für die Moxibustion vorgesehen sind, werden an ganz bestimmten Tagen in die Praxis bestellt. Es sind die Tage der Hitzebe-

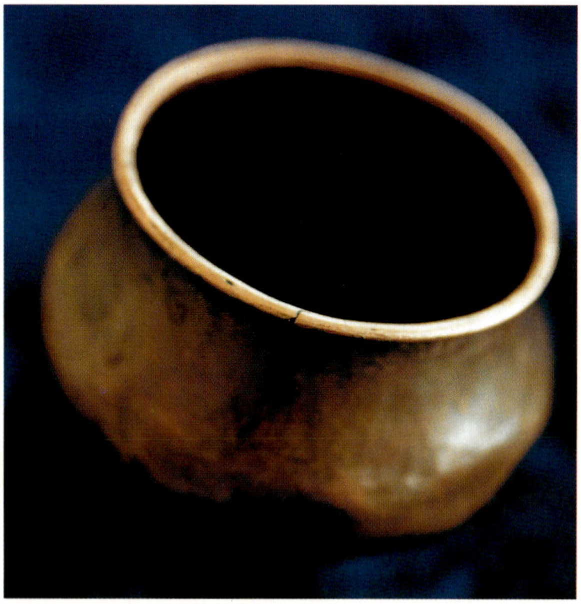

Der Schröpfkopf aus Metall wird gegen rlung-*Beschwerden eingesetzt.*

handlungen, zu denen im übrigen auch Schwitzkuren, Therapien mit Wasserdampf und heißen Steinen oder warmem Sand zählen. Verbotene Behandlungstage sind Dienstag, Samstag und Sonntag, denn sie haben eine Feuernatur wie die Therapie selbst.

Schlechte Tage für die obere Körperregion sind außerdem die ersten zehn Tage des tibetischen Monats, für die mittlere Körperregion die mittleren zehn Tage und für den unteren Körperbereich die letzten zehn Tage im Monat.

Das Schröpfen

Auch das Cupping oder Schröpfen gehört zum Praxisalltag des tibetischen Arztes. Er benutzt dafür ein rundes Metallgefäß. Zunächst zündet der Arzt ein Stück Papier (manchmal auch ein Stück Beifuß) an, das er brennend in die Schröpfkugel wirft, die sofort auf den Körper aufgesetzt wird. Durch den entstehenden Unterdruck saugt sich der Schröpfkopf auf der Haut fest. Dort verbleibt er zwischen fünf und zwanzig Minuten. Nach dem Abnehmen ist die Haut an dieser Stelle gerötet und erhaben. Hier sammeln sich nach tibetischer Vorstellung die Gifte. Um die Wirkung zu verstärken, ritzt der Arzt manchmal mit einem feinen Messer die Stelle ein, um das „schlechte Blut" abfließen zu lassen.

Geschröpft wird vorwiegend auf dem Rücken in Höhe der Schulterblätter und entlang der Wirbelsäule. Häufige Anwendungsbereiche des Schröpfens mit oder ohne Aderlaß sind Verspannungen von Nacken, Schultern und Rücken sowie Rükkenschmerzen als körperliche Zeichen von *rlung*-Störungen. Auch bei Durchblutungsstörungen, Verletzungen, Prellungen und Entzündungen ist das Schröpfen eine effektive Behandlungsmethode.

Siebenundsiebzig Stellen für den Aderlaß

Aderlaß ist in der tibetischen Medizin eine kleine Einritzung mit einem feinen Messer oder einem Stilett, ähnlich der bei uns üblichen Blutentnahme aus der Fingerspitze. Geeignet ist der Aderlaß an siebenundsiebzig Stellen des Körpers, wobei der Arzt solche auswählt, die für ihn mit dem erkrankten Organ in Verbindung stehen. Nasenspitze und Stirn bieten sich bei einer Augenkrankheit an, die der tibetische Arzt als „feuchte Anhäufungskrankheit" bezeichnet. Bei Kopfschmerzen wird dem Patienten eventuell ein wenig Blut aus dem Finger entnommen und durch die Nasenlöcher wieder zugeführt. Vor allem bei Fieber und anderen heißen Krankheiten wird Blut durch Aderlaß abgeleitet. Diese Methode wendet man nicht bei westlichen Patienten an.

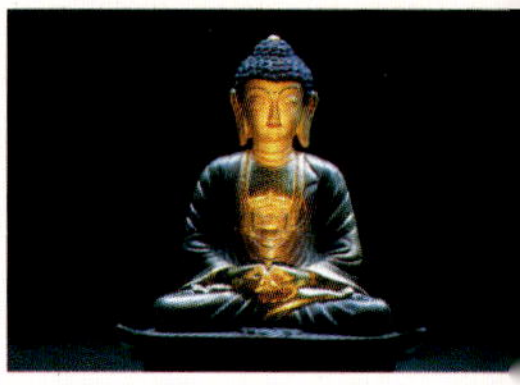

Kauterisation – die Brenneisentechnik

Während Moxibustion, Schröpfen und Aderlaß auch bei westlichen Heilpraktikern durchaus üblich sind, dürfte die sogenannte Kauterisation bei uns relativ unbekannt sein. Das Brenneisen ist ein ungefähr zwanzig Zentimeter langer Metallstab mit vergoldeter oder kupferner Spitze, wobei die Brennfläche einen Durchmesser von bis zu einem Zentimeter haben kann. In Ambulanzen, die über Elektrizität verfügen, wird das Brenneisen einfach über den Brennstäben eines Heizöfchens erhitzt, in anderen Fällen auf glühender Kohle. Die Stellen, an denen der glühende Stab auf die Haut gelegt werden kann, sind dieselben wie beim Schröpfen. Auch die damit behandelten Krankheiten sind dieselben.

Akupunktur mit der goldenen Nadel

Die tibetische Akupunktur stammt ursprünglich zwar aus der chinesischen Heilkunde, wurde dann aber weiterentwickelt und modifiziert. Anders als bei den Chinesen wird sie sehr zurückhaltend verordnet und beschränkt sich meist auf nur einen, allerdings ziemlich schmerzhaften Einstich mit der schon bei der Moxibustion beschriebenen goldenen Nadel. Die kleine Fontanelle am Hinterkopf, ein Punkt seitlich der Wirbelsäule und über dem Brustbein sind bevorzugte Einstichstellen. Mit dieser „Golden needle therapie" werden Durchblutungsstörungen im Gehirn, psychische Störungen, Epilepsie und Schlaganfall behandelt. Der Arzt wird beachten, daß es Stunden, Tage und Jahreszeiten gibt, an und in denen bestimmte Einstiche verboten sind oder es für den Kranken selbst astrologisch ungünstig ist. Ähnlich wie bei der Moxibustion werden auch bei der Behandlung mit der goldenen Nadel Mantras rezitiert.

Religiöse Heilbehandlung und Riten

Religiöse Heilmaßnahmen sind hochstehenden Lamas vorbehalten. Sie sprechen den feinstofflichen Doppelkörper an, wie er im *Kalachakra-Tantra* gelehrt wird, denn auch dieser ist betroffen, wenn der Körper krank geworden ist. Man könnte ihn als gebrochene Lebenskraft interpretieren, immateriell und nicht nachweisbar. Immer dann, wenn westliche Mediziner den Kranken zum Psychologen schicken, weil er seelisch-geistig blokkiert ist, unter Ängsten oder Depressionen leidet, kommt in der tibetischen Medizin die Lehre vom feinstofflichen Doppelkörper zum Tragen.

Dieser „Körper" kann nur in der Meditation erschaut werden. Spirituelle Praktiken helfen, ihn wieder zu harmonisieren.

Zu den spirituellen Heilmethoden gehört, den Dharma zu leben oder Mantras zu rezitieren. Auch die Tum-mo-Yoga-Meditation zur Erwärmung, das Handauflegen, die Chakren- und Farbtherapie sowie körperliche Niederwerfungen, Pilgerreisen und das Umschreiten heiliger Stätten (zum Beispiel des Kailashbergs oder des Manasarovarsees) gehören dazu.

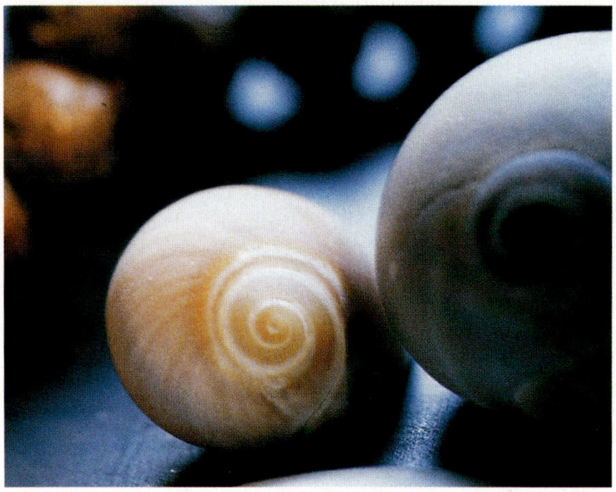

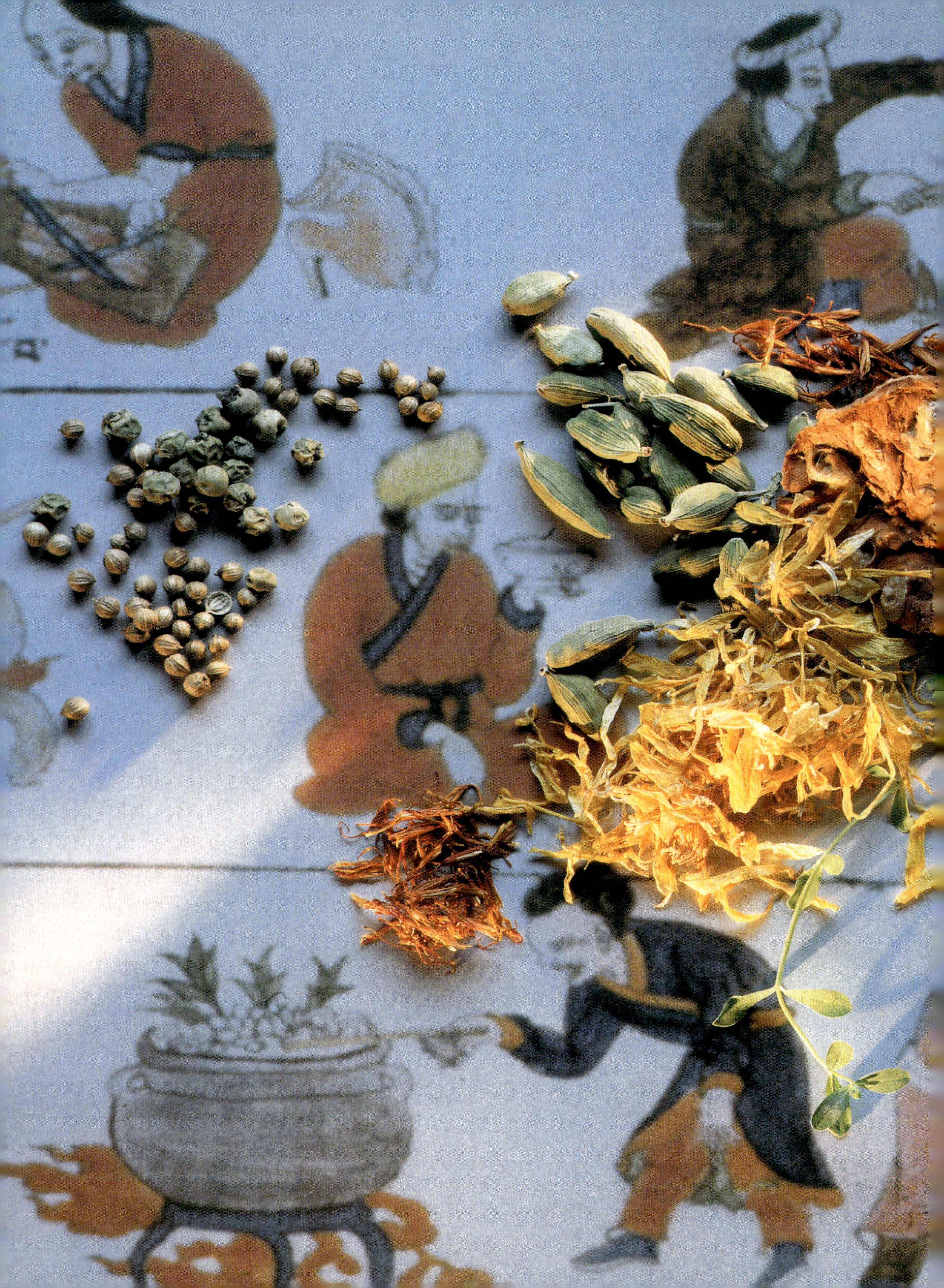

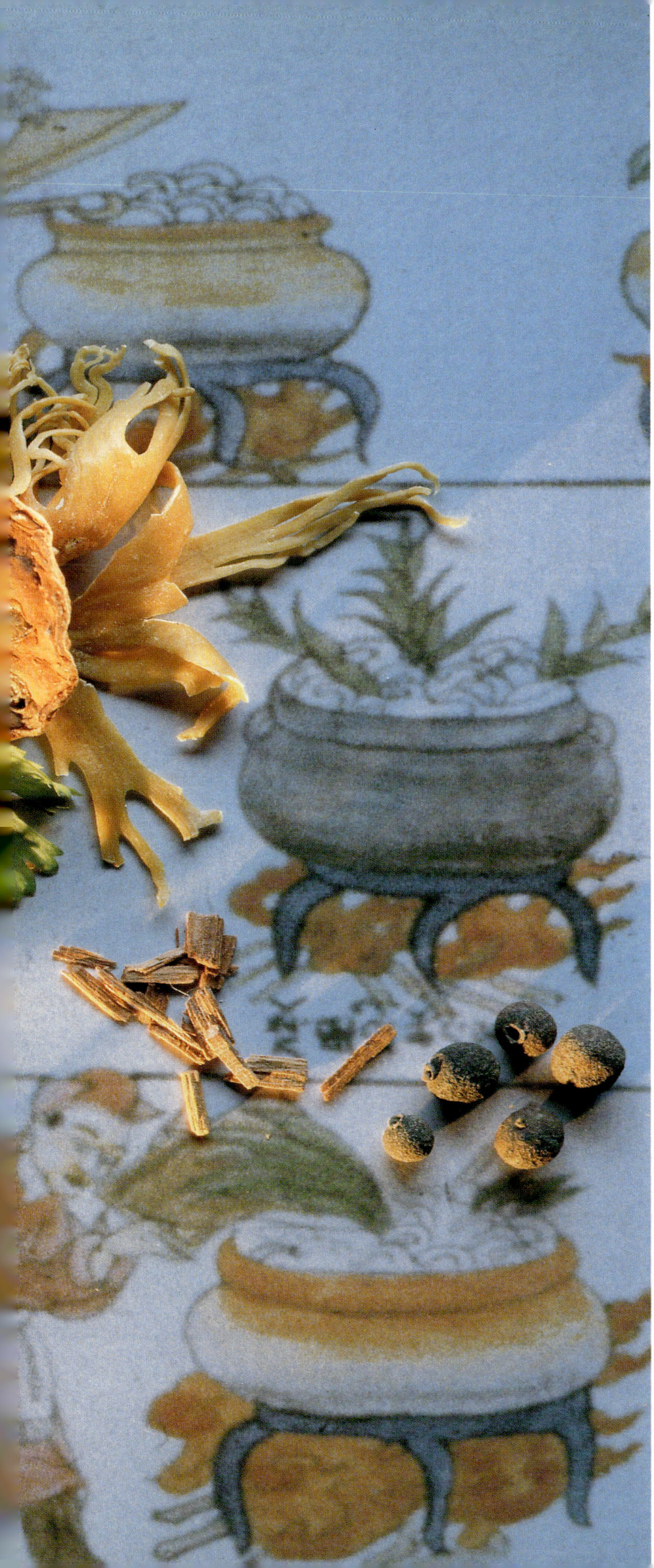

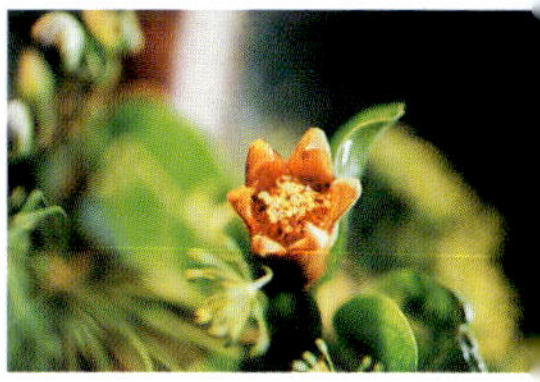

DER GROSSE PRAXISTEIL

DIE HEILPFLANZEN DER TIBETISCHEN MEDIZIN

Der Heilpflanzenschatz der Tibeter unterlag von Anfang an ständigem Wandel. Während die Schamanen des Bön ihre Medizinkräuter ausschließlich auf den Bergen des Himalaja sammelten, kamen bereits mit dem König Lhathothori Nyentsan im 4. Jahrhundert, der Ärzte aus Indien einlud, die ersten fremdländischen Pflanzen hinzu.

Verwirrspiel um die Namengebung

Für heutige Ärzte und Botaniker ist es oft schwierig, die in den alten Medizinschriften erwähnten tibetischen Pflanzennamen einer konkreten „Spezies" zuzuordnen. Bereits beim Übersetzen von Texten aus dem Sanskrit oder Chinesischen schlichen sich Fehler ein, und einige in den alten Schriften erwähnten Pflanzen sind inzwischen ausgestorben. Manchmal wurden für schwer erhältliche Pflanzen aus dem Tiefland Ersatzpflanzen aus der Umgebung gefunden, die fortan unter dem Namen der Tieflandpflanzen kursierten. Hinzu kommen die Auswirkungen geschichtlicher Ereignisse aus jüngerer Zeit: Von den tibetischen Ärzten der alten Generation, die noch über umfassendere Kenntnisse der pflanzlichen Materia Medica verfügten, überlebten nur wenige den Einmarsch der Chinesen. Doch inzwischen ist man bemüht, das alte Wissen aufzuarbeiten. Neben tibetischen Ärzten und Gelehrten nehmen sich derzeit auch Wissenschaftler der Universität Wien der Erforschung tibetischer Pflanzen an.

SEITE 54/55: *Ein Ausschnitt aus dem Medizinthangka Nummer 22, das die tibetische Ernährungslehre mit allen lebenserhaltenden, gekochten Speisen darstellt. Darübergestreut sind heilende Pflanzen und Gewürze wie Safran, Ringelblume, Lotussamen, Kardamom, Pfeffer, Muskatblüte und Sandelholz.*

Arzneien als Vielstoffgemische

Mit unserer westlichen Denkweise kommen wir immer wieder in Versuchung, jeder tibetischen Pflanze einen ganz bestimmten Verwendungszweck zuzuordnen. Die tibetische Lehre der Arzneimittelherstellung und -verschreibung beruht jedoch auf völlig anderen Prinzipien. Obwohl den Einzeldrogen in den Medizinbüchern durchaus grob Einsatzbereiche zugeteilt werden, würden tibetische Ärzte niemals eine einzelne Pflanze als Arznei verordnen. Einzelsubstanzen werden teilweise sogar als „toxisch" – als ein Ungleichgewicht erzeugend – angesehen.

Tibetische Pflanzenheilmittel sind sogenannte Vielstoffgemische. Bis zu hundert verschiedene Substanzen kommen in einem einzigen Medikament vor! Die Rezepturen setzen sich aus drei Gruppen von Drogen zusammen: aus Hauptdrogen, die auf die gestörten Körpersysteme ausgleichend oder ausleitend wirken, aus Nebendrogen, welche die Hauptdrogen in ihrer Wirkung unterstützen und ausrichten, und aus einer dritten Gruppe von Drogen, die den Körper vor schädlichen Nebenwirkungen schützen.

Alles in allem beruht die Zusammensetzung der tibetischen Rezepturen auf einem komplizierten System von Zuordnungen, das hier nur vereinfacht dargestellt werden kann: Die grundlegendste Charakterisierung einer Droge ist, ob sie Hitze-Krankheiten oder Kälte-Krankheiten ausgleicht oder ob sie diesbezüglich neutral ist. Diese Zuordnung ergibt sich aus den *Geschmacksrichtungen* (*ro*), den *Wirkkräften* (*nuspa*), den *Geschmacksrichtungen nach der Verdauung* (*zhuryes*) und den *Qualitäten* (*yontan*). Ein weiteres Kriterium für den Anwendungsbereich einer Pflanze ist zum Beispiel ihre Wirkung aufgrund des Duftes, der Farbe oder der Gestalt.

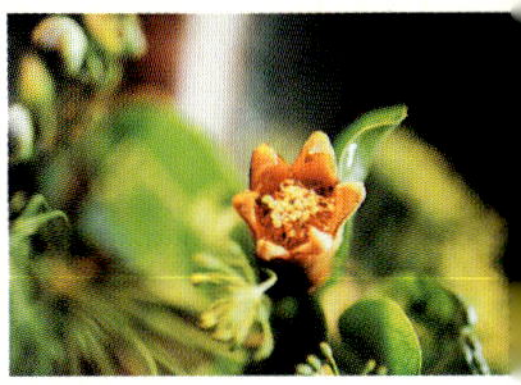

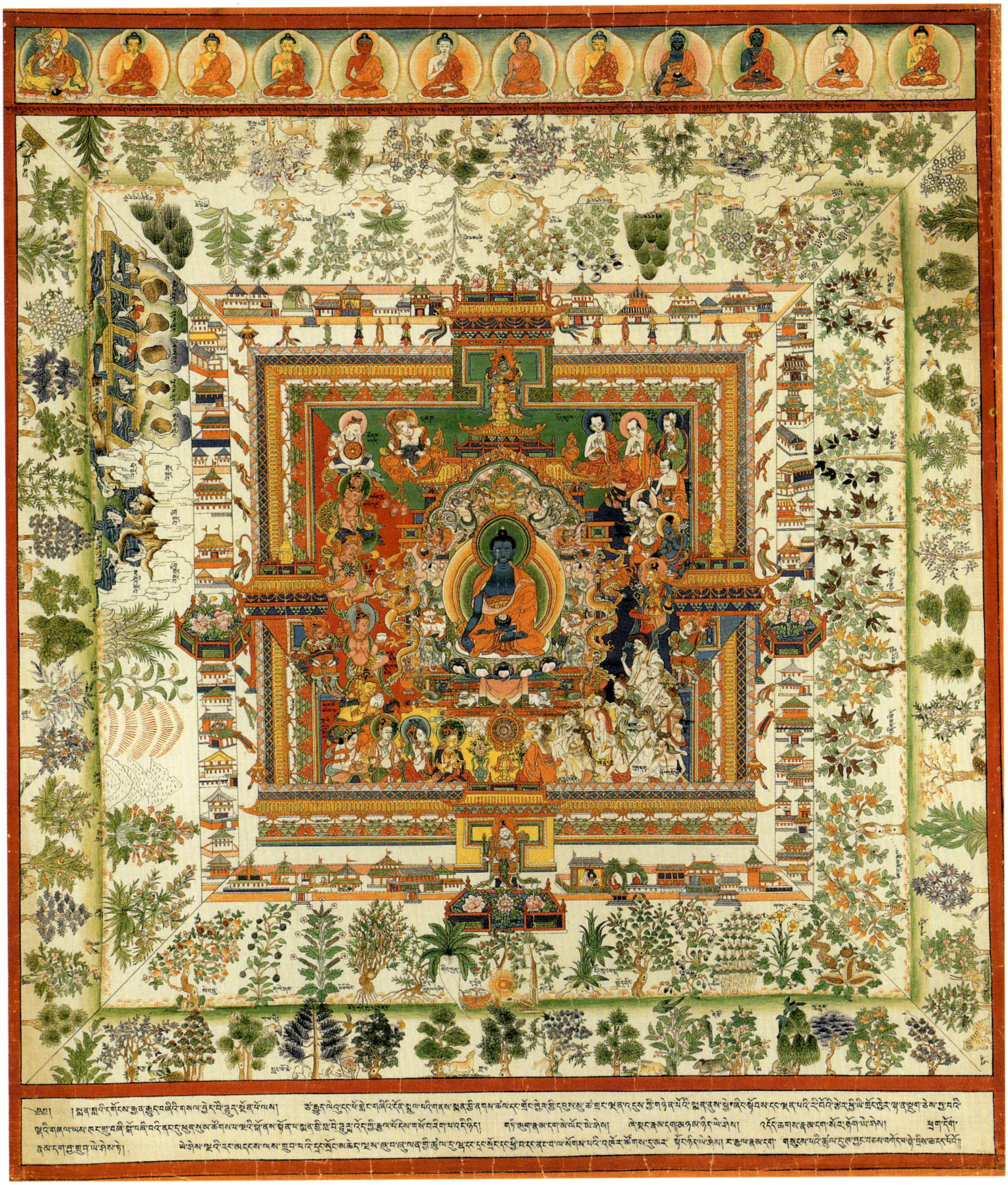

Die Verkündung der tibetischen Medizin

Nach buddhistischer Vorstellung läßt sich das gesamte medizinische Wissen der Tibeter auf Buddha Shakyamuni zurückführen, der diese Lehre verkündete. Auch die Pflanzenkunde mitsamt ihrer Einteilung in Pflanzen von kühlender und wärmender *Wirkkraft* wurde vom Medizinbuddha offenbart. Besonders schön wird dies in der Eingangszene zum *Wurzeltantra* des *rGyudbzhi* beschrieben. Das Grundlehrbuch *rGyudbzhi* wurde im 17. Jahrhundert durch den *Blauen Beryll* interpretiert. Zu dessen Illustration malten damalige Künstler die berühmten neunundsiebzig medizinischen Rollbilder auf Seide. Das erste dieser Thangkas stellt die Verkündung der tibetischen Medizin dar. Hier die sinngemäße Übertragung aus dem *rGyudbzhi* (kursiv) und dem *Blauen Beryll* (Namen der Pflanzen):

Der vollkommene Lehrer, der Medizinbuddha, verkündet das Wissen vom Heilen in einer vollkommenen Stadt, umgeben von vier Bergen, auf denen wirksame Arzneipflanzen wachsen.

Südlich erhebt sich der Berg 'bigshyed *(big-tsche), „der Schneidende", der die Kraft der Sonne besitzt. Dort sind Arzneien wie Granatapfel, schwarzer Pfeffer, langer Pfeffer, weiße Bleiwurz (tsitraka) usw. zu finden, die Krankheiten von kalter Natur heilen. Die Pflanzen seiner Wälder sind von scharfem, saurem und salzigem Geschmack; ihre Wirkkräfte sind wärmend und scharf. Die medizinischen Wurzeln, Stämme, Äste, Blätter, Blüten und Früchte sind wohlriechend, anziehend und lieblich anzuschauen, und wo auch immer ihr Duft verströmt, wird keine kalte Krankheit auftreten.*

Die abgebildeten Pflanzen liefern die Arzneien: Granatapfel, schwarzer Pfeffer, langer Pfeffer, Bleiwurz oder Cayennepfeffer (*tsitraka*), Stinkasant, Sumach, Zimt, Röhrenkassie, Ingwer, Kiefernstamm, Waldrebe, Alpenrose, Hahnenfuß, Bonducella-Frucht.

Nördlich erhebt sich der Berg gangstchen *(kangtschen), „der Schneereiche", der die Kraft des Mondes besitzt. Dort sind Arzneien wie Sandelholz, Kampfer, Adlerholz, Nim usw. zu finden, die Krankheiten von heißer oder warmer Natur heilen. In seinen Wäldern wachsen Pflanzen, die Arzneien mit bitterem, süßem und adstringierendem Geschmack und mit kühlenden, stumpfen Wirkkräften hervorbringen. Die medizinischen Wurzeln, Stämme, Äste, Blätter, Blüten und Früchte sind wohlriechend, anziehend und lieblich anzuschauen, und wo auch immer ihr Duft verströmt, wird keine heiße Krankheit auftreten.*

Die abgebildeten Pflanzen liefern die Arzneien: Weißes Sandelholz, Kampfer, Adlerholz, Nim, Tarant, Süßholz, Buntnesselblätter, Eisenhut, Rotes Sandelholz, Pfeifenblume, Milzkraut, Kapok, Weinrebe.

Östlich erhebt sich der Berg sposngadldan *(pönjeden), „der Aromatische", der die Kraft von Sonne und Mond gleichermaßen besitzt. Hier wächst ein Wald aus Myrobalanenbäumen. Von diesem Baum werden alle Pflanzenteile medizinisch genutzt: die Wurzeln (Knochenkrankheiten), die Stämme (Erkrankungen der Muskulatur), die Zweige (Krankheiten der Kanäle und Ligamente), die Rinde (Hautkrankheiten), die Blätter (Krankheiten der Hohlorgane), die Blüten (Erkrankungen der Sinnesorgane) und die* arura *genannten Früchte, die Myrobalanen (Krankheiten des Herzens und anderer Vollorgane). In den*

SEITE 57: *Medizinbild Nummer 1: Buddha Shakyamuni verkündet „das Wissen vom Heilen".*

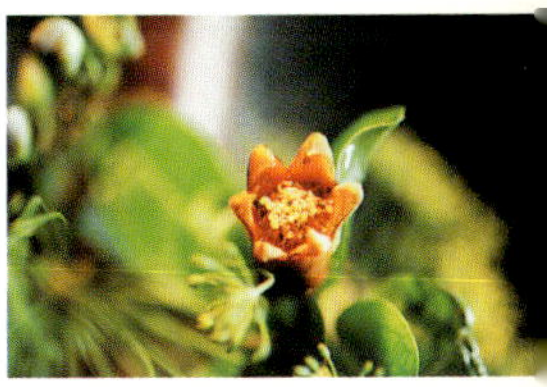

Wipfeln reifen die fünf Sorten von Myrobalanen, die in sich die sechs Geschmacksrichtungen, die acht Wirkkräfte, die drei Geschmacksrichtungen nach der Verdauung und die siebzehn Qualitäten vereinen. Und wo auch immer diese wohlriechenden, anziehenden und gefälligen Arzneien vorkommen, tritt keine der vierhundertvier Krankheiten auf.

Abgebildet sind: das „siegreiche", das „furchtlose", das „Nektar-", das „bereichernde", das „trockene", das „kleine schwarze", das „goldfarbene" und das „schnabelförmige" Myrobalan.

Westlich erhebt sich der Berg malaya, *der ebenfalls die Kraft der Sonne und des Mondes besitzt. Auf diesem Berg wachsen sechs ausgezeichnete Arzneien.*

Die fünf Arten von Kalkstein, fünf Arten reinen Bitumens, fünf Arten von Heilquellen und fünf Arten von Thermalquellen heilen alle Krankheiten.

Die abgebildeten Pflanzen liefern die folgenden Arzneien: Muskat, Gewürznelke, Bambuskonkrement, Safran, Kleiner Kardamom und Großer Kardamom.

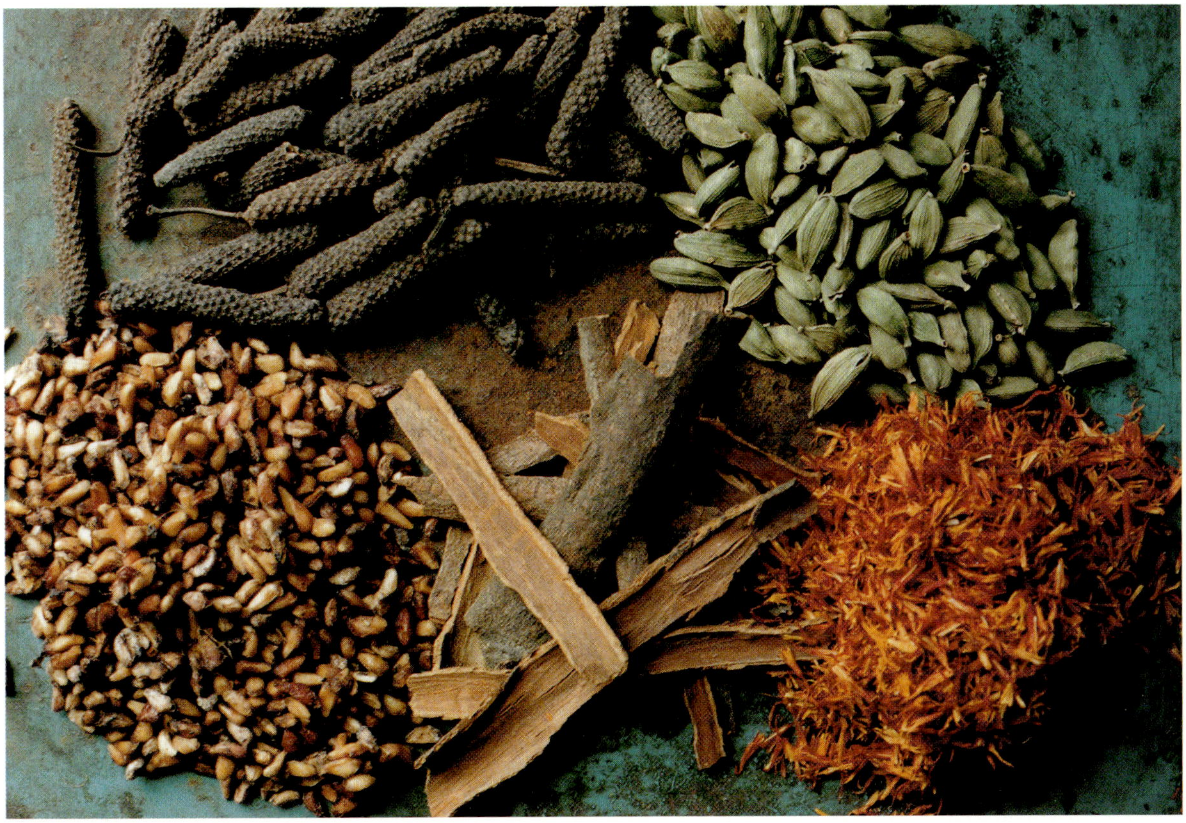

Zutaten zu einem Kräuterrezept namens „Men-chik": Granatapfelkerne, langer Pfeffer, Kleiner Kardamom, Färberdistel, Zimt. Die Zutaten sind von überwiegend warmer Natur und eignen sich zur Behandlung kalter badkan-*Störungen (siehe auch S. 134).*

PFLANZENPORTRÄTS

Die Pflanzenporträts folgen dem Schema der Verkündungsszene. Um zu zeigen, mit welchen Begriffen in den tibetischen Texten die Verwendung der Pflanzen beschrieben wird, sind zusätzlich Indikationen aus dem *rGyudbzhi* und dem *Blauen Beryll* aufgeführt. Beachten Sie, daß diese Beschreibungen nicht zur Selbstbehandlung geeignet sind. Erstens fehlt die korrekte Diagnose eines tibetischen Arztes, und zweitens sind dazu sowohl Anzahl als auch Charakterisierung der Pflanzendrogen aus tibetisch-medizinischer Sicht unzureichend. Die Stärke der tibetischen Medizin liegt ja gerade darin, daß sie durch Kombinieren vieler Einzelarzneien eine fein abgestufte, spezifische und nebenwirkungsarme Wirkung erzielt. Die Pflanzenporträts sollen in erster Linie einen Eindruck davon vermitteln, nach welchem hochentwickelten System tibetische Arzneimittel hergestellt werden. Die Pharmakologie ist eines der schwierigsten Gebiete der tibetischen Medizin, und angehende Pharmakologen müssen im Anschluß an das Medizinstudium ein weiteres mehrjähriges Studium absolvieren. Alle Kräuterpillen, nicht nur die „Juwelenpillen", sind kleine Kunstwerke – Quintessenz jahrtausendealter meditativer Medizinforschung. Sie verdienen größten Respekt.

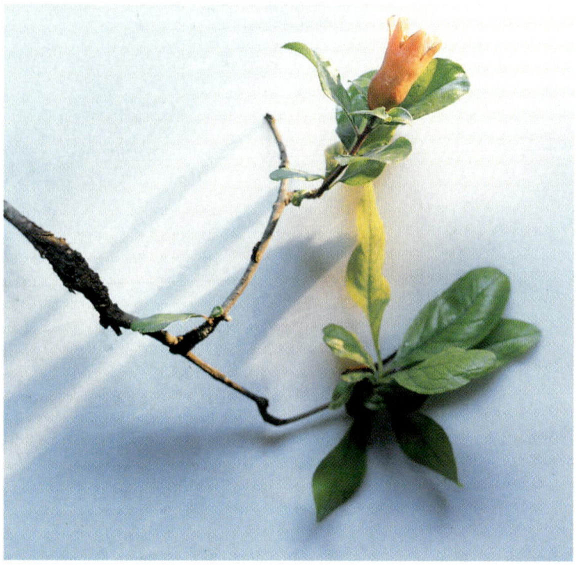

Der Berg im Süden – Arzneien gegen kalte Krankheiten

GRANATAPFEL

Punica granatum L.; Punicaceae

Das ursprüngliche Verbreitungsgebiet des Granatapfelbaums erstreckt sich vom Himalaja bis zum Mittelmeer. Der laubabwerfende Baum mit seinen blutroten, manchmal gelben Blüten ist sehr dekorativ, wird heute aber vor allem als Obstlieferant weltweit in tropischen und subtropischen Gebieten angebaut. Die Blüten reifen zu apfelgroßen Früchten heran, die von den rot-gelb gefärbten Kelchblättern umhüllt bleiben. Im Innern befinden sich die erbsengroßen Samen. Der äußere Teil der Samenschale wird bei der Fruchtreife rot und fleischig. Diese Samenschalen gelten als kulinarische Leckerbissen und werden ausgesogen, die Samen hingegen ausgespuckt. Aus dem Saft der Granatäpfel wird bei uns der Grenadinesirup hergestellt. In Indien werden die Wurzeln, Rinden, Blüten, Früchte und Samen zu Heilzwekken benutzt.

Tibetische Bezeichnung und Charakterisierung

Der Granatapfel wird *se'bru* (sendu) genannt. Als Droge werden die Samen verwendet. Den saftigen Teil der Samenschalen läßt man einfach auf den Samen eintrocknen, die dann nach dem Trocknen zu Pulver gemahlen werden. Dieser

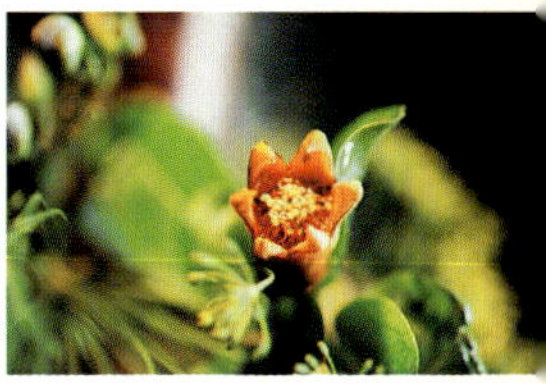

Droge werden die *Geschmacksrichtungen* sauer und süß sowie die *Wirkkraft* ölig zugeordnet. In den Medizinschriften wird *se'bru* oft als das Paradebeispiel für eine saure Droge angegeben. *se'bru* hat unter anderem einen ausgezeichneten Einfluß auf die Verdauungshitze. Es gibt zahlreiche Rezepturen, die *se'bru* als Hauptkomponente enthalten. Je nach den beigefügten Nebenkomponenten wird der wärmende Effekt der Droge anders ausgerichtet, also beispielsweise auf den Magen, den Darm oder die Nieren.

Schwarzer Pfeffer

Piper nigrum L.; Piperaceae

Der schwarze Pfeffer wird von einer wahrscheinlich aus Südindien stammenden Kletterpflanze gewonnen. Heute wird die als Gewürz weltweit geschätzte Pflanze in den Tropen der ganzen Welt angebaut.

Mit Hilfe ihrer Haftwurzeln kann sich diese ausdauernde Pflanze wie Efeu bis zu 15 Meter emporranken. Aus den Blattachseln wachsen Ähren mit winzigen Blüten, die zu roten, beerenartigen Früchten heranreifen. Zur Gewinnung des schwarzen Pfeffers werden die Früchte bei beginnender Rötung geerntet und an der Sonne oder am Feuer getrocknet. Weißer Pfeffer hingegen wird aus den vollreifen Früchten gewonnen, indem zuerst das Fruchtfleisch entfernt und dann die Samen getrocknet werden.

Tibetische Bezeichnung und Charakterisierung

Der schwarze Pfeffer heißt auf tibetisch *nalesham* (na-le-scham). Er wird zu den Arzneien mit scharfem *Geschmack* sowie scharfen, heißen und rauhen *Wirkkräften* gezählt, die kalten *badkan*-Störungen entgegenwirken und *mkhrispa* vermehren. In dieser Eigenschaft regt der schwarze Pfeffer unter anderem die Verdauung an.

Langer Pfeffer

Piper longum L.; Piperaceae

Diese Pfefferart ist in allen immergrünen subtropischen Wäldern Asiens und des Ost-Himalaja heimisch. Der kommerziell erhältliche lange Pfeffer stammt meist aus Nordindien, er wird aber auch in Südindien angebaut. Die ausdauernde Kletterpflanze ähnelt in ihrem Aussehen dem schwarzen Pfeffer, ist aber feiner gebaut. Die gelben Blüten entwickeln sich ebenfalls zu roten, beerenartigen Früchten, die aber tief in der fleischigen Ähre eingebettet sind und eine Art Zapfen bilden. Verwendet werden die ganzen getrockneten Ähren mit den reifen Früchten. In Indien finden auch die Wurzeln medizinische Verwendung.

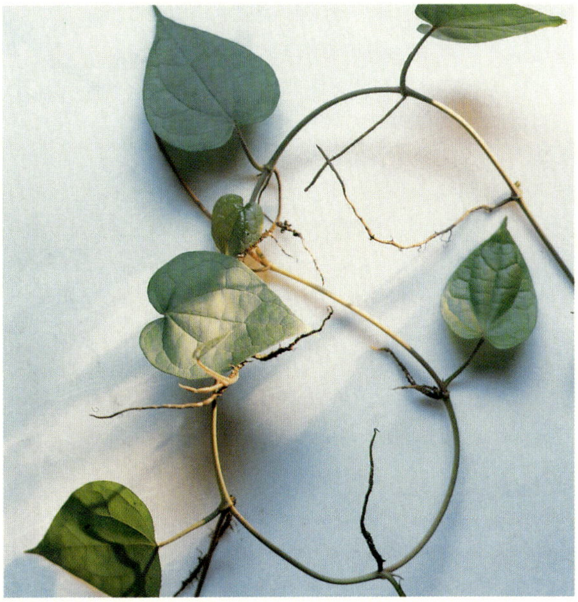

Schwarzer Pfeffer

Tibetische Bezeichnung und Charakterisierung

Der lange Pfeffer wird auf tibetisch *pipiling* (pi-pi-ling) genannt. Getrocknet hat er einen scharfen *Geschmack* und einen süßen *Geschmack nach der Verdauung*. Er gehört ebenfalls zu den Arzneien, die kalte Krankheiten und insbesondere *badkan*-Krankheiten heilen, vermehrt aber im Gegensatz zum schwarzen Pfeffer die Körperenergie *mkhrispa* nicht. Der lange Pfeffer wird als auswurfförderndes Mittel beschrieben, das bei Husten wirksam sein soll.

Ingwer

Zingiber officinale Rosc.; Zingiberaceae

Die Ingwerpflanze stammt aus Südasien, kommt aber nicht mehr wild vor, nur in einigen Gebieten Indiens ist sie gelegentlich verwildert zu finden. Sie wird heute in Südchina, Indien, Japan, Westindien, Zentralamerika und Afrika angebaut. Als getrocknetes Gewürz gelangte Ingwer schon im Altertum nach Europa, wo nur der getrocknete Ingwer kulinarische Verwendung fand. In den Anbaugebieten wird Ingwer oft auch frisch als verdauungsfördernde Zugabe zu Speisen gegeben. Die Ingwerpflanze ist eine schlanke Staude, die sich durch unterirdische Rhizomsprossung vermehrt. Im Frühjahr wächst aus dem Rhizom ein etwa ein Meter langer Laubsproß mit lineallanzettlichen, glatten Blättern. Die Blütenstände entspringen direkt dem Rhizom und tragen zuoberst je eine zylindrische Ähre mit einer gelblichgrünen Blüte. Im Gegensatz zum ausdauernden Rhizom sterben die oberirdischen Teile jedes Jahr ab. Nach der Ernte werden die fleischigen, stärkereichen Rhizome in kochendes Wasser geworfen und anschließend getrocknet.

Tibetische Bezeichnung und Charakterisierung

Ingwer besitzt verschiedene tibetische Namen. Als *smansga* (män-ga) wird der getrocknete, „medizinische" Ingwer bezeichnet, der zu Arzneimitteln verarbeitet wird. Frischer, das heißt noch feuchter Ingwer heißt *sgagsher* (ga-scher). *sgakya* (gakja) ist ebenfalls eine Bezeichnung für frischen Ingwer und bedeutet übersetzt eigentlich „weißer Ingwer". Ob mit dem im *Blauen Beryll* erwähnten wilden Ingwer einfach frisch gesammelter Ingwer oder eine andere Ingwerart gemeint ist, ist nicht klar. Jedenfalls ordnen einige Texte dem wilden Ingwer die Art *Hedychium spicatum* zu, ebenfalls eine Pflanze aus der Familie der Ingwergewächse, deren Rhizome medizinisch genutzt werden. Dem wilden (frischen) Ingwer werden die *Geschmacksrichtungen* süß und scharf und die *Wirkkräfte* trocken, heiß und ölig zugeordnet. Ganz allgemein wird dem Ingwer die Fähigkeit zugesprochen, die Hitze im Körper zu vermehren, den Appetit zu steigern und *badkanrlung*-Störungen zu beseitigen. *sgagsher* soll auch ein Mittel gegen „Kater" sein.

Cayennepfeffer

Capsicum frutescens L.; Solanaceae

Dieser in Süd- und Mittelamerika heimische, streng tropische, mehrjährige Busch bringt 1,5 bis 3 Zentimeter lange, leuchtendrote, spitze Beeren hervor, die in der Umgangssprache als Schoten bezeichnet werden. Die weniger scharfe Art mit etwas größeren Früchten, aus denen Paprika gewonnen wird, *Capsicum annuum*, wurde schon bald nach der Eroberung der Neuen Welt in Indien eingeführt. Bereits im Jahr 1548 wurde sie von Indien nach England gebracht und war den

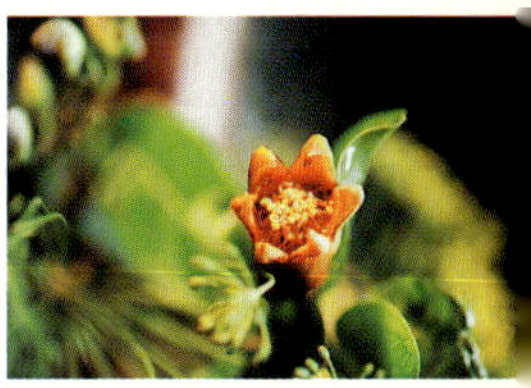

englischen Pflanzenheilkundigen jener Zeit bekannt. Es ist anzunehmen, daß auch der Cayennepfeffer schon früh den Weg nach Indien fand und dort kultiviert wurde.

Tibetische Bezeichnung und Charakterisierung

Der *tsitraka* (tsi-tra-ka) genannte Cayennepfeffer ist mit seinem äußerst scharfen *Geschmack* eine stark wärmende Arznei und wird deshalb oft als „König der Hitze" bezeichnet. In einigen Büchern wird allerdings der Bleiwurz (*Plumbago zeylanica*), eine in Südostasien heimische, strauchartige Kletterpflanze, von der die Zweige als Droge dienen, der Name *tsitraka* und der Titel „König der Hitze" verliehen. Wie lösen wir dieses botanische Vexierspiel? Im *rGyudbzhi* wird natürlich bereits auf *tsitraka* und seinen wärmenden Charakter verwiesen, allerdings ohne das Aussehen der Pflanze zu beschreiben. Möglicherweise war zur Zeit der Entstehung des *rGyudbzhi* die Bleiwurz die alleinige „Königin der Hitze", bis sie dann vom Neuankömmling aus der Neuen Welt Konkurrenz erhielt. Im Kapitel der Materia Medica zeigen die medizinischen Rollbilder unter *tsitraka* eindeutig eine Cayennepfefferpflanze, in der Verkündungsszene (siehe Abb. S. 57) hingegen eine Pflanze, die mit ihren aufrechten Früchten eher der Bleiwurz ähnelt. Aufgrund der gleichen *Geschmacksrichtung* und *Wirkkräfte* werden heute beide Pflanzen als *tsitraka* verwendet.

Stinkasant

Ferula assa-foetida L. und Ferula narthex Boiss.; Umbelliferae

Ferula assa-foetida kommt wild im Punjab, in Kaschmir, im Iran, in Afghanistan und Turkestan vor, *Ferula narthex* im Nordwest-Himalaja. Diese Staude mit ihren 10 bis 20 Blüten enthaltenden Dolden gehört zur gleichen Familie wie unser Wiesenkerbel. Sie wird 1,8 bis 3 Meter hoch und hat eine fleischige, möhrenformige, enorme Wurzel mit ein oder zwei Verzweigungen. Die Wurzel vier- bis fünfjähriger Pflanzen wird kurz vor der Blüte freigelegt, worauf die oberidischen Pflanzenteile abgeschnitten werden. Die exponierte Oberfläche wird mit Zweigen und Erde bedeckt. Nach einigen Tagen wird der ausgetretene milchige Saft abgeschabt. Wiederholt werden nun Wurzelscheiben abgeschnitten, bis kein Saft mehr austritt. Der Saft wird getrocknet und gelangt, zu Fladen gepreßt, in den Handel.

Tibetische Bezeichnung und Charakterisierung

Der Stinkasant heißt auf tibetisch *shingkun* (sching-kün) und wird bei kalten Krankheiten und als Wurmmittel verwendet. *shingkun* ist Hauptkomponente einer Rezeptur mit verdauungsfördernder, karminativer Wirkung. In einigen Regionen Indiens dient Stinkasant als Speisewürze.

Zimt

Cinnamomum verum J.S. Presl und Cinnamomum aromaticum Nees; Lauraceae

Zimt gibt es von zwei verschiedenen Bäumen: dem auf Sri Lanka wild vorkommenden Zimtbaum (*Cinnamomum verum*), der unter anderem in Indien, auf Sri Lanka, auf den Sundainseln, in Westindien und Brasilien angebaut wird, außerdem von der in Hinterindien und Kwangsi (China) beheimateten Zimtkassie (*Cinnamomum aromaticum*). Die im Wildwuchs bis zu 20 Meter hohen, immergrünen Zimtbäume werden in Kultur wie Korbweiden meist strauchartig gehalten. Als Gewürz und Arznei dienen die Rinden der

Schößlinge. Die zweijährigen Schößlinge werden abgeschlagen und entrindet. Die Rindenstücke läßt man eingeschlagen über Nacht fermentieren. Am nächsten Tag schabt man die äußeren Rindenschichten ab und behält die inneren, die am meisten Inhaltsstoffe enthalten. Diese Rindenstükke werden zunächst im Schatten, dann in der Sonne getrocknet. Bei der Zimtkassie werden die dickeren Rinden ohne Abschaben verwendet.

Tibetische Bezeichnung und Charakterisierung

Die tibetische Bezeichnung für Zimt ist *shingtsa* (sching-tsa). Zimt hat die *Geschmacksrichtungen* scharf, süß, adstringierend und salzig. Laut *Blauem Beryll* werden beide Zimtarten verwendet; die Art mit der dünnen Rinde hat eine wärmendere *Wirkkraft* als diejenige mit der dicken Rinde. Zimt wirkt auf kalte Krankheiten des Magens und der Leber sowie gegen kalte *rlung*- und *badkan*-Störungen.

Der Berg im Norden – Arzneien gegen heiße Krankheiten

Weisses Sandelholz

Santalum album L.; Santalaceae

Das Verbreitungsgebiet dieses Baums erstreckt sich von Vorderindien bis Malaysia. Er wächst mit Vorliebe in trockenen Regionen bis 1200 Meter Höhe. In Indien wird der Sandelbaum in großem Stil angebaut. Die indische Sandelholzindustrie ist staatliches Monopol. Dieser immergrüne, ganzjährig blühende, mit vier bis sechs Zentimeter langen lanzettlich-ovalen Blättern belaubte Baum wird bis zu 18 Meter hoch. Er führt eine halbparasitische Lebensweise; schon wenige Monate nach der Keimung verschaffen sich seine Wurzeln Zugang zu den Wurzeln einjähriger Pflanzen und kleiner Sträucher. Später parasitiert er die Wurzeln von Bäumen. Aus diesem Grund müssen dem Sandelbaum in Plantagen stets geeignete Wirtspflanzen bereitgestellt werden. Der Baum wächst sehr langsam und wird meist erst nach 50 bis 60 Jahren geschlagen. Durch Destillation verschiedener verholzter Teile werden unterschiedliche Ölqualitäten gewonnen, die dann entweder in der Kosmetikindustrie zur Parfümherstellung oder als homöopathisches Arzneimittel Verwendung finden. Aus dem von Rinde und Splint befreiten Kernholz werden in Indien auch Räucherstäbchen hergestellt. Bis zur Entdeckung der Antibiotika verwendete auch die westliche Medizin das Sandelholzöl, und zwar vor allem als antimikrobielle Arznei bei Harnwegsentzündungen. Allerdings mußte das Öl wegen Gefahr der Magenreizung in magensaftresistenter Umhüllung verabreicht werden. Hier zeigt sich einer der Vorzüge der tibetischen Rezepturen, die immer auch Komponenten zum Schutz der anderen Organe enthalten.

Tibetische Bezeichnung und Charakterisierung

In der tibetischen Medizin werden das Holz und das Öl verwendet. Auf tibetisch wird der Sandelbaum *tsandan dkarpo* (tsän-dän kar-po) genannt. Der *Geschmack* der Droge ist adstringierend, die *Wirkkraft* kühlend. Das weiße Sandelholz ist Hauptdroge einiger Rezepturen, die bei entzündlichen Erkrankungen verschrieben werden.

Kampfer

Cinnamomum camphora (L.) J.S. Presl.; Lauraceae

Der Kampferbaum ist in den Hartlaubwäldern Chinas, Taiwans und Süd-Japans heimisch und

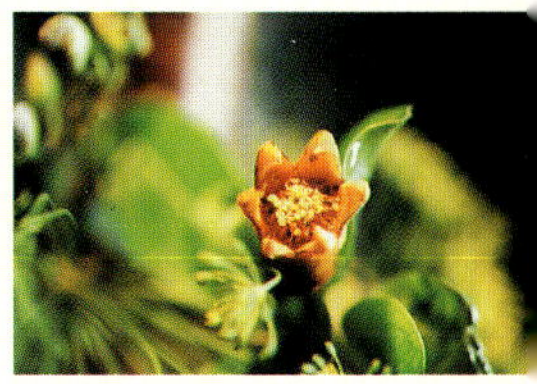

wurde von dort in alle Kontinente eingeführt. Hauptanbauländer sind China, Japan, Taiwan, USA und die ehemalige UdSSR. Dieser immergrüne Baum aus der Familie der Lorbeergewächse kann bis zu 40 Meter hoch werden und einen enormen Stammumfang entwickeln. An seinen knorrigen Ästen trägt er länglich-ovale Blätter. Kampfer ist je nach Reinheit ein amorphes bis kristallines Pulver, das aus den kampferölhaltigen verholzten Teilen und den Blättern durch Wasserdampfdestillation und anschließender Sublimation gewonnen wird. Beim Destillieren dieser Teile wird auch das Kampferöl ausgeschieden, das in der Aromatherapie und zu industriellen Zwecken genutzt wird. Kampfer ist ein uraltes Heilmittel, das vor allem bei den Arabern hoch im Kurs stand. Nach dem Koran wurde das Getränk der Seligen mit Kampfer gewürzt. Der Kampfer der Araber stammte von einem anderen Baum, *Dryobalanops aromatica*, in dem sich der Kampfer direkt in Hohlräumen des Stamms durch Sublimation anreichert. Dieser Kampfer war viel teurer als der heute gebräuchliche Laurineenkampfer. Der Dryobalanopskampfer war auch in Europa schon im Mittelalter bekannt und wurde im 16. Jahrhundert vom billigeren Laurineenkampfer verdrängt. Hildegard von Bingen vermerkt, er helfe nicht nur bei Fieber, sondern nehme von Kranken alle Schwachheit. Tatsächlich wirkt er innerlich entzündungshemmend und als Analeptikum – er steigert die Funktion des Atem- und Kreislaufzentrums.

Tibetische Bezeichnung und Charakterisierung

Kampfer wird in Tibet als *gabur* bezeichnet. Je nach Baumart, aus der er gewonnen wird, unterscheidet man drei Qualitäten: eine weiße, eine gelbe faltige und eine, die in leuchtendgelben langen Stücken vorkommt. *gabur* hat die *Geschmacksrichtungen* bitter, scharf und adstringierend und die *Wirkkraft* kühlend. Kampfer kommt in Rezepturen gegen alle Arten von „Fieber" vor. Dabei ist zu beachten, daß die tibetische Medizin sechs „Fieberarten" unterscheidet, die nicht einfach mit einer erhöhten Temperatur gleichzusetzen sind.

Nimbaum

Azadirachta indica A. Juss.; Meliaceae

Der in Indien, Burma, Sri Lanka, Malakka und dem Malaiischen Archipel heimische Nimbaum wird auch außerhalb dieses Gebiets angebaut. Als heiliger Baum der Hindus ist er in vielen Gärten zu bewundern. Von diesem stattlichen, bis zu 20 Meter hohen, immergrünen, aber spärlich belaubten „Wunderbaum" nutzen die Inder sämtliche Pflanzenteile und stellen daraus Düngemittel, Insektizide, Färbemittel, Wachs, Schmiermittel, Seife und vieles andere her.

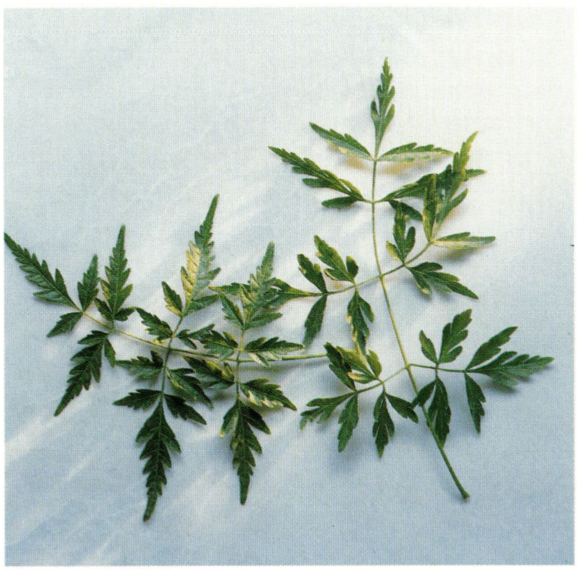

Tibetische Bezeichnung und Charakterisierung

In Tibet finden von dem *nimpa* genannten Baum in der Hauptsache die Zweige und die Blätter medizinische Verwendung. Der *Geschmack* der Droge ist sehr bitter. Überliefert sind folgende Indikationen: Hitzekrankheiten, Appetitverlust, schlechter Mundgeruch und bestimmte Hautkrankheiten.

Rotes Sandelholz

Pterocarpus santalinus L.; Leguminosae

Dieser bis zu 7,5 Meter hohe Baum ist in Südindien heimisch. Da die Stammpflanze aber unter Artenschutz steht, wird sie heute auch kultiviert. Dieser laubabwerfende Baum mit seinen ganzrandigen, breit-elliptischen Blättern und den an Trauben sitzenden gelben Blüten ist besonders hübsch. Eine schwarzbraune Rinde umgibt das helle Splintholz. Zuinnerst befindet sich das extrem harte und dunkelpurpurne Kernholz. Medizinisch verwendet wird dieses vom Splintholz befreite Kernholz, das zu Pulver gemahlen wird. Das Kernholz wurde früher auch zum Färben von Wolle verwendet. Diese Nutzung und die allgemeine Zerstörung tropischer Wälder hat die Bestände an rotem Sandelholz stark dezimiert. Die medizinische Nutzung in Indien als Mittel bei Beschwerden des Magen-Darm-Trakts, als Diuretikum, als Adstringens, als „Blutreinigungsmittel" und bei Husten hat vermutlich nur wenig dazu beigetragen.

Tibetische Bezeichnung und Charakterisierung

Der rotes Sandelholz liefernde Baum heißt auf tibetisch *tsandan dmarpo* (tsän-dän mar-po). Es hat einen adstringierenden *Geschmack* und wird den Arzneien zugeordnet, die heiße Krankheiten lindern.

Süssholz

Glycyrrhiza glabra L.; Leguminosae

Die Süßholzpflanze ist im Mittelmeerraum, in Kleinasien, Persien und Syrien beheimatet, hat sich aber bis China verbreitet und wird heute im Mittelmeerraum, in Rußland und Indien (Sub-Himalaja, Punjab) kultiviert. Im Mittelalter wurde sie auch in Mitteleuropa angepflanzt. In der Mongolei wird die Art *Glycyrrhiza uralensis Fisch.* angebaut, die in der tibetischen Medizin Burjatiens verwendet wird. Die ausdauernde Staude breitet sich mit unterirdischen Ausläufern aus und besitzt eine holzige, gelbe Wurzel. Aus den Blattachseln der gefiederten Blätter entspringen Trauben violetter oder gelblichweißer Schmetterlingsblüten. Die Wurzeln finden sowohl medizinische wie auch kulinarische Verwendung. In unserem Kulturraum liefert der eingedickte Saft der Wurzeln die als Süßmittel beliebte Lakritze. Für medizinische Zwecke werden die Wurzeln zu Pulver oder Extrakten verarbeitet.

Tibetische Bezeichnung und Charakterisierung

Von der *shingmngar* (sching-gar) genannten Pflanze werden in der tibetischen Medizin ebenfalls die Wurzeln verwendet. Die Droge hat einen süßen *Geschmack* und wird unter anderem als Hauptkomponente in Rezepturen gegen Erkrankungen der Lunge verwendet. Auch die westliche Pflanzenheilkunde empfiehlt Süßholz als schleimlösendes und expektorierendes Mittel bei Erkältungskrankheiten wie Bronchialkatarrh, Heiserkeit und Husten.

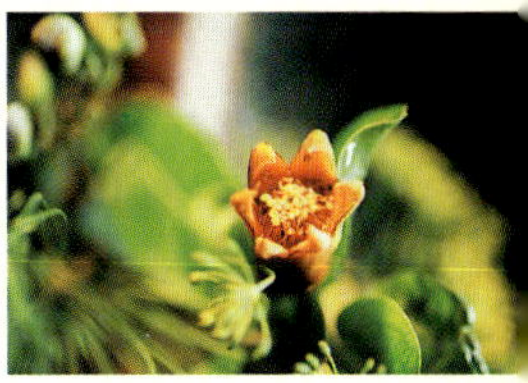

Der Berg im Osten – Arzneien des Myrobalanenbaums

Chebulisches Myrobalan

Terminalia chebula (Gaertn.) Retz.; Combretaceae

Dieser mittelgroße Laubbaum wächst in vielen asiatischen Regionen in Fallaubwäldern an trockenen Hängen – in Malaysia ebenso wie in Nordindien. Das Laub besteht aus wechselständigen, ovalen oder elliptoidischen Blättern. Auffallend sind die hängenden, zwei bis vier Zentimeter langen, meist elliptischen oder ovalen schwarzen, orangebraunen oder gelben Früchte.

Tibetische Bezeichnung und Charakterisierung

Die *arura* (a-ru-ra) genannten Früchte, die Myrobalanen, haben in der tibetischen Medizin eine zentrale Bedeutung. Symbolisiert wird diese Bedeutung auf den Abbildungen des Buddha Shakyamuni, der als Meister der Heilmittel stets Früchte oder Zweige des Myrobalanenbaums darreicht. In den alte Medizinschriften werden mehrere Fruchtarten unterschieden: „siegreiche", „furchtlose", „Nektar-", „bereichernde", „trockene", „kleine schwarze", „goldfarbene" und „schnabelförmige" Myrobalanen.

Laut *rGyudbzhi* symbolisiert die „siegreiche Myrobalane" das vollkommene Heilmittel. Sie vereint in sich alle sechs *Geschmacksrichtungen*, die acht *Wirkkräfte*, die drei *Geschmacksrichtungen nach der Verdauung* und die siebzehn *Qualitäten* und war in der Lage, alle aus *rlung-*, *mkhrispa-* und *badkan-*Störungen sich ergebenden sowie alle heißen und kalten Krankheiten zu heilen. Nach der Überlieferung wächst diese Sorte nur bei Erscheinen eines Medizinbuddha. Sie ist wohl Sinnbild für die Sehnsucht des Menschen nach einer solchen Arznei. Im Aussehen am nächsten kommt dieser Sorte die „goldfarbene Myrobalane", da sie wie die „siegreiche" nackenförmig ist. Die heute wachsenden Sorten vereinen nur fünf *Geschmacksrichtungen* (salzig fehlt) und werden bei Krankheiten verwendet, die aus *rlung-*, *mkhrispa-* und *badkan-*Störungen entstehen.

Die „furchtlose Myrobalane" ist schwarz und länglich und wird bei Augenleiden empfohlen. Die „Nektar-Myrobalane" ist gelb, hat dickes Fleisch und verhilft Abgemagerten zur Gewichtszunahme. Die „bereichernde Myrobalane" hat die Form einer Vase und wird bei Wunden empfohlen. Die „trockene Myrobalane" hat dünnes Fleisch und viele Falten. Sie heilt *mkhrispa*-Störungen bei Kindern. Die „schnabelförmige Myrobalane" ist länglich und spitz und gilt als Abführmittel. Die „kleine schwarze Myrobalane" hat keine Samen und ähnelt in ihren medizinischen Eigenschaften der „Nektar-Myrobalane". Auch hier ist zu bedenken, daß nie eine Einzeldroge verschrieben wird. Die Indikationszuordnungen dienen den Ärztinnen und Ärzten als Hinweise, welche Fruchtsorte für welche Rezepturen am geeignetsten ist. Ganz allgemein wird den Myrobalanen eine verdauungsfördernde sowie eine lebensspendende, nährende und den Körper kräftigende Wirkung zugeschrieben. Als unterstützende Komponente finden sie sich in sehr vielen Rezepturen.

Bellirisches Myrobalan

Terminalia bellirica (Gaertn.) Roxb.; Combretaceae

Der Bellirische Myrobalanenbaum ist im gleichen Verbreitungsgebiet wie der Chebulische Myrobalanenbaum anzutreffen. Der laubabwerfende Baum mit seiner dicken braungrauen Rinde wird jedoch 20 bis 30 Meter hoch. Sein Laub besteht aus ganzrandigen, breit-elliptischen Blättern, die vor allem den Zweigenden entspringen. Die Blüten sind gelblichgrün und verbreiten einen abstoßenden Geruch. Aus ihnen gehen fünfkantige, feigenförmige Früchte hervor.

Tibetische Bezeichnung und Charakterisierung

Verwendet werden die *barura* genannten Früchte. Die *Wirkkraft* der Droge ist heiß. Auch *barura* gibt es in unterschiedlichen Qualitäten, wobei die gelben Früchte als die besten gelten. Alle Sorten finden bei *badkan*- und *mkhrispa*-Krankheiten sowie bei Lympherkrankungen Verwendung und gleichen *rlung*-Störungen aus.

EMBLICA MYROBALAN

Emblica officinalis Gaertn.; Euphorbiaceae

Dieser Baum ist in ganz Indien und im Himalaja in Laubwäldern heimisch. Als Kulturpflanze kommt er auch im Tiefland vor. Die Pflanze gehört zu der Familie der Wolfsmilchgewächse, ist also mit den anderen beiden Myrobalanenbäumen nicht verwandt. Da es in Mitteleuropa keine Bäume dieser Familie gibt, ist uns das Aussehen dieses 8 bis 18 Meter hohen laubabwerfenden Baums eher unvertraut. An den feinen Zweigen sitzen dicht nebeneinander kleine, einfache Blättchen sowie in den unteren Zweigabschnitten männliche und weibliche Blüten. Aus den weiblichen Blüten entwickeln sich kugelige, fleischige, blaßgelbe, sechsfach eingekerbte Früchte.

Tibetische Bezeichnung und Charakterisierung

Für medizinische Zwecke werden die *skyurura* (kju-ru-ra) genannten Früchte verwendet. Der *Geschmack* der Droge wird als sauer bezeichnet, die *Wirkkraft* als kühl. Sie gleicht Störungen der drei Körperenergien *rlung, mkhrispa* und *badkan* aus und hilft bei Krankheiten des Blutes.

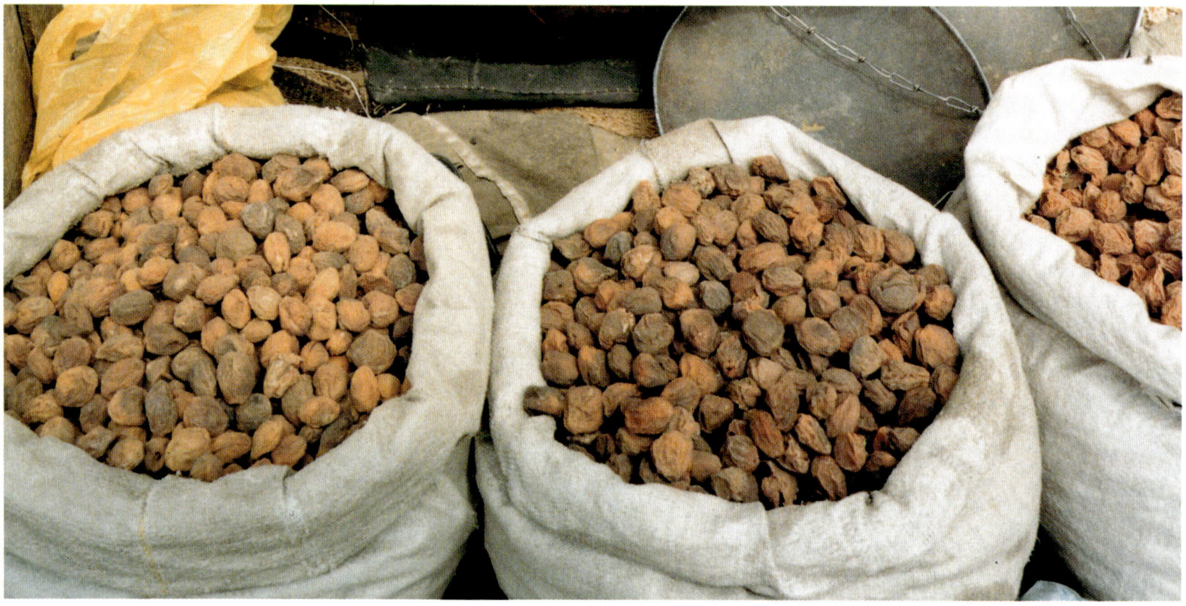

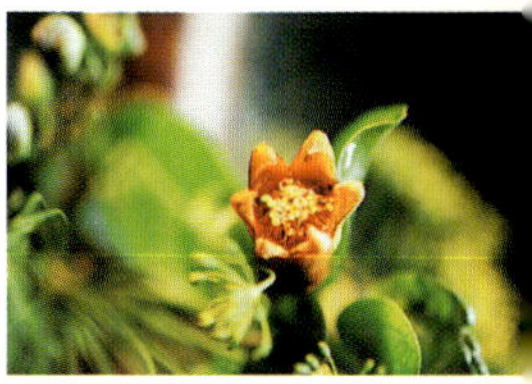

„Sechs ausgezeichnete" Arzneien

Muskat

Myristica fragrans Houtt., Myristicaceae

Der Muskatnußbaum ist ein zweihäusiges, immergrünes Gewächs. Obwohl er bis zu 20 Metern Höhe erreichen kann, wird er in Kultur meist niedrig gehalten. Die weiblichen Pflanzen bilden in den Blattachseln eine bis drei Blüten, deren Fruchtknoten nach der Bestäubung zu pfirsichartigen Früchten heranwachsen. Der in jeder Frucht sitzende, fälschlich als „Nuß" bezeichnete Same ist von einem leuchtendroten Samenmantel umgeben. Der getrocknete Samenmantel kommt als Mazis in den Handel. Die Samen werden ebenfalls getrocknet und dann geknackt, um die Kerne zu befreien, die dann für verschiedene Zwekke verwendet werden. Durch Pressen unter Erwärmen läßt sich beispielsweise das fette Muskatöl gewinnen.

Tibetische Bezeichnung und Charakterisierung

In der tibetischen Medizin werden die Früchte und das Öl genutzt. Die Früchte verarbeitet man zu Pulver für Pillen, das Öl dient Massagezwecken. Muskat wird im Tibetischen *dzati* (za-ti) genannt und stammt vom Baum mit dem Namen *shingsnama* (sching-na-ma). Der *Geschmack* der Droge ist scharf, die *Wirkkraft* ölig. *dzati* gleicht unter anderem *rlung*-Störungen aus und regt die Verdauungswärme an. *dzati* ist namengebende Arznei einer Rezeptur aus – wohlgemerkt – zwanzig Bestandteilen, die *rlung*-Störungen behebt und sich bei Schlafstörungen, Reizbarkeit und Angstzuständen wohltuend auf das Nervensystem auswirkt.

Gewürznelke

Syzygium aromaticum (L.) Merr. et Perry; Myrtaceae

Der ursprünglich auf den Molukken beheimatete Gewürznelkenbaum wird heute in Indonesien, Sri Lanka, Südindien, Madagaskar, Sansibar, auf Inseln des Indischen Ozeans und in den Tropen Amerikas angebaut. Der tropische, 10 bis 12 Meter hohe, immergrüne Baum bringt an den Spitzen seiner Äste vom sechsten Lebensjahr an Trugdolden mit zahlreichen Blüten hervor. Die Blütenknospen werden im noch geschlossenen Zustand gepflückt, weil sie dann den höchsten Gehalt an Inhaltsstoffen besitzen. Nach der Ernte werden sie an der Sonne oder am Feuer getrocknet. Zahlreiche Öldrüsen produzieren ätherisches Öl, das zu 70 bis 90 Prozent aus Eugenol und zu 10 bis 15 Prozent aus Aceteugenol besteht. Eugenol hat stark antiseptische und schmerzstillende Wirkung und wird bei uns auch in der Zahnmedizin verwendet.

Tibetische Bezeichnung und Charakterisierung

Der tibetische Name dieser Droge ist *lishi* (li-schi). Laut *rGyudbzhi* wirkt sie bei Krankheiten des Lebenskanals, kalten *rlung*-Krankheiten und Heiserkeit. Gegen Heiserkeit und Entzündungen der Atemwege gibt es beispielsweise eine Rezeptur aus sechs Arzneien, in der die Gewürznelke die Hauptdroge ist.

Bambuskonkrement

Bambusa arundinacea (Retz.) Willd.; Gramineae

Diese dornige Bambusart kommt in ganz Indien bis auf Höhen von 2100 Metern vor. Die strauchartige Pflanze wird bis zu drei Meter hoch. Aus einem dicken Wurzelstock wachsen jeweils dicht nebeneinander viele Sprosse. Die Sprosse werden durch die für Bambus charakteristischen, bei dieser Art allerdings mit Dornen versehenen Knoten in 45 Zentimeter lange Abschnitte unterteilt.

Tibetische Bezeichnung und Charakterisierung

In der tibetischen Medizin scheint nur das Bambuskonkrement, das in Indien auch Bambusmanna genannt wird, verwendet zu werden. Dabei handelt es sich um eine kieselsäurehaltige Ausscheidung, die sich im Innern der Sproßglieder ansammelt.
Diese Arznei wird *chugang* (tschu-gang) genannt. Das echte Bambuskonkrement wird wie beschrieben aus dem Bambus gewonnen und ist gelblichgrau. Sein *Geschmack* ist unbestimmbar oder süß, die *Wirkkraft* stumpf. Im *Blauen Beryll* wird aber auch ein *chugang* mineralischer Herkunft beschrieben, das weiß und ohne *Geschmack* ist. Bambuskonkrement wird unter anderem bei Krankheiten der Lunge und bei Wundfieber eingesetzt. Es gibt mehrere Rezepturen mit *chugang* als Hauptsubstanz, zwei davon sind speziell für Kinder.
In Indien werden auch andere Pflanzenteile wie die Wurzeln, Blätter, Schösslinge und Samen medizinisch genutzt.

SAFRAN
Crocus sativus L.; Iridaceae

Die Pflanze, aus der Safran gewonnen wird, stammt ursprünglich aus Vorderasien. Schon früh wurde sie kultiviert und ist heute nur noch in Kultur bekannt. Anbaugebiete sind unter anderem Mittelmeerrandstaaten, Rußland und Indien (Kaschmir und Jammu in Gebieten über 1600 Meter). *Crocus sativus* ist eine bis 25 Zentimeter hohe Rosettenpflanze mit linealischen Blättern. Aus der Sproßknolle bildet sich im Oktober eine blauviolette Blüte, die unserem Frühjahrskrokus ähnlich sieht. Sowohl für medizinische wie für Färbezwecke werden die getrockneten Narben verwendet. Auf dem zehn Zentimeter langen Griffel sitzen drei orangerote Narbenäste, die nach mühsamer Ernte getrocknet werden. Für ein Kilogramm Trockenmasse werden 150 000 bis 200 000 Narben benötigt. Es ist deshalb nicht verwunderlich, daß dieses Gewürz sehr teuer ist.

Tibetische Bezeichnung und Charakterisierung

Safran heißt auf tibetisch *khache-gurgum* (kasch-gur-gum). Auch heute wird in Indien dem Safran aus Kaschmir die beste Qualität zugeschrieben. Im *Blauen Beryll* wird auch ein nepalesischer *gurgum* genannt, der Mannshöhe erreichen soll. Dabei handelt es sich um die Färberdistel (*Carthamus tinctorius*), deren Blüten in Tibet als Ersatzarznei für den kostbare Safran verwendet werden. Außer den beiden genannten Pflanzen dienen in Tibet auch die Blüten von Calendula-Arten als Safranersatz. Da die heutigen *gurgum*-Rezepturen oft die Färberdistel als Hauptkomponente anführen, werden *Geschmack* und *Wirkkraft* von *gurgum* unter „Färberdistel" besprochen.

FÄRBERDISTEL
Carthamus tinctorius L.; Compositae

Diese uralte Färber- und Ölpflanze ist vermutlich im Orient beheimatet und wird heute weltweit angebaut. Einerseits liefern ihre Blüten einen roten Farbstoff, das Carthamin, das bis zur Entdeckung der Anilinfarben auch aus europäischem Anbau gewonnen wurde, andererseits läßt sich aus den Samen ein Öl pressen, das sowohl industriell als

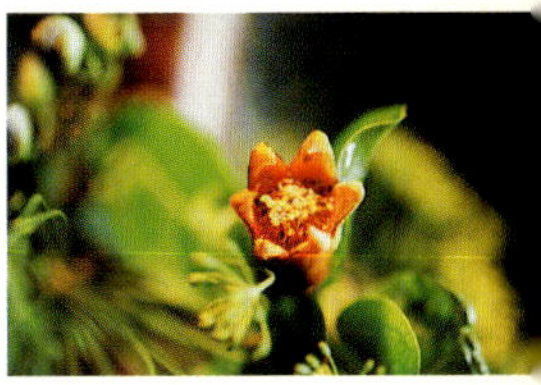

auch zu Speisezwecken genutzt werden kann. In Tibet wurde die Färberdistel entweder angebaut oder aus Nepal und Indien eingeführt. Wie der deutsche Name schon sagt, hat dieses 70 bis 130 Zentimeter hohe einjährige Kraut mit seinen stachlig gezähnten Blättern ein distelartiges Aussehen. An den verzweigten Sproßenden sitzen drei Zentimeter breite, von ebenfalls stachlig gezähnten Kelchblättern umgebene Blütenkörbchen mit gelblichorangen Blüten. Diese Blüten werden im Juli und August geerntet, sobald die Blütenblätter sich orangerot verfärben. Anschließend werden sie an einem luftigen, schattigen Ort getrocknet.

Tibetische Bezeichnung und Charakterisierung

In der tibetischen Medizin werden die Blüten verwendet. Wie bereits unter Safran erwähnt, wird die Färberdistel ebenfalls als *gurgum* bezeichnet. Mit Nepal-*gurgum* ist die Färberdistel gemeint, mit Kaschmir-*gurgum* (*khache-gurgum*) der Safran. *Gurgum* hat die *Geschmacksrichtungen* süß und bitter; die *Wirkkraft* wird als kühl angegeben. *gurgum* ist Hauptbestandteil mehrerer Rezepturen mit unterschiedlichen Indikationen: „Fieber"erkrankungen, Erkrankungen der Leber; Verschluß von „Kanälen", zum Beispiel zur Blutstillung.

Kleiner Kardamom

Elettaria cardamomum (L.) Maton; Zingiberaceae

Diese schilfartige Staude ist in den feuchten Bergwäldern Indiens an der Malabarküste beheimatet und wird in Indien und Sri Lanka kultiviert. Durch Vermittlung der Araber war der Kardamom bereits den Griechen und Römern bekannt und wurde im Mittelalter auch in Deutschland verwendet. Die Pflanze treibt aus fleischigen Rhizomen etwa drei Meter hohe sterile Laubsprosse mit langen, breitlanzettlichen Blättern sowie niederliegende, an der Spitze sich aufrichtende Blütenähren mit acht bis zwölf weißen Blüten. Die Fruchtknoten wachsen zu dreifächrigen Kapseln heran, die insgesamt 12 bis 24 Samen enthalten. Im Handel sind die ganzen Kapseln oder die gemahlenen Samen erhältlich.

Tibetische Bezeichnung und Charakterisierung

Der Kardamom wird auf tibetisch als *sugsmel* (sug-mel) bezeichnet. Für medizinische Zwecke werden die Samen verwendet. Laut *rGyudbzhi* kuriert er kalte Nieren- und *rlung*-Krankheiten. Kardamom kommt in sehr vielen Rezepturen als Nebenkomponente vor.

Grosser Kardamom

Amomum subulatum (sabulatum) Roxb.; Zingiberaceae

Der Große Kardamom ist im östlichen Himalaja heimisch. Er ist gewissermaßen der große Bruder des bei uns bekannten Kleinen Kardamoms. Allerdings gibt ihm nicht die Höhe der Pflanze seinen Namen, wird doch das Kraut lediglich etwa einen Meter hoch. Die Früchte sind für den Namen verantwortlich. Mit ihren bis zu 2,5 Zentimetern Durchmesser sind sie etwa doppelt so groß wie diejenigen des Kleinen Kardamoms. Verwendung finden ebenfalls die in den Fruchtkapseln enthaltenen getrockneten Samen.

Tibetische Bezeichnung und Charakterisierung

Auf tibetisch heißt die Pflanze *kakola* (ka-ko-la). Der *Geschmack* dieser Droge ist scharf, die *Wirkkraft* ist heiß und rauh. *kakola* hilft die Verdauungswärme *medrod* wiederherzustellen, die für die effiziente Umwandlung der zugeführten Nahrung verantwortlich ist, und wirkt somit auch Blähungen und Völlegefühl entgegen. Der Große Kardamom kommt in vielen Rezepturen als Nebenkomponente vor.

Weitere Pflanzen

Alpenscharte

Saussurea costus (Falc.) Lipschitz; Compositae

Diese Pflanze ist im nördlichen Himalaja, in Nordindien, Kaschmir und Jammu an feuchten Hängen zwischen 2500 und 4000 Meter zu finden. In diesen Regionen und in Teilen Chinas wird die Pflanze teilweise auch angebaut. Das ausdauernde, bis zu zwei Metern hohe Kraut trägt an seinem unverzweigten Stengel einige dunkelblaue bis fast schwarze Körbchenblüten von etwa drei Zentimeter Durchmesser. Es bildet eine kräftige, bis zu 60 Zentimeter lange Wurzel aus. Für medizinische Zwecke wird die Wurzel ausgegraben und getrocknet.

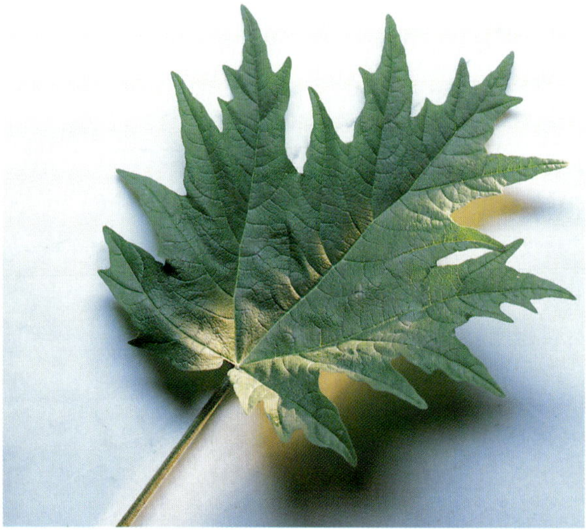

Medizinalrhabarber

Tibetische Bezeichnung und Charakterisierung

Saussurea costus ist eine der Pflanzen, die auf tibetisch *rurta* (ru-ta) genannt werden. Die botanische Identität ist allerdings nicht eindeutig. In alten Medizintexten wird *rurta* auch als Pflanze mit weißen Blüten beschrieben und werden Pflanzen aufgeführt, deren Beschreibung eindeutig nicht auf eine Alpenscharte zutreffen. Dem Phänomen, daß einem Drogennamen mehrere Pflanzen zugeordnet oder mehrere Sorten einer Droge bekannt sind, begegnen wir häufig in der tibetischen Medizin. Gelegentlich dienen andere Pflanzen mit gleicher Charakteristik als Ersatz für nicht immer verfügbare Arzneien; manchmal wird diesen Drogensorten aber auch eine subtil unterschiedliche Wirkung zugeschrieben, die sich erfahrene Pharmakologen und Pharmakologinnen zunutze machen können. *rurta* besitzt die *Geschmacksrichtungen* scharf, süß und bitter. Die *Wirkung* auf kalte und heiße Krankheiten ist neutral, die Droge kann also in beiden Fällen eingesetzt werden. Im *rGyudbzhi* wird *rurta* zu den Arzneien gezählt, die Fieber in Verbindung mit einer *rlung*-Störung kurieren. Es sind mehrere Rezepturen mit *rurta* als Hauptkomponente überliefert, die bei Beschwerden des Magen-Darm-Trakts angezeigt sind. Aber auch als Nebenkomponente findet *rurta* häufig Verwendung.

Medizinalrhabarber

Rheum palmatum L.; Polygonaceae

Der Medizinalrhabarber ist in den Gebirgen Osttibets und Nordwestchinas heimisch und wächst

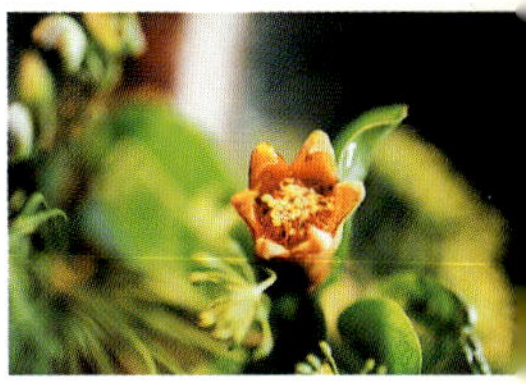

dort in Hochstaudenfluren der obersten Waldstufe. Angebaut wird die Pflanze vor allem in China und in der ehemaligen UdSSR. Die ausdauernde kräftige Staude wird bis 1,5 Meter hoch und erreicht ein Alter von 20 bis 30 Jahren. In den ersten Jahren bildet sich nur eine Grundrosette, aus der sich dann aber ein bis über zwei Meter hoher Blühtrieb entwickelt. Das Wurzelsystem besteht aus einer Rübe, die nach einigen Jahren zu einem Durchmesser von 10 bis 15 Zentimeter anwächst und armdicke Seitenwurzeln treibt. In der westlichen Pflanzenheilkunde werden die Wurzeln von drei- bis vierjährigen Pflanzen verwendet.

Tibetische Bezeichnung und Charakterisierung

Der *Geschmack* dieser unter dem Namen *lchumrtsa* (tschum-tsa) bekannten Pflanze ist sauer, süß und adstringierend, die *Wirkkraft* rauh. *lchumrtsa* gehört unter anderem zu den Arzneien mit abführender Wirkung. Im Gegensatz zur westlichen Medizin, die Rhabarberwurzeln nur als Abführmittel kennt, wird *lchumrtsa* nicht nur seiner abführenden Wirkung wegen genutzt, sondern auch in Rezepturen mit ganz anderen Indikationen, wie Magenverstimmung und akute oder chronische Störung der drei Körperenergien.

Belbaum

Aegle marmelos (L.) Corrêa; Rutaceae

Dieser kleine bis mittelgroße laubabwerfende Baum mit seinen langen, scharfen Dornen ist im westlichen Himalaja und in trockenen Wäldern Indiens heimisch, wird inzwischen aber auch in Ostindien und auf den Sundainseln kultiviert. Die Früchte sind kugelig bis oval, zwischen fünf und zwölf Zentimeter groß und außen gelbgrün oder gelbbraun.

Tibetische Bezeichnung und Charakterisierung

In der tibetischen Medizin werden die Früchte *bilba* (bil-va) genannt. Sie haben einen bitteren und adstringierenden *Geschmack* und eine ölige *Wirkkraft*. Die Arznei soll Durchfall zum Stillstand bringen und die Verdauung fördern.

Koriander

Coriandrum sativum L.; Umbelliferae

Koriander ist eine uralte Heilpflanze, die bereits in den Papyri der Ägypter erwähnt wird. Sie stammt aus dem Vorderen Orient und wird heute im Balkan, in Rußland, in Marokko und auch in Europa kultiviert. Das einjährige Kraut bildet zuerst nur eine Rosette aus, aus der dann ein 50 Zentimeter hoher, verästelter Blühtrieb hervorwächst. Die Dolden setzen sich aus weißen bis rötlichen Blüten zusammen, die zu kugeligen Früchten heranreifen. Bei uns dienen die getrokkneten und gemahlenen Früchte vor allem der Aromatisierung von Brot und Backwaren.

Tibetische Bezeichnung und Charakterisierung

Dem *wusu* (wu-su) genannten Koriander werden ausgezeichnete medizinische Eigenschaften zugeschrieben. Auch diese Droge wird je nach Qualität unterschiedlich verwendet und kommt in Rezepturen meist als Nebendroge vor.

Kreuzkümmel

Cuminum cyminum L.; Umbelliferae

Auch der Kreuzkümmel ist eine alte Heilpflanze, die in altägyptischen Gräbern als Beigabe gefunden wurde. Sie ist im Mittelmeerraum beheimatet und wird dort vor allem in Ägypten, Marokko und Syrien kultiviert. Weitere Anbaugebiete befinden sich heute in Indien, Nordamerika und Chile. Die Pflanze gehort zur gleichen Familie wie der Koriander und unser Kümmel. Wie bei diesen werden auch vom Kreuzkümmel die Früchte gewonnen, die jedoch im Gegensatz zu den Früchten des Korianders nach der Reife in zwei charakteristische, leicht gebogene, gräuliche Spaltfrüchte zerfallen. Bei uns war Kreuzkümmel früher kaum bekannt. Durch die zunehmende Beliebtheit indischer und nordafrikanischer Gerichte hat er unsere Küchen aber inzwischen erobert.

Tibetische Bezeichnung und Charakterisierung

In Tibet wird der Kreuzkümmel *ziradkarpo* (tschira-karpo) genannt. Verwendet werden ebenfalls die Früchte. Dem Kreuzkümmel werden nach tibetischer Klassifikation die *Geschmacksrichtungen* scharf und süß und die *Wirkkraft* heiß zugeordnet. Er wirkt bei *badkan*-Störungen und Verdauungsbeschwerden. Unter dem gleichen Namen figuriert auch eine gelbe Sorte, die von einer gelbblühenden Pflanze stammt.

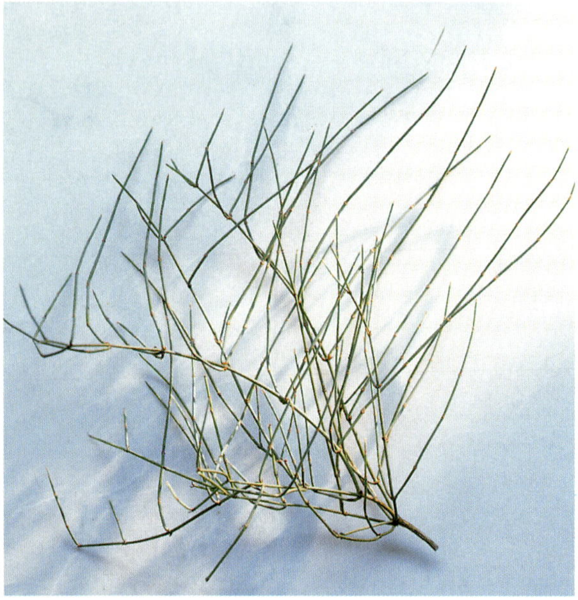

Vom Indischen Meerträubchen werden nur die Zweige medizinisch verwendet.

Indisches Meerträubchen

Ephedra gerardiana Wall. ex Stapf; Ephedraceae

Das Indische Meerträubchen ist in Nordindien, Kaschmir und Afghanistan heimisch, wo es trokkene Standorte bevorzugt. Die Pflanze wächst zu einem kleinen, fast aufrechten Strauch heran, der in seinem Aussehen ein wenig an den Schachtelhalm erinnert. An den ein bis zwei Millimeter dicken Stengelknoten entspringen dunkelgrüne, zylindrische Zweige. Die Pflanze ist zweihäusig, das heißt, es gibt männliche und weibliche Pflanzen. Aus den unscheinbaren Blüten gehen rote ovale Früchte hervor, die eßbar sind.

Tibetische Bezeichnung und Charakterisierung

Von dieser *mtseldum* (tse-dum) genannten Pflanze werden nur die Zweige medizinisch verwendet. Die daraus gewonnene Droge hat einen bitteren *Geschmack* und eine kühlende *Wirkkraft*. Sie stoppt Blutungen und wird bei verschiedenen Arten von „Fieber" eingesetzt.

Tamala-Zimt

Cinnamomum tamala (Buch.-Ham.) Nees & Eberm.; Lauraceae

Der Tamala-Zimtbaum stammt aus dem Himalaja und wächst in Höhen von 900 bis 2400 Meter. Dieser immergrüne bis zu 7,5 Meter hohe Baum besitzt eine dunkelbraune bis schwarze, grobe

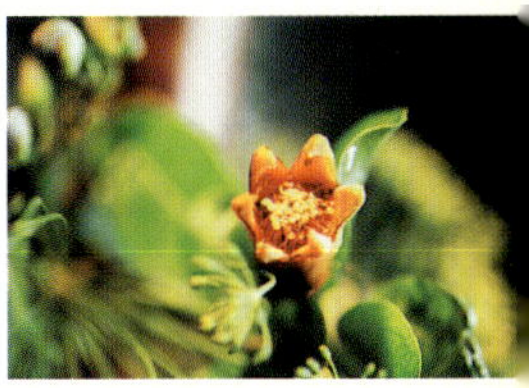

Rinde und Laub aus oval-lanzettlichen, glatten Blättern. In Indien werden die Blätter verwendet.

Tibetische Bezeichnung und Charakterisierung

Drizhimloma (dri-schim-lo-ma) ist die tibetische Bezeichnung. Der Tamala-Zimt ist wohlriechend und hat eine heiße sowie scharfe *Wirkkraft*.

Arzneigruppen

Die drei Früchte – 'bras bu gsum (Dre-bu-sum)

'brasbugsum ist der Gruppenname für die Arzneimischung aus den drei Myrobalan-Früchten – dem Chebulischen, Bellirischen und Emblica Myrobalan. Diese Mischung kommt in Rezepturen häufig vor. Sie stellt aber auch eine eigenständige Rezeptur einer Abkochung dar, die *'brasbusgumthung* (dre-bu-sum-thang) genannt wird und der Beruhigung von *rlung*-Störungen dient.

Die drei scharfen Drogen – tshabagsum (Tsa-wa-sum)

Auch die drei Drogen schwarzer Pfeffer, langer Pfeffer und Ingwer werden in Rezepturen oft in ihrer Kombination verwendet und der Einfachheit halber unter dem Namen der Drogenmischung aufgeführt. Sie hat einen scharfen *Geschmack* und eine heiße *Wirkkraft*.

Die drei wohlriechenden Drogen – drigsum (Dri-sum)

Diese wohlriechende Arzneimischung besteht aus Zimt, Tamala-Zimt und Kardamom. Sie besitzt die *Wirkkräfte* heiß, scharf und ölig, regt Verdauung und Appetit an und soll bei chronischem Schnupfen und bei Parasitenbefall wirken.

Von der Kunst des Pflanzensammelns

Für das Sammeln der Pflanzen halten die alten Medizintexte alle Bedingungen bis in kleinste Einzelheiten fest – zum Beispiel die ideale Jahreszeit: Wurzeln, Rinden und Harze werden im Frühjahr gesammelt, im späten Frühjahr die Früchte, Blüten, Blätter und Stengel, die Sämlinge während des Monsuns. Auch astrologische Kriterien spielen eine Rolle: Besonders gute Tage für das Sammeln der Kräuter liegen zwischen dem 7. und 15. Tag des lunaren Monats, in der Phase des zunehmenden Mondes. Auch Wetterbedingungen müssen beachtet werden. Des weiteren sollen die Pflanzen unbeschädigt sein und sich an einem günstigen Standort befinden. An Nordhängen sammelt man Pflanzen, die sich zur Behandlung von heißen Krankheiten eignen, an den Südhängen und in den nach Süden ausgerichteten Tälern solche, die gegen kalte Krankheiten helfen. Auch die Behandlung vor dem Trocknen, die Trocknungsbedingungen und weitere Aufbereitungsmethoden sind festgelegt.

Lebendige Pflanzenkunde im Himalaja

In den Medizinschulen werden die Heilkräuter von den Schülern und Schülerinnen gemeinsam mit ihren Ausbildern gesammelt. Im Sommer ziehen die Gruppen genau wie vor hundert Jahren zu mehrwöchigen, teils monatelangen Exkursionen in die Berge, um vor Ort lebendige Pflanzenkunde zu betreiben.

Zum Sammeln bedarf es besonderer Riten, und so werden regelmäßig die Mantras des Medizin-

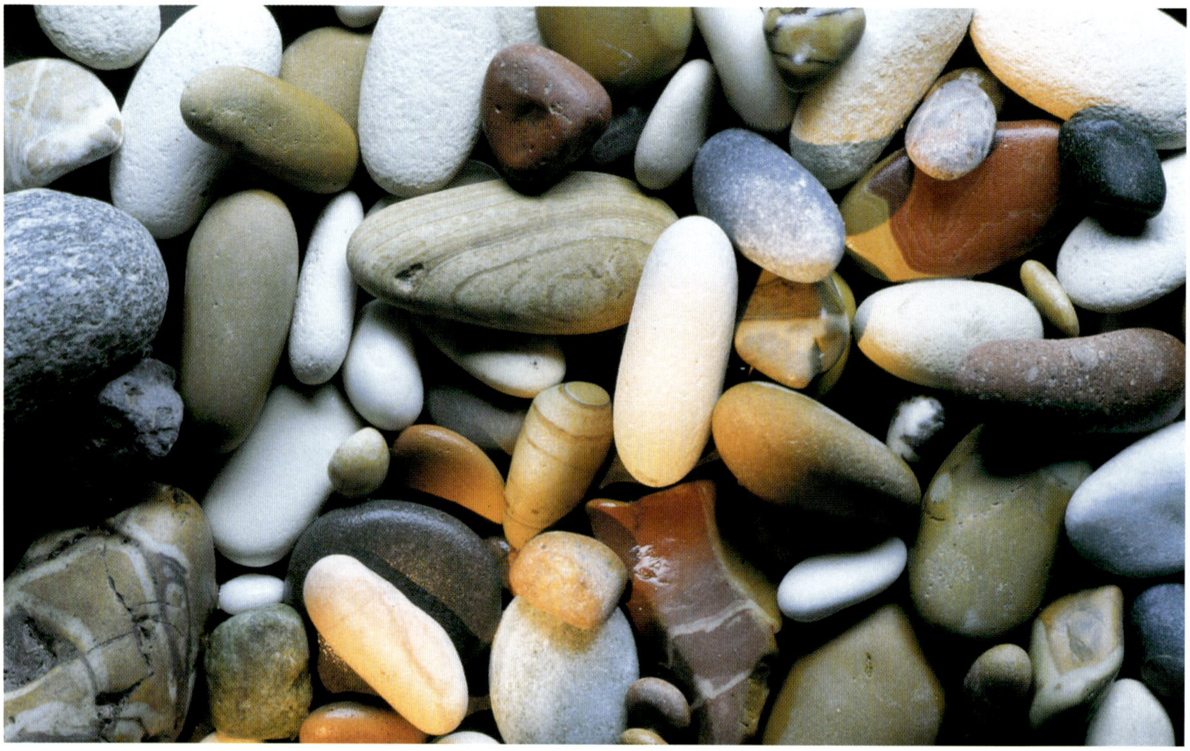

buddhas rezitiert, wenn die Arbeit beginnt. Die begleitenden Gebete sollen gewährleisten, daß das Pflücken der Arzneipflanze in der richtigen geistigen Haltung des Mitgefühls geschieht.

Der neue Raubbau in den Schneebergen

Mit dem rasant wachsenden, weltweiten Interesse an asiatischer Kräutermedizin scheint sich aber auch die heile Pflanzenwelt im Himalaja zu verändern. Durch die große Nachfrage sind die Rohstoffe knapp geworden, und so wird in vielen Regionen bereits Raubbau an den Pflanzen betrieben. Diese Situation und die Einsicht, daß sie dabei sind, ihre eigenen Pflanzenressourcen zu zerstören, zwingt auch tibetische Ärzte und Pflanzenforscher, nach Auswegen zu suchen. Im Tibetan Medical & Astro Institute von Dharamsala werden zur Zeit Versuche gestartet, wilde Himalajapflanzen in einem Gewächshaus zu züchten. Über die Ergebnisse ist noch nichts bekannt. Andere Vorhaben, Heilpflanzen in den Bergen von Darjeeling zu kultivieren, sind angeblich fehlgeschlagen. Wenn man bedenkt, mit welcher Geschwindigkeit Jahr für Jahr Arten von der Bildfläche verschwinden, muten diese Versuche jedoch wie Tropfen auf einen heißen Stein an. Gefragt sind jetzt wohl auch westliche Initiativen – schließlich ist es die zivilisierte Welt, die diese Situation mitverursacht hat.

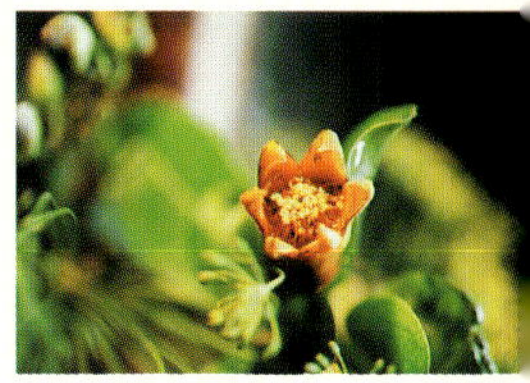

DIE KONSTITUTIONSTYPEN

Fragt man einen Tibeter nach seinem Energie- oder Konstitutionstyp, wird er diesen wie aus der Pistole geschossen nennen können. Ähnlich wie wir uns über unser Sternzeichen definieren, definiert er sich über seinen Energietyp. Basis dieser Einteilung ist die Lehre der drei Körperenergien *rlung, mkhrispa* und *badkan*. Jeder Mensch gehört von Geburt an zu einem von drei Grundtypen oder einer Kombination aus ihnen. Man unterscheidet insgesamt sieben Energietypen:

1. *rlung*
2. *mkhrispa*
3. *badkan*
4. *rlung/mkhrispa*
5. *rlung/badkan*
6. *mkhrispa/badkan*
7. *rlung/mkhrispa/badkan*

Seine Typzugehörigkeit zu wissen, ist die Grundvoraussetzung für jede Behandlung im Sinn tibetischer Medizin. Am genauesten kann man dies mit Hilfe der Pulsdiagnose ermitteln lassen. Doch nicht immer ist ein tibetischer Arzt oder ein Heiler zur Stelle, der sich darauf versteht. Für solche Fälle wurde die Checkliste auf S. 80 ff. erstellt, mit der jeder selbst seinen Typ bestimmen kann.

Testauswertung

Um sicherzugehen, daß man immer die richtigen Antworten gegeben hat, empfiehlt sich ein Gegencheck: Legen Sie einem Menschen, der Sie sehr gut kennt, die Liste mit Ihren Antworten vor, und lassen Sie diese von ihm überprüfen und eventuell korrigieren. Bei Zweifeln sollten Sie bedenken: Es geht um die Vorlieben, Eigenschaften oder Qualitäten, zu denen Sie überwiegend tendieren. Natürlich gibt es immer wieder Momente oder Phasen, in denen man untypisch reagiert. Diesen Gegencheck vorausgesetzt, hat der Test eine Treffsicherheit von 70 Prozent.

Zählen Sie nun zusammen: Wie viele Male haben Sie eine Antwort aus der Spalte *rlung, mkhrispa* und *badkan* angekreuzt? Tragen Sie Ihre Ergebnisse ein:

rlung: .... Prozent
mkhrispa: .... Prozent
badkan: .... Prozent

Je nach Verteilung der Prozente ergibt sich die Zugehörigkeit zu einem der sieben Konstitutionstypen. Hier einige Beispiele:

- 70 Prozent *rlung*, 20 Prozent *badkan*, 10 Prozent *mkhrispa:* Ihr Konstitutionstyp entspricht *rlung*
- 50 Prozent *rlung*, 50 Prozent *badkan*: Sie sind eine klassische *rlung-badkan* Kombination
- 45 Prozent *rlung*, 55 Prozent *mkhrispa*: Ihr Energietyp heißt *rlung-mkhrispa* mit einer leichten Dominanz von *mkhrispa*
- 40 Prozent *mkhrispa*, 60 Prozent *badkan*: Sie sind ein *badkan-mkhrispa*-Typ mit stärkeren *badkan*-Anteilen
- 33 Prozent *mkhrispa*, 37 Prozent *badkan*, 30 Prozent *rlung:* Sie entsprechen dem Typ *badkan/mkhrispa/rlung*

Wie die Konstitution entsteht

Die Grundkonstitution eines Menschen bleibt das ganze Leben lang bestehen. Sie entsteht schon während der Schwangerschaft der Mutter und wird durch den Energietyp von Spermium und Eizelle sowie durch die Ernährung und Lebensführung der Mutter während der Schwangerschaft festgelegt. Ein Beispiel: Sind Spermie und Ei *mkhrispa*-betont oder ist die Ernährung der Mutter „scharf“ und „heiß“, also *mkhrispa*-begünstigend, wird das Kind mit einer *mkhrispa*-Konstitution geboren. Allerdings bleibt die Dominanz von *mkhrispa* nicht immer gleich stark. Es gibt viele Nuancen im Zusammenspiel der Energien. So wird in unterschiedlichen Lebensphasen, auch Jahreszeiten und sogar innerhalb eines Tages immer wieder die eine oder andere Energie stärker aufwallen – ähnlich wie sich auch unsere Wünsche und Bedürfnisse mit den äußeren Einflüssen ändern, obwohl wir grundsätzlich die gleiche Persönlichkeit bleiben.

Die drei Energien oder Prinzipien sind die Basis für Psyche und Körper eines Menschen. Sie bestimmen über seinen Charakter und seine Instinkte, über seine Vorlieben und Abneigungen, auch über seine Reaktions- und Denkweisen. Wer seinen Typ kennt und darauf seine Ernährung, sein Verhalten und seinen Lebensstil, seine Umgebung und Lebensrhythmen abstimmt, betreibt die wirkungsvollste Gesundheitsvorsorge überhaupt. Auf der anderen Seite zeigt die Typenzuordnung auch körperliche und geistig-seelische Schwachstellen und Gefahren auf. Damit hat jeder Mensch die Möglichkeit, schädliche Einflüsse durch entsprechende Maßnahmen auszugleichen.

Die drei Grundtypen

rlung: Geier, Raben, Füchse

Vom Körperbau her sind diese Menschen eher klein, zart und zierlich, schwach und von den Muskeln her wenig entwickelt. Sie gehen oft nach vorn gebeugt, haben zuweilen einen Rundrücken und hervorstehende Gelenke, die leicht knacken. Ihre Hautfarbe tendiert zum bläulichen. Kälte und Wind vertragen *rlung*-Typen ausgesprochen schlecht, sie mögen auch die Nacht, die Abenddämmerung und starke Hitze nicht. Dafür haben sie eine Vorliebe für Saures, Bitteres, Süßes und Heißes. Sie gähnen oft, haben häufig einen trockenen Mund und schwanken zwischen Hunger und Appetitlosigkeit. Ihr Schlaf ist leicht und sehr störanfällig.

rlung-Menschen besitzen nach tibetischem Verständnis das Wesen der Geier, Raben und Füchse, und ihre Energie wird den Elementen Luft und Raum zugeordnet. Man sagt ihnen nach, daß sie gern lachen und singen, gern reden und zur Schwatzhaftigkeit neigen, aber auch gern streiten, feige sind und ein schlechtes Gedächtnis haben. Sehr typisch ist ihr schwankender, unruhiger, „windiger“ Geist. Sie sind oft ängstlich, leicht besorgt und machen sich viele Gedanken. Die Tibeter sagen, daß *rlung*-Typen nicht sehr alt und nicht sehr reich werden, doch hängt dies natürlich sehr stark von der Rasse, der Lebensführung und den Lebensumständen ab.

Aus medizinischer Sicht haben *rlung*-Menschen eine sogenannte „instabile Verdauungshitze“. Ihre gesundheitlichen Schwachstellen sind also die Verdauungsorgane. Der Dickdarm ist am ehesten gefährdet, ebenso schlägt Streß schnell auf den Magen. Auch das Herz dieses Typus ist gefährdet – es kommt häufiger als bei anderen zu Herz- und Gefäßleiden und weiteren streßbedingten Krankheiten. Insgesamt hat der *rlung*-Typ kalte, unstabile und sehr leichte, wechselhafte Eigenschaften, die von kalt nach heiß wechseln können. Ausgleichend und heilend wirkt alles, was erdet, was schwer, warm und stabil macht.

Günstige Nahrung: Warme, eiweißhaltige, schwerverdauliche Kost – zum Beispiel Fleischbrühe und schwere, gekochte Speisen, etwa Hülsenfrüchte, mit Getreide kombiniert: Couscous mit Kichererbsen oder Reis mit Bohnen. Süßes, Saures und Salziges verträgt *rlung* gut, auch Milchprodukte und milde Gewürze wie Nelken oder

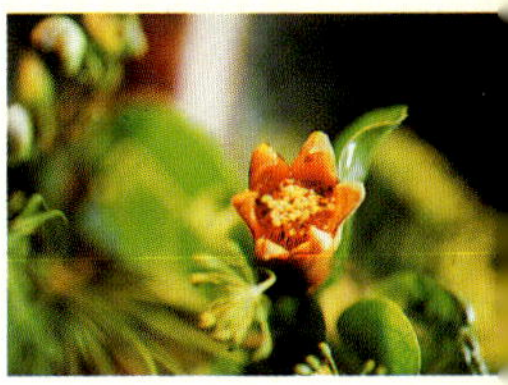

Kurkuma. Bekömmlich sind süße Desserts wie Pudding oder Gebäck, auch ein Glas Wein zum Essen darf sein.
Ungünstige Nahrung: Extrem bittere, scharfe und herbe Nahrung, rohes Obst und Gemüse, besonders Salate aus säurehaltigen Gemüsen, wie zum Beispiel Tomaten, kalte Gerichte wie Halbgefrorenes oder Eis, auch eisgekühlte Getränke, außerdem zu scharf (mit Chili) gewürzte Speisen und aufputschende Getränke wie Kaffee und jede Form von Drogen.
Günstiger Lebensstil, günstiges Verhalten: Schöne und ruhige Wohnatmosphäre, kein Psychostreß, keine Spannungen im Umfeld, Wärme in jeder Form: Gut geheizte Räume, warme Kleidung, angenehme Musik, gelbe Farben, harmonische Unterhaltung mit Freunden. *rlung*-Menschen sollten jedem Bedürfnis ihres Körpers sofort nachgeben. Ein Beispiel: Sofort bei Harn- oder Stuhldrang Blase oder Darm entleeren; Gähnen nicht unterdrükken, bei Hunger sofort etwas essen.

mkhrispa: Tiger und Affe
Vom Körperbau her sind diese Menschen eher mittelgroß und muskulös mit hellen Haaren und heller Haut. Sie haben oft Hunger und Durst, einen gut funktionierenden Stoffwechsel, gute Verdauung und einen gesunden Appetit, und ihr Körper reagiert problemlos auch auf leichte Abführmittel. Auffällig ist, daß diese Menschen leicht schwitzen und einen starken Körpergeruch haben.
Die gesundheitlichen Schwachstellen der *mkhrispa*-Menschen sind Leber, Gallenblase und Dünndarm. Sie neigen aus diesem Grund häufig zu Oberbauchbeschwerden. Auch „heiße" Infektionskrankheiten, Entzündungen und fiebrige Infektionen sind „Spezialitäten" dieses Typs. Sie treten am ehesten bei Trockenheit und Hitze auf, außerdem um die Mittagszeit, um Mitternacht und im Herbst.
mkhrispa wird dem Element Feuer zugeordnet, und dieses erklärt auch die typischen Wesenszüge dieses Menschen: Sie haben eine hervorragende Auffassungsgabe, einen klaren Verstand und sind sehr überzeugend. Außerdem gelten sie als kühn, mutig, selbstbewußt, abenteuerlustig, akrobatisch, tollkühn und risikofreudig – ähnlich den Tigern und Affen. Die andere Seite ihres feurigen Temperaments ist, daß sie schnell zornig und eifersüchtig werden und zu cholerischen Anfällen neigen. Dem feuerbetonten *mkhrispa*-Typ ordnet man die Eigenschaften heiß, trocken und ölig zu. Zum Ausgleich braucht er Feuchtigkeit und Kälte – in der Nahrung, im Klima und in der Therapie.
Günstige Nahrung: Rohkost und Obst in jeder Form und Variation, kühle Getränke, kaltes Wasser, die Beendigung der Mahlzeit mit Halbgefrorenem, Eis oder Obst.
Ungünstige Nahrung: Alkohol und Kaffee, zuviel Fleisch, Fritiertes, zuviel Öl und Fett, scharfe Gewürze.
Günstiger Lebensstil, günstiges Verhalten: Feuchtes, kühles Klima, winterliche Temperaturen. Ein optimaler Aufenthaltsort wäre ein von schattenspenden Bäumen umgebener Wasserfall. Geistige und körperliche Ruhe gleichen viel vom Feuer der *mkhrispa*-Menschen aus. Sie sollten nicht in heißen Ländern Urlaub machen, sondern in kühlen, nordischen Gefilden, zum Beispiel an der Nordsee. Heiße Bäder und Sauna gilt es ebenso zu vermeiden wie Streß, plötzliche, starke Körperarbeit, intensive geistige Anstrengung und insgesamt zu viele Aktivitäten. Als besonders schädlich gelten Sonnenbäder. Nach Möglichkeit soll dieser „heiße" Energietyp viel kalt duschen und Kaltwassertherapien machen.

Welcher Typ sind Sie?

Kreuzen Sie zu jedem Merkmal eine der drei Antwortmöglichkeiten an.

Merkmale	*rlung*	*mkhrispa*	*badkan*
Körpergröße	☐ sehr groß oder sehr klein	☐ durchschnittlich	☐ klein
Körperbau	☐ feingliedrig	☐ durchschnittlich	☐ grobgliedrig
Neigung zu	☐ Untergewicht	☐ Idealgewicht	☐ Übergewicht
Schultern	☐ schmal	☐ durchschnittlich	☐ breit
Hüfte	☐ schmal	☐ durchschnittlich	☐ breit
Brust	☐ flach	☐ normal entwickelt	☐ voll entwickelt
Haut	☐ rauh und trocken	☐ schimmernd	☐ weich und glatt
Haut	☐ kalt	☐ warm	☐ kühl
Haut	☐ bräunlich	☐ rötlich	☐ weiß
Schweiß	☐ wenig, geruchlos	☐ viel, stark riechend	☐ normal, angenehm
Kopfhaar	☐ trocken	☐ leicht fettig	☐ ölig
Kopfhaar	☐ lockig	☐ gerade	☐ gewellt
Kopfhaar	☐ durchschnittlich	☐ fein	☐ kräftig
Kopfhaar	☐ schuppig	☐ früh ergraut	☐ gesund
Haarfarbe	☐ schwarz	☐ blond, rot, hellbraun	☐ braun bis dunkelbraun
Gesichtshaut	☐ faltig	☐ gerötet	☐ glatt
Nägel	☐ brüchig	☐ biegsam	☐ kräftig
Nägel	☐ bläulich	☐ rosig	☐ bleich
Augen	☐ klein	☐ durchschnittlich	☐ groß
Augen	☐ trocken	☐ gerötet	☐ feucht
Augen	☐ unruhig	☐ durchdringend	☐ leuchtend
Augen	☐ blau, grau	☐ hell	☐ bleich
Nase	☐ klein	☐ durchschnittlich	☐ groß
Nase	☐ schmal, schief	☐ gerade, spitz	☐ fleischig, stumpf
Zähne	☐ klein, nicht gerade	☐ mittel, gerade	☐ groß, gerade
Lippen	☐ schmal, trocken	☐ durchschnittlich, rot	☐ voll, feucht
Finger	☐ schmal, lang,	☐ spitz, mittel	☐ breit, kurz
Füße	☐ klein, schmal	☐ mittel	☐ groß, breit
Füße und Hände	☐ kalt und trocken	☐ heiß, verschwitzt	☐ kühl, feucht
Venen	☐ gut sichtbar	☐ schwach sichtbar	☐ nicht sichtbar
Fettpolster	☐ um die Taille	☐ gleichmäßig verteilt	☐ um Schenkel und Po
Muskulatur	☐ schwach entwickelt	☐ athletisch	☐ ausgeprägt, fett
Aktivität	☐ hyperaktiv	☐ normal aktiv	☐ wenig aktiv
Gang	☐ eher schnell	☐ mittel	☐ eher langsam
Energie	☐ schnelle Energie, keine Ausdauer	☐ Energie und Ausdauer	☐ langsame Energie, aber ausdauernd

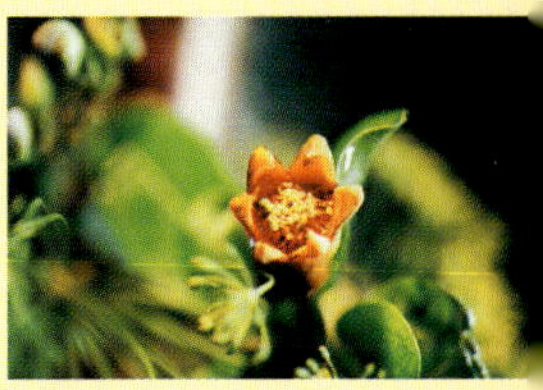

Merkmale	*rlung*	*mkhrispa*	*badkan*
Stimme	☐ schwach, leise, rauh	☐ hoch, schneidend	☐ angenehm, tief
Schlaf	☐ leicht und störbar	☐ tief, intensiv	☐ lang, fest
Träume	☐ angstvoll, vom Fliegen, Springen	☐ leidenschaftlich, von Farben, Feuer	☐ romantisch, ☐ von Wasser, Meer
Sprache	☐ schnell, viel, schwatzhaft	☐ klar, geistreich, eloquent	☐ ruhig, melodisch
Menstruation	☐ unregelmäßig, schmerzhaft	☐ regelmäßig, stark	☐ regelmäßig, normal
Urin	☐ wenig	☐ viel, brennend	☐ mäßig, trübe
Stuhl	☐ trocken, dunkel, hart	☐ ölig, gelblich, locker	☐ fest, gut geformt
Verdauung	☐ empfindlich, störbar	☐ gut	☐ schlecht
Kreativität	☐ ausgeprägt, phantasievoll	☐ erfinderisch, technisch und wissenschaftlich	☐ eher im beruflichen Bereich
Konzentration	☐ schlecht	☐ ausgezeichnet	☐ mittelmäßig
Gedächtnis	☐ Kurzzeit gut, Langzeit schlecht	☐ ausgezeichnet	☐ Langzeit gut, Kurzzeit schlecht
Entschlußkraft	☐ problematisch	☐ schnell, sicher	☐ langsam, vorsichtig
Auffassung	☐ oberflächlich	☐ schnell	☐ langsam, gründlich
Glaube	☐ unstet, wechselhaft wie der Wind	☐ fanatisch, intensiv	☐ unerschütterlich
Umgang mit Geld	☐ verschwenderisch	☐ methodisch	☐ sparsam
vorw. Geldausgabe	☐ für Belangloses	☐ für Luxus, Vergnügen	☐ für Essen, Investitionen
Geschäftssinn	☐ schlecht, aber gute Ideen	☐ guter Verkäufer, kann Ideen gut umsetzen	☐ ausgezeichnete Führungskraft
Ich bin eher	☐ furchtsam, ängstlich	☐ kühn, draufgängerisch	☐ liebevoll
Ich bin eher	☐ schüchtern	☐ eifersüchtig	☐ fürsorglich
Ich bin eher	☐ leichtgläubig	☐ ehrgeizig	☐ lethargisch
Ich bin eher	☐ chaotisch	☐ reizbar	☐ friedfertig
Ich bin eher	☐ nervös	☐ neidisch	☐ nachgiebig
Ich bin eher	☐ depressiv	☐ provokativ	☐ sentimental
Ich bin eher	☐ neurotisch	☐ charismatisch	☐ konservativ
Ich bin eher	☐ ohne Selbstvertrauen	☐ egoistisch	☐ selbstzufrieden
Ich bin eher	☐ intuitiv	☐ praktisch	☐ verträumt
Ich bin eher	☐ labil	☐ jähzornig	☐ großzügig
Ich bin eher	☐ übersensibel	☐ intolerant	☐ geizig
Ich neige zu	☐ Nervosität	☐ Magenproblemen	☐ Atemwegsschleim
Ich neige zu	☐ schlechter Durchblutung	☐ Bluthochdruck	☐ hohem Cholesterin
Ich neige zu	☐ Rheuma/Arthritis	☐ Akne	☐ Erkältungen
Ich neige zu	☐ steifen Gliedern	☐ Zahnfleisch-/Nasenbluten	☐ Atembeschwerden
Durst	☐ veränderlich	☐ sehr viel	☐ wenig
Appetit	☐ veränderlich	☐ stark	☐ wenig
Ich hasse	☐ jede Form von Kälte	☐ starke Hitze	☐ vertrage beides

badkan: Löwe und Stier

Der *badkan*-Typ hat einen sehr kräftigen Knochenbau, einen gut entwickelten, „kühlen" Körper mit dicker Haut. Seine Gelenke sind oftmals kaum sichtbar. Diese Typen haben meist eine recht aufrechte Körperhaltung, sind robust und recht widerstandsfähig, verfügen über eine gute Konstitution und gelten als belastbar. Hunger und Durst können sie mehrere Tage lang aushalten. Auffallend ist der „gesegnete" Schlaf dieser Menschen. Sie schlafen fest und tief, und wenn es ihnen nicht gutgeht, entwickeln sie ein ausgeprägtes Schlafbedürfnis. Ihre „Verdauungshitze" ist eher schwach und langsam, entsprechend träge die Verdauung. Sie essen gerne scharf, bitter und herb.

badkan gehört zu den Elementen Erde (*ba*) und Wasser (*kan*), und aus dieser Zuordnung ergeben sich die körperlichen Schwachstellen: Wasseransammlungen (Ödeme), also Schwellungen im Gesicht, an Händen und Füßen, aber auch anfällig für die typischen „Schleim"krankheiten wie Asthma oder verschleimte Nasennebenhöhlen. Lunge, Atemwege, Nieren, Magen und Milz gehören ebenfalls zu den anfälligen Organen. Ein weiteres Problem ist ihre Neigung zur Korpulenz, aus der sich Stoffwechselkrankheiten wie Diabetes entwickeln können.

Vom Wesen her ist der *badkan*-Mensch tolerant, ruhig, freundlich und altruistisch, außerdem loyal, rücksichtsvoll und gehorsam; er neigt zur Schüchternheit. Die Tibeter ordnen diesen Charakterzügen die Tiere Löwe und Stier zu. Außerdem sagt man vom *badkan*-Typ, daß er sehr alt und sehr reich wird, doch wie beim *rlung*-Typ ist auch diese Aussage relativ zu verstehen. *badkan* hat die Eigenschaften kühl und feucht. Nahrungsmittel und Therapien sollten deshalb die Eigenschaften warm und trocken besitzen.

Günstige Nahrung: Gekochtes, warmes Essen ohne Sauce, zum Beispiel leicht gekochtes Gemüse mit frischen Kräutern. Ein gutes Mittel ist Ingwerpulver – als Tee und als Gewürz.

Ungünstige Nahrung: Alles, was feucht und kalt ist: kalte Salate, Rohkost, fette Speisen, Saucen, Fritiertes, stärkehaltige Gemüse wie Hülsenfrüchte. Auch Wurzelgemüse wirkt, selbst gekocht, im Körper kalt. Suppen, zuviel trinken beim Essen. Besser: nach dem Essen ein Glas gekochtes Wasser.

Günstiger Lebensstil, günstiges Verhalten: Trockenes, warmes Klima. Viel Aktivität ins Leben bringen. Vor allem nach den Mahlzeiten viel Bewegung, keinen Nachmittagsschlaf. Als körperliche Übungen für den *badkan*-Typ empfehlen tibetische Ärzte Niederwerfungen, wie sie von den Buddhisten bei der Umschreitung heiliger Stätten praktiziert werden.

Die vier Kombinationstypen

Menschen, bei denen zwei Energien dominieren oder bei denen alle drei Energien gleichmäßig verteilt sind, sollten ihr Verhalten und ihren Lebensstil auf diese Kombinationen einstellen. Hier einige Anhaltspunkte:

rlung-badkan – kühl und wechselhaft

Dieser Menschentyp ist oft mittelgroß, schlank, gutgebaut und leicht nervös, vom Wesen her meist tolerant und etwas träge. Bestimmte Eigenschaften deuten auf eine Dominanz der einen oder anderen Energie hin, und daraus ergeben sich dann die entsprechenden Empfehlungen. Starke Gewichtsschwankungen lassen auf eine Dominanz von *rlung* schließen, ein gleichmäßiges Gewicht auf mehr *badkan*. Grundsätzlich gilt hier: Alles Kalte verstärkt die *badkan*-Energie, und dies wiederum läßt auch die wandelbare *rlung*-Ener-

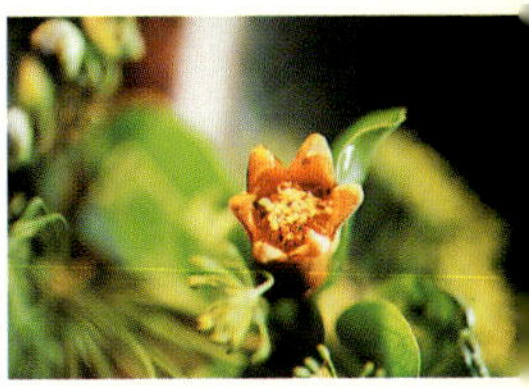

gie ansteigen, die jede andere Energie verstärkt. Deshalb warme Nahrung, Heilmittel und Orte bevorzugen. Bezüglich Nahrung und Lebensstil kann dieser Typ je nach Bedürfnis aus den Empfehlungen für *rlung* oder *badkan* schöpfen. Bei gesundheitlichen Störungen jedoch sollte man die für *badkan* bestimmten Heilmittel nehmen, Ernährung und Lebensstil hingegen auf den *rlung*-Typ abstimmen. Konkret könnte dies heißen: nicht zu schwer essen, keinen Kaffee, eher leichte Kost und viel abgekochtes warmes Wasser trinken. Sesamöl, Honig und Fisch sind einige empfehlenswerte Nahrungsmittel. Kräftig gebaute *rlung-badkan*-Menschen, die schnell nervös werden, sollten zum Ausgleich häufiger fasten und für viel Bewegung sorgen. Schlanken und ruhigen Naturen ist Fasten nicht zuträglich.

rlung-mkhrispa – die „heiße" Persönlichkeit
Viele Menschen dieser Kombination sind körperlich sehr stark und aktiv und stecken voller Energie. Vom Wesen kann man diese Menschen durchaus als selbstbewußt bezeichnen, allerdings durch die Hitze auch als leicht aufbrausend und aggressiv. Die *rlung*-Anteile machen zusätzlich ruhelos und lassen diese Menschen ihre Meinung schnell ändern. Auch geben sie oftmals Versprechungen, die sie nicht einhalten. Insgesamt reden sie am liebsten über sich selbst und neigen zu Kopfschmerzen und Schwindel. Meist haben Menschen dieses Typs eine gute Verdauungshitze. Wenn *mkhrispa* stärker dominiert, schwitzt man viel, bei *rlung*-Dominanz kommt es manchmal zu Verstopfung. Auch bei dieser Kombination verstärkt *rlung* die vorhandene Tendenz, in diesem Fall die Hitze. Dies bedeutet grundsätzlich: kühle Nahrung, Heilmittel und Orte bevorzugen, keine Sonne, keine „heißen" Gewürze. Auch im Krankheitsfall verstärkt *rlung* die heiße Energie – es kommt also sehr leicht zu Entzündungen, Fieber und fiebrigen Infekten. Fieber gilt als klassische *rlung-mkhrispa*-Krankheit. *rlung* symbolisiert die Kälte (das Frösteln), die man vor Ausbruch des Fiebers spürt, und die Schwäche und Mattigkeit danach. Im Anfangsstadium, wenn man fröstelt und sich elend fühlt, sollte man *rlung*-Nahrung zu sich nehmen und zusätzlich die für *mkhrispa* geeignete Medizin. Wenn das Fieber trotzdem weiter steigt, kommen ausschließlich die Nahrungs- und Heilmittel für *mkhrispa* in Frage.

mkhrispa-badkan – eine Heiß-kalt-Kombination
In unserer Denkweise würden wir diese Persönlichkeit normalerweise als widersprüchlich und schwierig einschätzen, weil sich hier die beiden gegensätzlichen Eigenschaften kalt und heiß vereinen. Die tibetische Medizin sieht das ganz anders. Wenn beide Pole gleich stark sind, ergibt sich Harmonie. Der *mkhrispa-badkan*-Typ gilt als

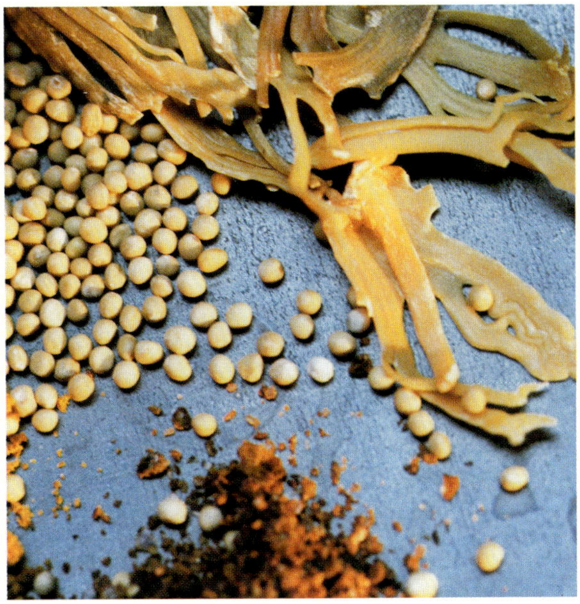

weitgehend ausgeglichen. Er kann zum Beispiel eine bedächtige Art und ein stabiles, vertrauenswürdiges (*badkan*-)Wesen haben und trotzdem körperlich sehr aktiv (*mkhrispa*) sein. Eine andere Kombination ist ein feuriges und mitunter aggressives (*mkhrispa*-)Temperament, das in einem eher trägen und korpulenten (*badkan*-)Körper steckt. Grundsätzlich gilt für diese Energiemischung: Alles sollte moderat sein – also Nahrung, Heilmittel und Orte bevorzugen, die weder zu kalt noch zu heiß sind. Konkret könnte das bedeuten: lieber lauwarm baden und lauwarmes Wasser trinken, in gemäßigtem Klima leben, nicht in der heißen Sonne braten, keine zu scharfen Gewürze essen. Bei der Wahl der Nahrungsmittel sollte man sich nach der individuellen Verdauung richten. Funktioniert sie gut, kommt eher kühlende *mkhrispa*-Nahrung in Frage, bei trägem Darm eher die wärmende *badkan*-Kost.

mkhrispa-rlung-badkan – die Harmonie in Person

Dieser aus allen drei Energien zusammengesetzte Mischtyp kommt sehr selten vor. Er gilt aber als der ausgewogenste, weil er eine harmonische Verbindung aller drei Prinzipien in sich trägt. Aus dieser Mischung entsteht laut tibetischer Heilkunde eine optimale Persönlichkeit: ein Mensch mit ausgeglichenem Wesen, der körperlich und geistig nicht ernsthaft krank wird und über genügend Fähigkeiten verfügt, um seine Ziele zu erreichen. Die große Qualität dieser Dreier-Energiekombination scheint vor allem in ihrer Anpassungsfähigkeit und Flexibilität zu liegen. Menschen dieses Typs sind äußerst belastbar und werden sehr gut mit Streß fertig. Sie können schwierige Situationen meistern. In der Frage nach bevorzugten Lebensmitteln, Heilmitteln und Lebensstil kann sich der *mkhrispa-rlung-badkan*-Typ ganz den äußeren Umständen wie Wetter oder Jahreszeit anpassen und seinen Bedürfnissen entsprechend leben. Weitere Anhaltspunkte könnte die Verdauungshitze geben: Ist sie stark, empfehlen sich mitunter *mkhrispa*-Nahrung und Lebensstil, ist sie wechselhaft, helfen die *rlung*-Empfehlungen und bei träger Verdauung die *badkan*-Vorschläge.

Schwere und leichte Krankheiten

Seinen Schwachstellen entsprechend tendiert der *rlung*-Energietyp zu *rlung*-Krankheiten, der *mkhrispa*-Typ zu *mkhrispa*-Krankheiten und der *badkan*-Typ zu *badkan*-Krankheiten. Solche Leiden sind meist schwer und sehr tiefgreifend, weil sie ja an der Natur des Menschen, sozusagen am Kern seines Wesens ansetzen. Doch es gibt auch Formen von Krankheit, die nicht mit dem Konstitutionstyp übereinstimmen. Zum Beispiel kann eine *rlung-badkan*-Persönlichkeit durchaus *mkhrispa*-Krankheitssymptome entwickeln, beim *mkhrispa*-Typ können *rlung*-Beschwerden auftreten und beim *rlung*-Typ *mkhrispa-badkan*-Krankheiten. Solche Störungen sind weniger schwerwiegend, weil es sich um „äußere" Symptome handelt, die die eigentliche Natur des Menschen nicht betreffen. Um diese Krankheiten zu behandeln, verordnen die Ärzte Medikamente, die auf den Energietyp abgestimmt sind, und Nahrung, die auf die Kalt-heiß-Qualität der Symptome paßt. Treten beim kühlen *rlung-badkan*-Typ zum Beispiel heiße *mkhrispa*-Symptome wie Fieber auf, ordnet der Arzt dies als eine kalte Krankheit mit heißen Symptomen ein. Er verschreibt Pillen für *rlung* oder *badkan* und verordnet eine *mkhrispa*-Diät. Allein an diesem Beispiel zeigt sich die Differenziertheit der tibetischen Heilkunst.

SELBSTBEHANDLUNG VON A BIS Z

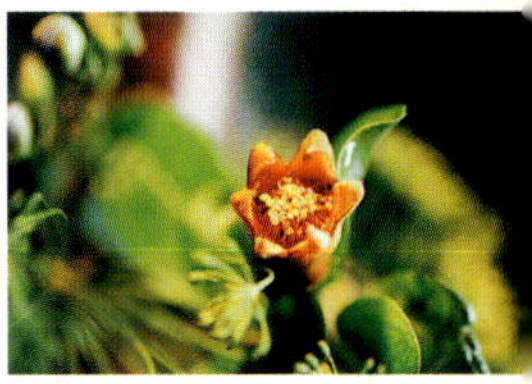

Arthritis

Gestörte Körperenergie: *badkan*, oft auch *rlung*
Gestörte Elemente: Wasser und Erde, eventuell Luft
Wegen der extremen Kälte im Himalaja leiden viele Tibeter unter Arthritis.

- ***Diätempfehlungen***

Vermeiden: Altes, ranziges, saures, öliges, schweres Essen wirkt bei Arthritis wie „Gift". Außerdem schlecht: Salz, Kartoffeln, Kraut.
Empfehlenswert: Reis, geröstete Gerste, Erbsen, Löwenzahnblätter, Buttermilch und Yoghurt aus Kuhmilch, kaltes, abgekochtes Wasser, leichte Nahrung, auch Wein mit etwas Honig.
Gewürze, die Sie bei Arthritis häufig und reichlich verwenden dürfen: Zimt, Ingwer, Honig, Granatapfel, Langkornpfeffer, Safran, Koriander, schwarzer Pfeffer.
Bei chronischer Arthritis ist die folgende Rettichtherapie ein äußerst erfolgreiches tibetisches Heilmittel: Am Abend den tibetischen Rettich (man kann auch den bei uns üblichen weißen Rettich nehmen) schälen, in kleine Stücke schneiden und in ein sauberes Baumwolltuch einwickeln. Das Tuch wringen, bis der Rettichsaft austritt. Den Saft in einem Glas auffangen und die oben schwimmenden Blasen entfernen. Mehrmals das Tuch auswringen, den Saft ins Glas laufen lassen und die Luftblasen abschöpfen. Den Saft an einem kühlen, dunklen Platz über Nacht stehenlassen. Am nächsten Morgen eventuell noch etwas gemahlenen Bockshornklee hinzufügen und dann pur auf nüchternen Magen trinken.

- ***Verhalten***

Vermeiden: Alles, was dem Körper Kühle zuführt, im Winter niemals zuwenig bekleidet ins Freie gehen. Im Sommer nicht in die pralle Sonne legen, nicht am Feuer sitzen, nicht tagsüber schlafen, nasse oder feuchte Orte streng vermeiden.
Ratsam: Gymnastik, Füße sollten immer warm gehalten werden, ebenso die Hüften und der Lendenbereich.

- ***Therapien***

– Physiotherapie
– Baden in heißen Quellen (auch Thermalbäder)
Tibetische Medizinalkräuter, die die Tibeter als Badezusatz verwenden: *shugpa, balu, tsadh, khenpa, yombu*. Diese Pflanzen wachsen nur im Himalaja. Sie sind ausschließlich unter ihren tibetischen Namen bekannt.

Asthma

Gestörte Körperenergie: *badkan*
Gestörte Elemente: Wasser und Erde
Bronchialasthma ist hauptsächlich auf *badkan*-Störungen zurückzuführen. Allergisches Asthma hingegen meistens auf *rlung*-Probleme. In diesem Fall sollte man alles vermeiden, was die *rlung*-Energie verstärkt

- ***Diätempfehlungen***

Ganz vermeiden: Kalte Nahrung, kalte Getränke, Bananen, Avocado, Gebratenes und Geröstetes, Eiscreme.
Reduzieren: Milchprodukte, Süßes, Öliges, Weißbrot, Weißmehlprodukte.
Empfehlenswert: Warmes, abgekochtes Wasser, vor allem nach dem Essen, Ingwertee, Ziegenmilch, Vollkornprodukte.

- ***Verhalten***

Empfehlenswert: Atemübungen, Joggen, Schwimmen, Fasten (wenn übergewichtig), öfter kleine Portionen essen.
Nicht ratsam: Zuviel essen, in der Sonne arbeiten, Streß, stark belastete Luft.

- ***Therapien***

– Sehr hilfreich ist die folgende milde Hitzetherapie, die bereits im *rGyudbzhi* erwähnt ist:

1 Teelöffel Sesamöl
$^1/_2$ Teelöffel Muskatpulver
$^1/_2$ Teelöffel gelbes Kumin
1 Stück dünnen Verbandmull aus Baumwolle,
1 Stück Draht

Den Muskat und das Kumin vermischen und in den Verbandmull einwickeln, einen kleinen Ball formen und mit etwas Draht umwickeln. Das Sesamöl erhitzen, dann den Ball hineintauchen, bis er sich mit dem heißen Öl vollgesogen hat. Den Ball auf den Akupressurpunkt in der Brustmitte genau zwischen den Brustwarzen auftragen und so lange dort lassen, bis er sich abgekühlt hat. Bei Bedarf wieder in heißes Öl eintauchen und wiederholen.

– Schröpftherapie auf Rücken und Brust (sollte nur vom Arzt oder Heilpraktiker gemacht werden)

Bronchitis

Gestörte Energien: *mkhrispa, badkan*
Gestörte Elemente: Feuer, Wasser, Erde

Aufgrund der gleichzeitigen Entzündung und Verschleimung definiert die tibetische Medizin die Bronchitis als kombinierte *mkhrispa-badkan*-Krankheit.

● ***Diätempfehlungen***

Vermeiden: Gebratenes Essen, Fette, „wärmerzeugendes" Fleisch wie Huhn, Lamm oder Schwein, auch alten Käse (z. B. alten Gouda) und „altes Fleisch", womit auch zum Beispiel abgehangene Wurst wie Salami gemeint ist.

Ratsam: Essen Sie viel frisches Obst, besonders Trauben. Verwenden Sie Gewürze und Heilpflanzen wie Safran, Süßholzwurzel (Lakritzenwurzel), Sandelholz, Gewürznelke, Zimt, Färberdistel und die tibetische Myrobalane *Arura terminalia*. Achten Sie auch darauf, daß Ihre Nahrungsmittel frisch sind – zum Beispiel Butter und Fleisch (Dieser Ratschlag mag uns vielleicht merkwürdig erscheinen, bei den Tibetern kommt es jedoch häufiger vor, daß sie nicht mehr ganz frisches Fleisch oder ältere, teils ranzige Butter zum Kochen verwenden.)

Ein tibetisches Teerezept gegen Bronchitis besteht aus der Frucht einer Pflanze namens *tarbu* und Sanddornfrüchten. Beide Früchte sind auch in verschiedenen Kräuterpillen gegen Bronchitis enthalten. Sie heißen „Tsowo 8", „Tsowo 25", „Pangyen 15", „Chugang 25" und „Lingun 11". Achtung: Es ist nicht ratsam, diese Rezepturen eigenmächtig zu nehmen, da sie individuell auf den Energietyp abgestimmt werden müssen.

Ein Teerezept aus hier erhältlichen Kräutern: Mischen Sie das Pulver aus Gewürznelken, Süßholzwurzel und Zimt zu gleichen Teilen. Ein Teelöffel davon mit einer Tasse Wasser überbrühen.

● ***Therapien***

– Akute Bronchitis behandeln tibetische Ärzte mit Schröpfen.

– Bei chronischer Bronchitis empfiehlt die tibetische Heilkunde folgende Maßnahmen: regelmäßige Fastentage, Atemübungen, vor allem am Morgen, und hin und wieder eine Darmreinigung mit Abführmitteln. Fragen Sie hierzu Ihren Arzt.

Durchfall

Gestörte Körperenergie: *rlung/mkhrispa*
Gestörtes Element: Luft

Meist handelt es sich um eine Kältekrankheit.

● ***Diätempfehlungen***

Vermeiden: Alle Nahrungsmittel mit kühlenden Eigenschaften.

Empfehlenswert: Ein Gläschen Kräuterschnaps. Wenn die Beschwerden auf schwache Verdauungshitze zurückzuführen sind, hilft entweder fasten oder ein Porridgegetränk nach folgendem

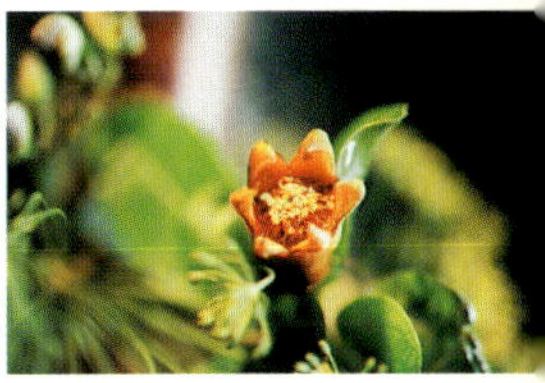

Rezept: Ein paar Gerstenflocken rösten und mit einer Tasse Wasser aufkochen; etwas Lammfleisch und eine Prise Ingwerpulver dazugeben und dann als Suppe trinken. Nehmen Sie reichlich warmes, abgekochtes Wasser zu sich.

Ein anderes Rezept ist „Reis-Porridge": 1 Teelöffel weißen Reis in zwei Tassen Wasser weich kochen. Den Reis zu Brei zerdrücken, etwas Butter aus Schafsmilch zugeben und zur Geschmacksverbesserung mit etwas Salz und Zucker würzen.

- *Verhalten*

Vermeiden: Alles, was dem Körper Kühle zuführt oder ihn auskühlt: Ventilator, nackt oder leicht bekleidet herumgehen.

Ratsam: Einen Gürtel aus Tierfellen oder ein warmes Tuch um den Bauch legen.

- *Therapien*

– Wenn die Beschwerden auf eine Kältekrankheit im Darm zurückzuführen sind, hilft jede milde Hitzetherapie. Die Tibeter heizen beispielsweise einen flachen Stein im Kohleofen auf und legen ihn auf den Nabel.

– Bei starkem Durchfall besteht die Gefahr, daß der Körper zuviel Flüssigkeit verliert. Gegen diese Dehydration gibt es ein sehr altes tibetisches Rezept, das aus dem *rGyudbzhi* überliefert ist: „Weiße Therapie" (weiß bezieht sich auf die Milch). 1 Teelöffel alte Butter aus Schafsmilch schmelzen, 4 Teelöffel geröstetes Gerstenmehl (*tsampa*) hinzufügen, zusammen mit $^1/_2$ Tasse Milch gut kochen lassen, dann 1 Messerspitze Ingwerpulver und eine Messerspitze Steinsalz zugeben und aus dem Gemisch eine Paste herstellen. Diese Paste sollte man morgens und abends, aber jedesmal frisch zubereitet, essen. Zur *Geschmacks*verbesserung ist $^1/_2$ Teelöffel Zucker erlaubt.

– Eine tibetische Kräuterpille, die gegen Durchfall hilft, heißt „Sedu 5". Fragen Sie einen tibetischen Arzt.

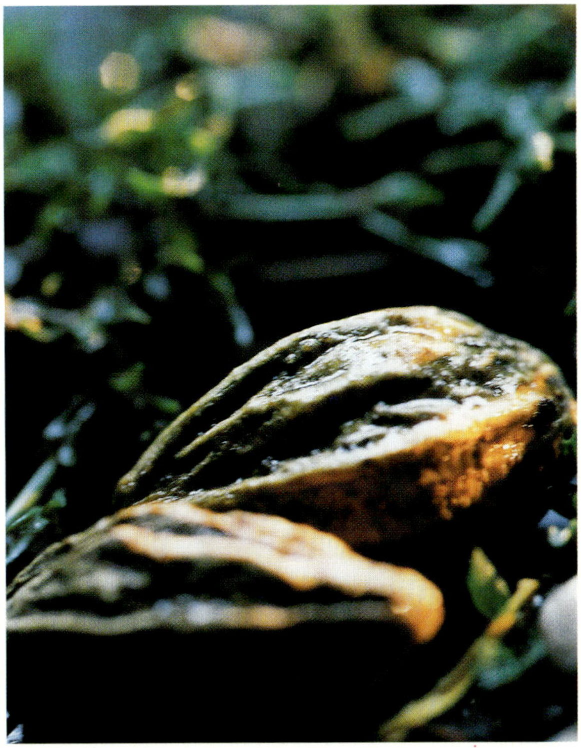

Ekzeme

Gestörte Körperenergie: *rlung/badkan*

Gestörte Elemente: Luft, Wasser, Erde

Die meisten ekzematösen Hautprobleme haben innerliche Ursachen und sind chronisch. Dies sind klassische *badkan*-Themen. Die Hauterscheinung an sich ist eine *rlung*-Problematik. Beides zusammen ergibt die *rlung-badkan*-Kombination.

- *Diätempfehlungen*

Vermeiden: Saure Nahrungsmittel wie Essig oder essigsaure Gemüse wie Mixed Pickles, Eier, fermentiertes Obst oder Gemüse, Dosenobst, Alkohol, Bier, alten Käse (z. B. Gouda), scharfe Gewürze, Schweinefleisch.

Reduzieren: Fette, Fleisch.

Empfehlenswert: Frisches Obst.

• *Verhalten*
Vermeiden: Streß.
Ratsam: Die betroffenen Hautstellen trocken halten, nicht lange baden, nicht viel ins Schwitzen kommen, zum Beispiel bei Sport oder Sauna.
• *Therapien*
– Die „Sorig-oinment"-Creme wurde im Tibetan Medical & Astro Institute in Dharamsala speziell gegen Ekzeme und Hautausschläge jeder Art entwickelt. Die Salbe besteht aus zwölf tibetischen Medizinalkräutern und gilt als ausgezeichnet wirksam. Man kann sie bedenkenlos auf nässende Hautareale auftragen. Morgens und abends die befallenen Stellen damit einreiben.
– Tibetische Ärzte verordnen gegen Ekzeme neben der Oinment-Salbe meist drei Arten von Pillen. Sie heißen „Gurgum 13", „Pokar 10" und „Nila". Von „Gurgum 13" nimmt man morgens 3, von „Pokar 10" mittags 3 und von „Nila" abends 3 Stück ein.

Erkältung

Gestörte Körperenergie: *rlung/khrispa*
Gestörte Elemente: Luft, Feuer
In der tibetischen Heilkunde gilt eine Erkältung als Störung der Energie und des Immunsystems. Die wichtigste Heilmaßnahme: Alles Kalte vermeiden, sonst steigt die *rlung*-Energie noch weiter an.
• *Diätempfehlungen*
Vermeiden: Kalte Nahrung, Rettich, Knoblauch.
Reduzieren: Zwiebeln.
Empfehlenswert: Abgekochtes, warmes Wasser, warme Nahrung.
Täglich eine Tasse „Sorig-Tea". Dieser Tee aus tibetischen Kräutern hilft unter anderem auch gegen Erkältungen. Er wird im Medical & Astro Institut in Dharamsala hergestellt und ist auch dort zu bestellen (Bestelladresse im Adressenteil, Seite 155).
• *Verhalten*
Vermeiden: Kalt duschen, zu leichte Bekleidung.
Ratsam: Champa-Tanz. Ein Tanz, der den Lama-Tänzen ähnlich ist: Der ganze Körper wird dabei durchgeschüttelt, speziell auch der Abwehrmechanismus (wach-)gerüttelt.

Gallensteine

Gestörte Energie: *mkhrispa*
Gestörtes Element: Feuer
Gallensteine machen sich sehr schmerzhaft bemerkbar. Die Betroffenen haben rechts vom Nabel Schmerzen und bei großen Steinen auch in Brust und Rücken. Manchmal verfärben sich Haut und Augen gelblich.
• *Diätempfehlungen*
Vermeiden: Sehr wichtig ist, nicht zuviel zu essen. Nehmen Sie lieber öfter kleine Portionen zu sich. Verzichten Sie nach Möglichkeit auf Salz, Fett, öliges Essen, Fleisch, vor allem von Huhn und Schwein, und auf Eier.
Empfehlenswert: Orangen, Zitronen, Äpfel, Zuckerrübensirup und folgende Gewürze und Kräuter: Safran, Gelbwurzel (Kurkuma), Färberdistel, Berberitzenwurzel und eine tibetische Tarantart mit dem botanischen Namen *Swertia chiryata*.
• *Therapie*
Tibetische Ärzte haben die Erfahrung gemacht, daß kleinere Gallensteine mit den folgenden Kräuterrezepten verschwinden: „Serdog 5", „Serdog 11", „Triche 7". Für alle Pillen brauchen Sie eine ärztliche Verschreibung

Hämorrhoiden

Gestörte Körperenergie: meist *rlung*, manchmal *mkhrispa*
Gestörte Elemente: Wind, Feuer

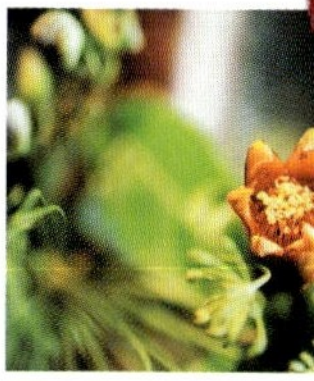

Diätempfehlungen

ermeiden: Scharfe Gewürze wie Chili, Nahrung on sehr saurem *Geschmack*, Bananen.

eduzieren: Öl, Gewürze.

atsam: Viel Buttermilch trinken, Reis und gekoch-es Gemüse, Linsen- und Fleischsuppe.

Verhalten

ermeiden: Viele Stunden sitzen, reiten, weiche itze, Pressen beim Stuhlgang, Einläufe zur Darm-einigung, Verstopfung vermeiden.

Therapie

Ein vielgepriesenes tibetisches Heilmittel gegen ämorrhoiden: Buttermilch trinken, und zwar so iel wie möglich. Einfache, nicht blutende Hä-orrhoiden bilden sich zurück, heißt es.

Eine häufig gegen Hämorrhoiden verschriebe-e tibetische Arznei heißt „Emblica ribes 9".

Sesamtherapie: Kochen Sie 1/2 Tasse Reis in ei-em Topf mit 2 Tassen Wasser, bis das Wasser eiß wird. Sieben Sie den Reis ab, und nehmen e nur das Reiswasser. Geben Sie 1 Teelöffel Zuk-er, 5 Teelöffel Sesamsamen und 1 Glas Milch da-u. Lassen Sie das Ganze eine Weile kochen – glich eine Trinkschale voll warm trinken.

Hoher Blutdruck

estörte Körperenergie: *rlung*

estörte Elemente: Luft mit „Feuer"-Symptomen

Diätempfehlungen

anz vermeiden: Salz, öliges Essen, Gebratenes, lkohol, Kaffee, Schwarztee.

eduzieren: Fleisch (außer Rind und Fisch), But-r, Fette, Ingwer, Lakritze, scharfen Pfeffer, schar-Gewürze.

mpfehlenswert: Vegetarische Kost, fasten, kühlen-e Nahrung, Knoblauch (reduziert *rlung*), viel mit uskatnuß würzen, Tee aus (tibetischen) Arura-rüchten (siehe Pflanzenporträts, Seite 60).

- *Teerezept gegen hohen Blutdruck*

Debu sumthang – Dekokt aus drei Früchten (Zutaten bei uns kaum erhältlich)

Zutaten: Arura (*Terminalia chebula*), Kyuru (*Emblica officinalis*), Baru (*Terminalia belerica*).

Alle Kräuter zu gleichen Teilen mischen. 1 Teelöffel davon in eine Tasse geben und mit kochendem Wasser aufgießen. Einmal täglich eine Tasse trinken. Dieser Tee besitzt kühlende Eigenschaften. Er kann auch bei drohendem Fieber genommen werden.

- *Verhalten*

Vermeiden: Streß im Beruf, lange Aufenthalte in der Sonne, Sauna, den Kopf mit heißem Wasser waschen.

Ratsam: Kühl duschen, mit kühlem Wasser die Haare waschen, den Kopf immer kühl halten.

- *Therapien*

– Schröpfen mit Aderlaß, Goldene-Nadel-Therapie, goldener Hammer, Meditation, tibetisches Yoga (*Kum Nye*).

– Zur Räuchertherapie eignen sich zwei Arten von Räucherstäbchen.

1. *lung-poe*, das nur am Abend benutzt werden sollte, weil es stark entspannt und den Schlaf verstärkt.

2. Räucherstäbchen, die in Klöstern angezündet werden. Sie enthalten herzstärkende Pflanzensubstanzen. Jeweils eines am Morgen und am Abend verwenden.

Kopfschmerzen

Gestörte Körperenergien: *rlung* oder *mkhrispa*

Gestörte Elemente: Luft oder Feuer

Von *mkhrispa* kommende Kopfschmerzen haben ihre Ursache in Verdauungsproblemen, während *rlung*-orientiertes Kopfweh die Folge einer allgemeinen Körperschwäche ist. *rlung*-Kopfweh geht oft mit Schwindel und Ohrgeräuschen einher, manchmal ist den Betroffenen auch übel; bei niedrigem Blutdruck kann es sogar zu Ohnmachtsanfällen kommen. Zuweilen breiten sich die Schmerzen bis in die Wangen aus, manchmal schmerzt auch das Zahnfleisch, und die Nase ist verschleimt. Typisch für diese Art von Kopfschmerz: Es tut der ganze Kopf weh, man kann keine speziellen Punkte lokalisieren.

Mkhrispa-Kopfweh kommt von Störungen der Leber, der Verdauung und der Gallenblase. Typische Anzeichen dafür sind Übelkeit und eine ausgesprochene Abneigung gegen öliges oder fettes Essen. Häufig haben diese Menschen auch eine gelbliche Haut und gelbe Augäpfel, und sie sind am Kopf und am ganzen Körper heiß. In der Nacht geht es generell besser als am Tag. Auch hier schmerzt der gesamte Kopf.

Bei *rlung*-spezifischem Kopfweh

- ***Diätempfehlungen***

Empfehlenswert: Hühnerbrühe, angereichert mit geschmolzener Butter und gewürzt mit Koriander.

- ***Therapien***

– Nasaltherapie: Je 1 bis 2 Tropfen des ätherischen Öls von Zimt und Muskatnuß in eine Tasse warmes, abgekochtes Wasser träufeln, umrühren und in beide Nasenlöcher einziehen.

– Akupressur am Scheitelpunkt des Kopfes und an den beiden Schläfenmulden. Die Akupressurmassage sollten Sie möglichst mit speziell aufbereiteter Massagebutter machen. Beachten Sie hierzu auch die Massageanleitungen und Rezepte für Massagebutter in dem Kapitel über Körperarbeit. Nach dieser Massage empfehlen tibetische Ärzte etwas geschmolzene Butter in heißer Milch oder eine halbe Tasse (!) geschmolzene Butter pur zu sich zu nehmen.

– In schweren Fällen: Brenneisen-Therapie.

Bei *mkhrispa*-Kopfweh

- ***Diätempfehlungen***

Vermeiden: Öliges Essen, tierische Fette.

Empfehlenswert: Bitterstoffe jedweder Art: Bittersalate und -gemüse (z. B. Artischocken), Kräuter von bitterem *Geschmack*, Yoghurt, Buttermilch, kaltes Wasser.

- ***Therapien***

– Kalte Umschläge auf die Stirn.

– Aufgüsse mit kaltem Wasser über den Kopf schütten.

– Sandelholz-Räucherstäbchen anzünden.

– 3 Tropfen ätherisches Öl von Sandelholz mit 1 Eßlöffel Sesamöl vermischen und die unter *rlung*-Kopfweh genannten Akupressurpunkte am Kopf damit einreiben. Ein anderes, ebenso gutes Massagefett ist frische geschmolzene Butter.

– Nasaltherapie; ein Rezept: $^1/_2$ Tasse Wasser, $^1/_2$ Teelöffel Zucker, 1 Messerspitze Safran und 1 Teelöffel frische Butter. Das Wasser mit dem Zucker kurz aufkochen lassen, die Butter darin schmelzen und am Schluß den Safran hinzufügen (nicht kochen lassen). Abkühlen und lauwarm in die Nase einziehen.

Leberüberlastung

Gestörte Energie: *mkhrispa*

Gestörtes Element: Feuer

Schmerzmittel oder Antibiotika, aber auch Umweltschadstoffe belasten unsere Entgiftungszentrale. Typische Symptome für eine belastete Leber sind rötliche (manchmal gelbliche) Augen, blasse, bläuliche Gesichtshaut, Schmerzen in der Rippengegend und an der Leber, Schmerzen nach dem Essen, trockener Stuhl, geschwollene Fußgelenke, gelbliche Schläfen, Handflächen und Fußsohlen, auch plötzliche Wutausbrüche, die in depressive Stimmungen umschlagen können.

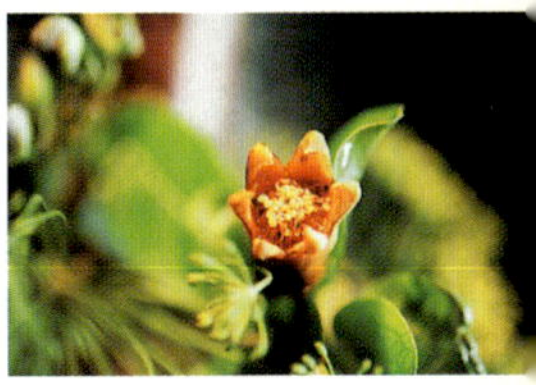

Achtung: Die folgenden Selbsthilfemaßnahmen sind nicht zur alleinigen Therapie geeignet. Zusätzlich müssen Sie noch einen Arzt konsultieren!

- ***Diätempfehlungen***

Vermeiden: Alkohol und Fette, außerdem Schweine-, Hühner- und Lammfleisch.

Reduzieren: Salz, alle Gewürze.

Empfehlenswert: Als leberunterstützende Gewürze gelten Safran und Gelbwurzel (Kumin). In der tibetischen Medizin verwendete Heilpflanzen gegen Leberbeschwerden sind unter anderem Gelber Enzian und die Berberitze (speziell die Wurzel und die innere Rinde). Auch Gemüse von bitterem *Geschmack* wird empfohlen, zum Beispiel Chicorée und andere Bittersalate. Ein heilsames Getränk für die Leber ist Zuckerrohrsaft. Drei Gläser am Tag sollen gut sein bei beginnender Leberentzündung, wenn die Haut sich gelb verfärbt. Als Obst sind zu empfehlen: Trauben, Zitrone, Orange, Äpfel; auch Oliven tun der Leber gut.

- ***Therapien***

– Gegen Leberprobleme gibt es eine Juwelenpille. Sie heißt „Turquoise 25". Fragen Sie bitte einen tibetischen Arzt nach einer Verschreibung. Die Pille kann entweder einmal im Monat bei Voll- oder Neumond zur Vorbeugung gegen Leberprobleme eingenommen werden oder – bei bereits vorhandenen Beschwerden – einmal pro Woche. Beachten Sie zur Einnahme dieser Pille bitte die Vorschriften (siehe auch Kapitel 2).

– Aderlaß (von einem Arzt vornehmen lassen).

Magenkrämpfe

Gestörte Energie: *rlung* oder *mkhrispa*
Gestörte Elemente: Luft oder Feuer
Schmerzen oder krampfartige Magenbeschwerden sind bei Europäern meist auf Magenschleimhautentzündung (Gastritis), Magengeschwüre oder Darmentzündungen zurückzuführen. Tibetische Ärzte werden in ihrer täglichen Praxis jedoch mit einer unter Tibetern weitaus häufigeren Ursache konfrontiert, nämlich falscher Ernährung. Viele tibetische Flüchtlinge leiden unter Magenschmerzen, wenn sie nach Indien kommen, um dort zu leben. Aufgrund der völlig anderen klimatischen Verhältnisse wäre eine Umstellung der alten Ernährungsgewohnheiten dringend nötig, doch dies geschieht häufig aus Unwissenheit nicht. In Tibet ist es zum Beispiel üblich, getrocknetes, lange gelagertes Fleisch zu essen. In Indien bedeutet dies jedoch eine ernste Gefahr für die Gesundheit.

- ***Diätempfehlung***

Vermeiden: Weder von der Temperatur her zu heißes noch zu kaltes Essen zu sich nehmen, keine Milchprodukte, kein kaltes Wasser.

Empfehlenswert: Reichlich abgekochtes, lauwarmes Wasser trinken, vor allem, wenn die *rlung*- oder *badkan*-Energie gestört ist.

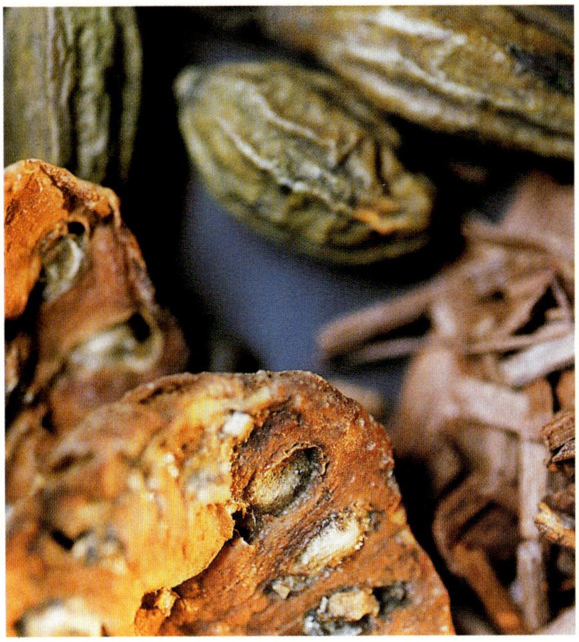

- *Verhalten*

Vermeiden: Nichts Schweres heben, nicht zuviel bewegen, den Körper nicht durch Bewegung stressen, nicht duschen während des Schmerzanfalls. Ratsam: Flach auf den Rücken legen und entspannen.

- *Therapie*

– Wirbelsäulenmassage: Die tibetische Medizin geht davon aus, daß Magenschmerzen auch mit den großen Blutgefäßen unterhalb des Nabels zusammenhängen. In solchen Fällen hat man das Gefühl, Durchfall zu bekommen, schwitzt stark oder fühlt sich schwach. Hier empfehlen die Tibeter eine Wirbelsäulenmassage. Um sicherzugehen, daß sie wirklich angebracht ist, sollte man folgendes tun: Messen Sie den Abstand zwischen dem Nabel und der linken sowie zwischen Nabel und der rechten Brustwarze. Ergibt sich eine unterschiedliche Länge, wird die Wirbelsäulenmassage für Linderung sorgen. Sie sollten einen leeren Magen haben und jemanden, der sich ein wenig mit Massage auskennt.

Setzen Sie sich hin, stellen Sie beide Füße auf den Boden, binden Sie ein wärmendes Tuch um die Nabelgegend, lassen Sie den Kopf nach unten hängen und sich die Wirbelsäule zehn Minuten lang von oben nach unten massieren. Danach sollten Sie etwas essen.

Wenn die Krämpfe in der Magengegend oder auf der rechten Seite zu lokalisieren sind, hilft ein an der schmerzenden Stelle aufgelegter heißer Stein oder eine Wärmflasche.

Magenverstimmung

Gestörte Körperenergie: Sich abbauendes (zu wenig) *badkan*, außerdem *mkhrispa, rlung*

Gestörte Elemente: Erde, Wasser, Feuer, Luft

Magenverstimmung ist meist ein chronisches Problem, das den Betroffenen stark zu schaffen macht: Nach dem Essen fühlt man sich schwer, manchmal wird einem sogar übel, man leidet unter Durchfall, Verstopfung oder Blähungen. Die drei Körperenergien arbeiten bei dieser Krankheit nicht zusammen und ergeben eine insgesamt zu schwache Verdauungshitze. Die *badkan*-Störung besteht in diesem (seltenen) Fall darin, daß zuwenig von dieser Energie vorhanden ist, *rlung* bringt zusätzlich Kälte in den Darm.

- *Diätempfehlungen*

Vermeiden: Jede Nahrung, die von Schimmelpilzen befallen ist, ungekochtes oder zuwenig gegartes Essen, unregelmäßiges Essen, zuviel essen. Reduzieren: Fett, kalte Milch.

Ratsam: Wenn die Beschwerden nicht zu stark sind, sollte man fasten. Reichlich gekochtes Wasser mit etwas Salz trinken. Gute Nahrungsmittel bei chronischen Magenproblemen: Fisch, Wild, Wein, Porridge mit Ingwer und etwas Lammfleisch.

Bei leichteren Beschwerden hilft folgender Tee: 1 Teelöffel Granatapfelkerne, $^1/_2$ Teelöffel Langkornpfeffer, $^1/_2$ Teelöffel schwarzer Pfeffer, $^1/_2$ Teelöffel Ingwer. Alle Zutaten mischen und im Mörser zerstampfen. Einen Teelöffel dieser Mischung reicht für eine Tasse Tee.

Wenn die Magenverstimmung von rohem Gemüse kommt, hilft eine Suppe aus Brennesseln. Die Tibeter geben dieser Suppe die Blätter der tibetischen Waldrebe (Clematis) bei.

Achtung: In Mitteleuropa kommt die heilende Waldrebensorte selten vor. Die in unseren Gärten wachsenden Rankpflanzen namens Clematis sind Zierpflanzenzüchtungen und für Heilzwecke nicht geeignet.

Wenn Sie schlechtes Wasser getrunken haben: Geben Sie etwas Salz in ein Glas Wasser, und trinken Sie es. Trinken Sie außerdem jeden Morgen

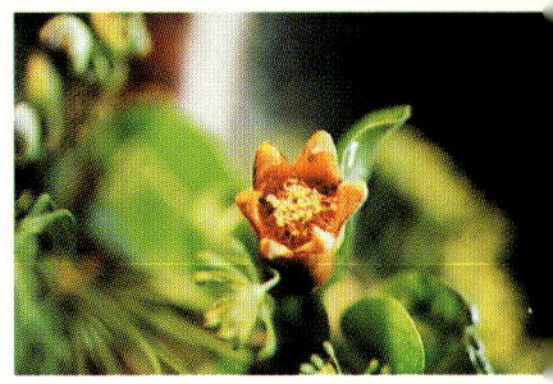

eine Tasse Ihres Morgenurins, und zwar den Mittelstrahlurin: Den ersten Strahl wegschütten, den zweiten Strahl auffangen und den danach folgenden Urin ebenfalls wegschütten.
Wenn es an Milchprodukten liegt: Kochen Sie Buttermilch ab, und trinken Sie davon nur das Wasser. Liegt es an schlechtem Fett, besorgen Sie sich oxidierten Kalzitstein, lassen sich etwas davon zermahlen und trinken einen schwach gehäuften halben Teelöffel aufgelöst in gekochtem Wasser. Haben Sie das Pflanzenöl nicht vertragen, trinken Sie einen Teelöffel Linsenmehl, aufgelöst in einer Tasse gekochtem Wasser.

- ***Verhalten***

Vermeiden: Schlafen am Tag, sich kaltem Wind aussetzen.
Ratsam: Leichtes, nicht übertriebenes Joggen. Körperübungen in warmen Räumen.
Achtung: Falls zusätzlich zu den Magenbeschwerden noch Stoffwechselstörungen auftreten, keine Körperübungen ausführen!

Müdigkeitssyndrom

Gestörte Energien: *rlung, badkan*
Gestörte Elemente: Luft, Wasser, Erde
Chronische Müdigkeit ist eine Krankheit des Westens. Die Tibeter kennen die aus Streß, Leistungsdruck und Überarbeitung resultierende Antriebslosigkeit kaum, weil sie weniger Arbeitsstreß ausgesetzt sind. Energetisch erklären die Tibeter die Symptome mit quantitativ zuwenig *rlung* und zuviel *badkan*. Die Körperhitze ist reduziert; deshalb hat der Betroffene ständig kalte Hände und Füße und (durch die damit verbundene geringe Verdauungshitze) Verdauungsprobleme. Die vom überschüssigen *badkan* herrührenden Symptome sind ein Schwere- und Schwächegefühl, Atem- und Konzentrationsstörungen.

- ***Diätempfehlungen***

Vermeiden: Knoblauch und Zwiebeln, Milchprodukte am Morgen, zuviel Essen auf einmal.
Reduzieren: Fette, Salz, Süßes, kalte Getränke, kaltes Essen.
Ratsam: Zu den Mahlzeiten nur soviel essen, daß man sich danach noch frisch fühlt; am besten sind fünf kleine Mahlzeiten, über den Tag verteilt. Viel abgekochtes, warmes Wasser trinken, wärmende Gewürze wie Ingwer, vegetarisches Essen, zum Beispiel frisches Obst (keine Bananen) und gekochtes grünes Gemüse. Fisch ist erlaubt.

- ***Verhalten***

Vermeiden: Nachts arbeiten, keine Arbeit aus dem Büro mit nach Hause nehmen, keine Überstunden machen. Massagen sind nicht unbedingt ratsam, weil sie die ohnehin zu geringe *rlung*-Energie weiter reduzieren. Auch wenn es Ihnen schwerfällt, vermeiden Sie es, tagsüber zu schlafen, sonst verstärkt sich die im Übermaß vorhandene *badkan*-Energie, und Sie fühlen sich hinterher noch müder als zuvor.
Ratsam: Die wichtigsten Heilmaßnahmen sind Ruhe und Erholung. Reservieren Sie sich das Wochenende nur zum Relaxen, planen Sie eine Regenerationskur, geben Sie Ihren körperlichen Bedürfnissen nach, sorgen Sie für warme Füße, und achten Sie im Winter generell darauf, immer warm zu bleiben.
Planen Sie Zeiten ein für gezielte Entspannung, auch für leichte Meditationsübungen (beachten Sie den Übungsteil in diesem Kapitel). Bei all diesen Übungen gilt: nicht zuviel reden, sondern möglichst „bei sich“ bleiben. Gut ist auch leichte Bewegung wie (ohne Leistungsdruck betriebenes) Joggen.

- ***Therapien***

– Als Kräutermedizin gegen Müdigkeit verordnen tibetische Ärzte „Sedu 5“ oder „Kundey“.

Nasennebenhöhlenentzündung (chronisch)

Gestörte Körperenergie: Meistens *badkan*
Gestörte Elemente: Wasser, Luft
Viele Menschen haben chronisch verstopfte Nasennebenhöhlen, ohne es zu wissen. Sie leiden unter den klassischen Symptomen der Sinusitis: ständig dumpfes Gefühl in der Stirn, die Nase ist „zu", man bekommt schlecht Luft, ohne jedoch Schnupfen zu haben. Tibetische Ärzte sehen diese Beschwerden im Zusammenhang mit einer Störung im Verdauungssystem.

- ***Diätempfehlungen***

Vermeiden: Knoblauch, Zwiebel, Rettich, Süßes, Banane.
Reduzieren: Kalte Nahrung, Gefrorenes, Softdrinks aus dem Kühlschrank, saure Nahrungsmittel, Fette, Kartoffeln, Kraut, Milchprodukte.

- ***Verhalten***

Ratsam: Warm halten, sich nicht dem Wind aussetzen, nach dem Duschen unbedingt warme Kleidung anziehen. Da sich die Beschwerden bei Verstopfung verschlimmern: Verstopfung vermeiden.
Menschen vom Konstitutionstyp *mkhrispa* oder *badkan* können von regelmäßigen Fastentagen profitieren.

- ***Therapie***

– Die tibetische Medizin kennt ein fertig gemischtes Schnupfpulver gegen Nasennebenhöhlentzündung: Es heißt „Wangpo Kunsel" (fragen Sie einen tibetischen Arzt). Das Pulver wird einfach in die Nase eingeschnupft.
– Tibetische Kräuterpillen, die für diese Beschwerden in Frage kommen, sind „Gurkyung", „Gurgum 13", „Dorab", „Agar 35", „Nila" oder „Tsenten 18". Je nach Energietyp wird der Arzt eine dieser Pillen verschreiben. Sie sind nur auf Rezept erhältlich.

Niedriger Blutdruck

Gestörte Energien: *rlung* oder *rlung-badkan*
Gestörte Elemente: Luft, Wasser, Erde
Unter niedrigem Blutdruck leiden meist Menschen vom Energietyp *rlung* oder *rlung-badkan*. Die klassischen Symptome: Man fühlt sich schwach, wird schnell müde und spricht leise. Oft haben diese Menschen trockene Haut. Tibetische Ärzte führen diese Störung auf den Stoffwechsel und auf Absorptionsstörungen der Leber zurück.

- ***Diätempfehlungen***

Vermeiden: Alles, was die *rlung*-Energie verstärkt, wie zum Beispiel Schweinefleisch, Kaffee, schwarzer Tee. Koffein- und teeinhaltige Getränke stören das Energiesystem, indem sie zunächst den Blutdruck erhöhen und ihn dann stärker wider abfallen lassen.
Reduzieren: „Kalte" Nahrung (im tibetischen Sinne: kältezuführend) wie Salat und Obst.
Ratsam: Nahrung von saurem *Geschmack*, außerdem Rettich, Karotten, Reis, grünes Gemüse, Eier, Lammfleisch, Fisch, Huhn. Gut sind auch wärmende Getränke wie Ingwertee und alle Pflanzenmittel für die Leber wie Safran, Gelbwurzel (Kurkuma) oder Färberdistel. Wenn die Betroffenen nicht zu Ödemen neigen, können sie auch mehr Salz als andere essen.
Ein Teerezept: Granatapfelkerne, Zimtrinde und Kardamomfrüchte im Mörser zerstoßen und zu gleichen Teilen mischen. Einen Teelöffel der Mischung pro Tasse. Zweimal täglich eine Tasse davon trinken. Ein gutes Getränk für den Morgen: Zitronentee mit Ingwer.

- ***Verhalten***

Vermeiden: Plötzliche, starke körperliche Anstrengungen.
Ratsam: Immer ausreichend Nahrung zu sich nehmen, damit man sich nach dem Essen satt fühlt.

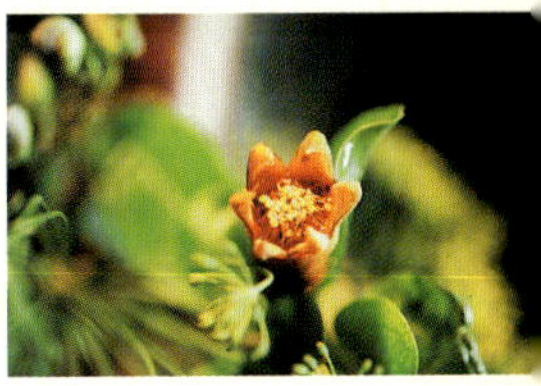

Sauna, heiß duschen und mäßiges Sonnenbaden tun diesem Energietyp gut, auch leichte Bewegung wird empfohlen.

- ***Therapien***

– Wird der niedrige Blutdruck von Schwindel begleitet, wenden tibetische Ärzte die Goldene-Nadel- oder die Goldene-Hammer-Therapie an.

Schlaflosigkeit

Gestörte Körperenergien: meistens *rlung*
Gestörtes Element: Luft

- ***Diätempfehlungen***

Vermeiden: Kaffee, kalte Nahrung wie Salat oder Rohkost, scharfen Pfeffer, Chili, zu viel Süßes.
Empfehlenswert: Gewürze und Kräuter wie Muskat, Asafoetida, Sesam, Zimt, Kümmel, Gewürznelke, Knoblauch und Zwiebel.
Rotwein, jeweils ein Glas zum Mittag- und Abendessen, warme Milch vor dem Zubettgehen, Fleischbrühe von Huhn und Lamm.

- ***Verhalten***

Lassen Sie Ihre Arbeit nach Feierabend im Büro, nehmen Sie sie nicht mit nach Hause. Hören Sie harmonische, beruhigende Musik, reden Sie abends nicht mehr viel, vermeiden Sie enervierende Diskussionen, essen Sie früh zu Abend. In der Abendzeit können Sie auch Mantras rezitieren oder meditieren.

- ***Therapien***

– Muskatbuttermassage am Abend. Entsprechende Rezepte entnehmen Sie dem Massageteil.
– Knoblauchtherapie: Eine Knochenbrühe aus Lammschulter, dem Schwanzknochen vom Lamm und etwas Bergsalz herstellen. Eine Schale davon in einen Topf geben, zwei ganze Knoblauchknollen mindestens 10 Minuten lang darin kochen lassen, bis sie weich sind. Das Ganze zerdrücken und vermengen, bis eine Paste entsteht, und mit 1 Teelöffel frischer Butter anreichern. Abends trinken.
– Weintherapie: 1 Glas alten Rotwein, 1 Teelöffel alte Butter aus Schafsmilch, 1 Teelöffel Zuckerrohrmelasse, 1 Messerspitze Ingwerpulver. Alle Zutaten gut kochen lassen und warm trinken.
– Räuchertherapie: Eine Stunde vor dem Schlafengehen ein tibetisches Antistreß-Räucherstäbchen (*rlung-poe*) anzünden

Verstopfung

Gestörte Körperenergien: Meist *rlung* und *badkan*
Gestörte Elemente: Luft, Erde, Wasser, speziell im Verdauungssystem

- ***Diätempfehlungen***

Vermeiden: Kalte und stärkehaltiges Essen, zum Beispiel Bananen, Zucker, Weißmehl; fettes Fleisch, schweres Essen und zuviel essen.
Reduzieren: geschälten Reis.

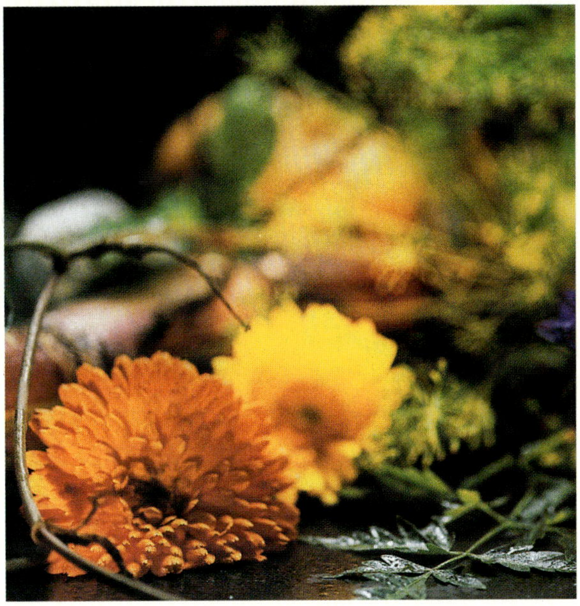

Empfehlenswert: Nahrung aus Vollkorn, ungeschälter Reis, Yoghurt, gesüßter Tee mit Milch morgens vor dem Frühstück – die Inder trinken dies jeden Morgen zur Anregung der Verdauung –, Papaya. Leinsamen (*sarma*), abgekochtes, warmes Wasser.

- ***Verhalten***

Fasten ist ein sehr probates Mittel zur Reinigung und Anregung des Darms.

- ***Therapien***

– Klistiere sind die beste Therapie bei Darmverstopfung. Man benutzt dazu nur warmes Wasser.
– Bei häufigen Bauchschmerzen in der Nabelgegend hat sich die Moxatherapie bewährt.
– Eine sehr bewährte tibetische Kräuterpille gegen Darmträgheit ist „Shiru“. Sie sollte aber nur nach Rücksprache mit einem tibetischen Arzt eingenommen werden. Die Tagesdosis beträgt drei Stück eine halbe Stunde vor dem Frühstück und drei Stück eine halbe Stunde nach dem Abendessen. Die Pillen werden im Mörser in grobe Stücke zerstoßen und mit warmem, abgekochtem Wasser geschluckt.

Wechseljahrsbeschwerden

Gestörte Energien: *rlung, mkhrispa*
Gestörte Elemente: Wind, Feuer
Hier handelt es sich um *rlung*-Beschwerden, die durch die hormonelle Umstellung des Körpers entstehen. Tibetische Frauen leiden kaum unter Wechseljahrsproblemen, auch im *rGyudbzhi* ist dieses Leiden nicht weiter erwähnt. Die Ärzte interpretieren dies dahingehend, daß den Tibeterinnen ihr „Wechsel“ psychisch einfach nicht so zu schaffen macht wie den Frauen des westlichen Kulturkreises. In den meisten naturnah lebenden Völkern gibt es das Phänomen der Wechseljahrsbeschwerden nicht.

Gewürze als Heilmittel

Diese Liste gibt Ihnen Anhaltspunkte für eine gesunde Ernährung im Sinne der tibetischen Medizin. Benutzen Sie die für Sie bekömmlichen Gewürze einfach vermehrt zum Kochen.
Sesam: Wärmend, fördert den Haarwuchs, stärkt den Körper, wirkt gegen *rlung*-Störungen, erhöht *badkan* und *mkhrispa*.
Senfsamen: Schwer und ölig, wirkt gegen *rlung*-Störungen, fördert die sexuelle und die *badkan*-Energie. Nicht bei Verstopfung und Dysurie verwenden.
Zwiebel: Erhöht die Körperhitze, unterstützt die Verdauung. Verbessert den Appetit, fördert den Schlaf, verringert *rlung* und *badkan*, gut bei Wurmbefall.
Knoblauch: Von heißem *Geschmack* und scharfer *Wirkkraft*. Verbessert Schlaf und Appetit, Gut gegen Hämorrhoiden, Hautprobleme, Asthma. Erhöht *mkhrispa*.
Kleiner Kardamom: Von bitterem und heißem *Geschmack* und leichter *Wirkkraft*. Verbessert die Nierenhitze, gut bei übermäßigem Harndrang und gegen alle kalten Krankheiten.
Großer Kardamom: Von heißem *Geschmack* und leicht wärmender *Wirkkraft*. Gut gegen alle „kalten“ Störungen von Magen und Milz, verbessert die Verdauungshitze.
Muskatnuß: Von heißem *Geschmack* und wärmender sowie öliger *Wirkkraft*. Empfohlen bei Herzproblemen, verstärkt Körper- und Verdauungshitze, verbessert den Appetit. Gut bei *rlung*-Disharmonien.
Gewürznelke: Von heißem und bitterem *Geschmack*, von wärmender und rauher *Wirkkraft*. Gilt als Herztonikum, verbessert die Hitze in Magen und Leber, hilft bei Anorexie, Magenverstimmung und Zahnschmerzen; gut gegen kalte *rlung*-Störungen.

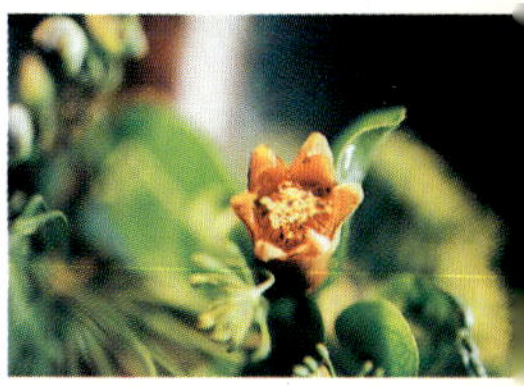

Weißer Kreuzkümmel: Von süßem und leicht heißem *Geschmack* und von öliger sowie wärmender *Wirkkraft.* Erhöht die Körperhitze, fördert die Verdauung, verbessert den Appetit. Gut gegen Lungenentzündung, chronische Bronchitis und *badkan*-Störungen.

Schwarzer Kreuzkümmel: Von süßem, leicht heißem *Geschmack.* Gut bei Magen und chronischen Leberproblemen.

Koriander: Von heißem, süßem und salzigem *Geschmack.* Gut bei Magengeschwüren, Magenkrämpfen, Magenverstimmung, Anorexie und starkem Durst bei Entzündungen oder Fieber.

Schwarzer Pfeffer: Von heißem *Geschmack* und scharfer sowie wärmender *Wirkkraft.* Fördert die Körperhitze, verbessert den Appetit. Gut bei *badkan*-Störungen, verschlimmert bei Überdosierung *rlung* und *mkhrispa.*

Langkornpfeffer: In frischem Zustand von süßem *Geschmack* und von kühlender und schwerer *Wirkkraft*, verstärkt *badkan.* Getrocknet von heißem *Geschmack.* Verbessert die Verdauungshitze und ist gut bei chronischen Krankheiten und Asthma.

Ingwer: Von heißem, zusammenziehendem und süßem *Geschmack* und von trockener, wärmender, leichter und öliger *Wirkkraft.* Erhöht die Körperhitze, verbessert den Appetit, hilft bei chronischen Magen- und Leberproblemen sowie bei Durchfall und wirkt auswurffördernd.

Asafoetida: Von heißem und bitterem *Geschmack* und von wärmender *Wirkkraft.* Gut bei Wurmbefall, Herzproblemen, verstärkt die Verdauungshitze, senkt *badkan* und *rlung*, verstärkt *mkhrispa.*

Gelbwurzel (Kumin): Von leicht bitterem und heißem *Geschmack.* Gut bei Nahrungsmittelvergiftungen und Hämorrhoiden.

Sezuanpfeffer: Von heißem *Geschmack.* Gut bei Magenverstimmung, Magenkrämpfen und Wurmbefall, Hautinfektionen, erweitert die Blutgefäße, gut bei *rlung*-Ungleichgewicht im Herzen.

Kümmelkörner: Von heißem *Geschmack*, gut gegen Fieber, das mit einem *rlung*-Ungleichgewicht einhergeht. Gut gegen *badkan*-Störungen und Anorexie.

Zimt: Von süßem *Geschmack.* Verstärkt die Körperhitze, stoppt Durchfall. Gut bei Lungeninfekten und chronischen Magenkrankheiten.

Safran: Von kühlender und schwerer *Wirkkraft.* Gut bei allen Leberkrankheiten.

Leinsamen: Von süßem und bitterem *Geschmack* und von wärmender *Wirkkraft.* Senkt *rlung* und verstärkt *badkan* und *mkhrispa.* Leinsamenpaste wirkt Schwellungen entgegen.

Gesunde Rezepte aus der tibetischen Küche

Die Tibeter ernähren sich sehr einfach und nahrhaft. Ihre Hauptenergiespender sind Gerste und Butter. In ihrer Heimat in Tibet brauchen sie beides, um der Kälte standzuhalten. Auch im Exil haben viele Tibeter ihre gewohnte Ernährung beibehalten.

Nahrungsmittel Nummer eins: Tsampa

Tsampa gehört zu den Grundnahrungsmitteln der Tibeter. Es handelt sich um Mehl aus gerösteter Gerste. Dieses Getreide wächst auch unter den klimatisch extremen Bedingungen tibetischer Hochebenen und bildet die Grundlage für die verschiedensten Speisen.

Herstellung von Tsampa

Gerstenkörner waschen und über Nacht in Wasser weich werden lassen. Am nächsten Tag wird

das Wasser abgegossen, und die Körner werden zum Trocknen auf einem Tuch ausgebreitet. Wenn sie einigermaßen trocken ist, die Gerste in einer großen Eisenpfanne rösten und dann zu Mehl mahlen.
Tsampamehl wird pur in Yoghurt oder Suppen gegeben, aber auch tibetisches (Gersten-)Bier und den berühmten tibetischen Buttertee reichert man damit an. Geröstete Gerste ist von süßem *Geschmack* und besitzt die *Wirkkräfte* rauh und leicht. Als Heilmittel hilft Tsampa gegen kalte Krankheiten und somit gegen *rlung*-Störungen.

Tsampa-Suppe

9 Tassen Bouillon aus
Lammfleisch und -knochen
300 g gekochtes Lammfleisch
1 großer Rettich
200 g Gemüse · 300 g Tsampa

Die Bouillon und das Fleisch in einen Topf geben, den Rettich und das Gemüse in kleine Stükke schneiden und kochen lassen, bis das Gemüse gar ist. Erst dann die Tsampa dazugeben, dabei gut umrühren. Diese sehr sämige Suppe können Sie mit wenig Butter und eventuell etwas Salz verfeinern.

Tsampa-Brei

3 Tassen Wasser · 1 Prise Salz
Etwas Butter · 400 g Tsampa

In das kochende Wasser das Salz und die Butter geben, dann die Tsampa einrühren. Der dabei entstehende Brei ist ein Grundnahrungsmittel für tibetische Kinder und Erwachsene. Er heißt „Semgong".

Tsampa-Bier

1 Flasche Bier · 4 TL geriebener Käse
Etwas Butter · 1 Prise Zucker · 6 EL Tsampa

Das Bier wird zusammen mit dem Käse, der Butter und dem Zucker ein paar Minuten gekocht, dann gibt man unter ständigem Rühren die Tsampa hinzu und läßt das Ganze etwa 20 Minuten auf kleiner Flamme weiterköcheln. Immer wieder rühren, damit nichts anbrennt. Diese Biersuppe heißt auf tibetisch „Kolden". Sie wird von tibetischen Ärzten gegen Schlafstörungen, Angstzustände und Depression empfohlen.

Brennesselsuppe mit Tsampa

400–600 g frische Brennesselblätter
2 kräftige Prisen frisch gemahlenen
schwarzen Pfeffer · 9–10 Tassen Fleischbouillon
3 ½ Tassen Tsampa · Etwas Salz

Die vorher gewaschenen Brennesselblätter und den Pfeffer in die Fleischbrühe geben; das Ganze gut 20 Minuten kochen lassen, dann die Tsampa unter kräftigem Rühren einstreuen und mit Salz und Pfeffer würzen. Dieses Gericht wurde früher den Yogis vor ihre Höhle gestellt, in der sie sich zum Meditieren zurückgezogen hatten. Es ist nicht nur sehr nahrhaft, sondern reinigt auch das Blut.

Tsampa mit Buttertee

1 Handvoll Tsampa
1 Tasse Buttertee

Tsampa einfach in den Buttertee einrühren, nach Belieben etwas Butter hinzugeben und sofort trinken.

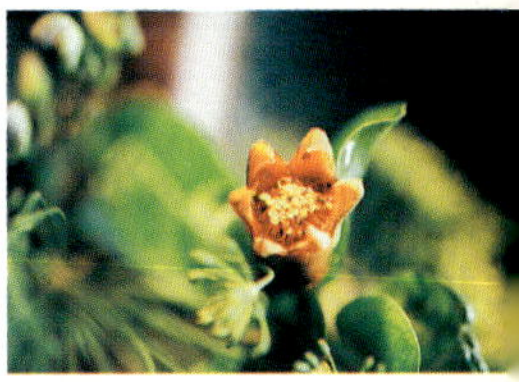

Tibetische Tees

Das Teetrinken ist eine der Lieblingsbeschäftigungen der Tibeter, und wenn es schon nicht mehr so viel Buttertee sein darf, dann doch Schwarz- oder Grüntee in allen Variationen, zubereitet mit Milch sowie Zucker und aromatischen Gewürzen wie Ingwer, Kardamom oder Zimt.
Natürlich gibt es auch Tees aus Himalajakräutern als Heilmittel gegen Beschwerden. Wer in Europa in den Genuß solcher tibetischer Kräutertees kommen will, kann unter folgenden Sorten wählen:

Sorig – Das Wissen vom Heilen in einer Tasse Tee

Das Rezept für den „Sorig – Tibetan Herbal Tea" kommt direkt aus der pharmazeutischen Forschungs- und Entwicklungsabteilung des Men-Tsee-Khang in Dharamsala. Es ist der erste und einzige standardisierte tibetische Tee, der von Tibetern hergestellt und nach Europa exportiert wird (Bezugsquelle im Adressenteil, Seite 155). „Sorig" bedeutet übersetzt „das Wissen vom Heilen" und meint das tibetische Heilwissen. Die Rezeptur ist geheim – man kann nur soviel sagen, daß es sich um einen Kräutertee mit sehr breitem Wirkungsspektrum handelt, der absolut ausgewogen und ohne Nebenwirkungen ist. Er kann von jedem zu jeder Tageszeit in beliebiger Menge getrunken werden. Spezielle Heilwirkungen werden dem Sorig-Tee bei Erkältungen, Husten und Grippe nachgesagt (er wird im Beschwerdeteil unter „Erkältungen" empfohlen), ebenso bei weiteren *rlung*-Beschwerden wie Asthma, Appetitlosigkeit und Blähungen.
Zubereitung: 1 Teelöffel der Kräutermischung auf 1 Tasse Wasser, 5 Minuten ziehen lassen, dann abseihen.

Die vier Kräutertees des Dr. Shak

Dr. Kalsang Shak ist ein aus Tibet stammender Schulmediziner mit Ausbildung in westlicher und asiatischer Medizin. Er betreibt in Baar bei Zürich eine Naturheilpraxis. Um die tibetische Heilkunde in Europa bekanntzumachen, hat er schon vor Jahren tibetische Kräuterteemischungen entwikkelt. In den Genuß dieser Tees kamen aber nur seine Patienten, Freunde und Bekannten im kleineren Umkreis. Inzwischen wurden die Tees aber so beliebt, daß Dr. Shak sich entschloß, sie in größerem Umfang herzustellen und zu vertreiben. In diesem Jahr hat sich der Arzt mit der Padma AG zusammengetan, einer Schweizer Firma für tibetische Heilmittel (Näheres dazu in Kapitel 4). Damit sind die Kräutertee-Mischungen nach Dr. Kalsang Shak unter dem Namen „Padma – Tibetischer Tee" seit Herbst 1998 in Apotheken und Drogerien überall in der Schweiz erhältlich. In Deutschland bekommt man sie in Apotheken.

„Tashi-Delek"

„Tashi-Delek" ist eine Begrüßungsform der Tibeter und heißt frei übersetzt „Mögest du mit Glück und Wohlergehen gesegnet sein". Basierend auf der Lehre der drei Körperenergien und der fünf Elemente aktiviert diese Teemischung die Regulationsfähigkeit der Energien *rlung, mkhrispa* und *badkan*. Man kann es in etwa so ausdrücken: Der Tee fördert die körpereigenen Selbstheilungskräfte, bringt die Energien wieder ins Gleichgewicht und harmonisiert Körper und Geist. Der Tashi-Delek-Tee ist ein Getränk für jede Gelegenheit – auch tagsüber am Arbeitsplatz kann man ihn gut trinken, er wirkt leicht belebend. Aufgrund seiner anregenden Wirkung auf den Stoffwechsel und die Ausscheidungsorgane empfiehlt Dr. Shak

Tibetischer Buttertee

bhö-cha, das tibetische Nationalgetränk, steht derzeit im Westen hoch im Kurs. Übersetzt heißt der Name schlicht „tibetischer Tee“. Kein Besuch in einem tibetischen Haus, ohne daß der Buttertee serviert wird. Die berühmt-berüchtigte Besonderheit des *bhö-cha*: Er schmeckt salzig statt süß und enthält obendrein reichlich Butter, die entgegen anderslautender Gerüchte nicht ranzig, sondern stets frisch sein soll. Für die kalten Gegenden des Himalaja ist der Buttertee ein äußerst „heilsames“ Getränk, sehr nahrhaft, wärmend und stärkend. Auch die Mönche schätzen den Buttertee – zum einen als willkommene Unterbrechung ihrer stundenlangen *pujas*, zum anderen durchaus auch als Nahrungsersatz. Es gibt Tibeter, die es auf bis zu dreißig Tassen am Tag bringen – dies allerdings zum großen Verdruß ihrer Ärzte. Irgendwann, früher oder später, wird die Pulsdiagnose unweigerlich einen Bluthochdruck attestieren. Hoher Blutdruck und ein zu hoher Cholesterinspiegel sind klassische Krankheiten von butterteetrinkenden Tibetern, sozusagen die Begleiterscheinungen tibetischer Buttertee-Exzesse. Da dieser Tee hier unter der Rubrik „Heilnahrung“ aufgeführt wird, weisen wir ausdrücklich nochmals darauf hin: Für Menschen mit hohem Blutdruck und zuviel Cholesterin im Blut ist der Buttertee nicht geeignet. Menschen mit niedrigem Blutdruck hingegen profitieren vom *bhö-cha*.

Zutaten

5 g vom tibetischen Teeziegel
(entspricht etwa 1 EL Schwarztee)
1 l Wasser
50 g frische (!) Butter
1/5 l Vollmilch
1 kräftige Prise Salz

Bringen Sie den Tee mit dem Wasser zum Kochen, und lassen Sie ihn bis zu 15 Minuten auf kleiner Flamme köcheln. Je länger die Kochdauer, desto intensiver wird der Tee später schmecken, aber um so geringer ist seine anregende Wirkung. Nun gießen Sie die Teeblätter ab und geben die Butter, die Milch und das Salz hinzu. Nun beginnt der wichtigste Teil: das „Stoßen“ des Tees. Die Tibeter nehmen dafür normalerweise einen *dogmo* – eine am Boden verschlossene Röhre mit einem Durchmesser von etwa zehn Zentimetern. Der Dogmo kann bis zu einem Meter lang sein. Mit einem entsprechend langen Stößel wird der Tee nun auf und ab gestoßen, was ein lautes, gurgelndes Geräusch erzeugt (weshalb die Tibeter ihren Dogmo manchmal auch *gur-gur* nennen). Da man bei uns wohl kaum an diese Butterteeröhre kommen dürfte, macht man es am besten so wie die im Westen lebenden Tibeter: Sie geben das Ganze in einen Küchenmixer.

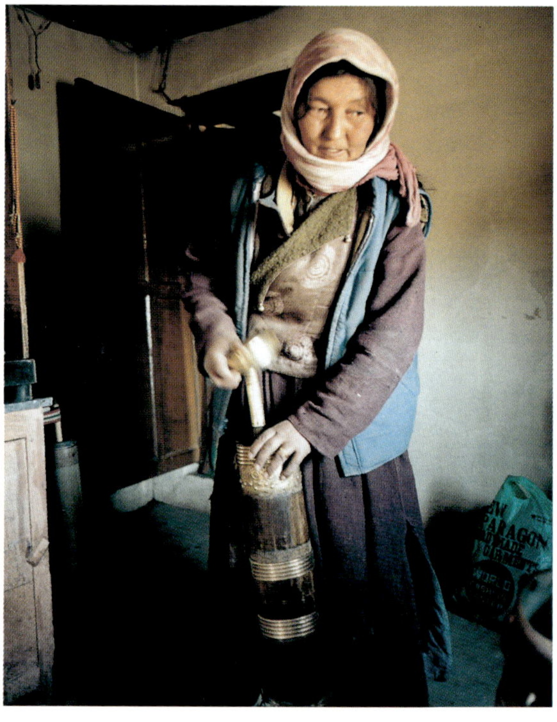

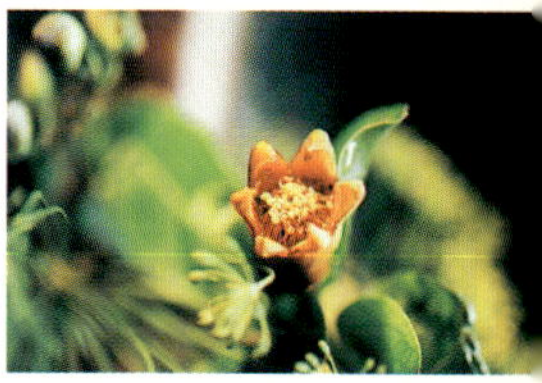

den Tagestee auch bei Entschlackungskuren. Als tibetisches Vielstoffgemisch enthält auch dieser Tee eine Vielzahl von Ingredienzen, unter anderem Ingwer, Süßholz, Brennessel, Kardamom, Granatapfelsamen und Pfefferminze.

„Datsen"

„Datsen" ist die tibetische Bezeichnung für Monatszyklus. Dieser Tee eignet sich aber nicht nur bei Menstruationsbeschwerden, sondern auch für die Symptome der Wechseljahre. Besonders bei Stimmungsschwankungen, denen viele Frauen während der Hormonumstellung unterworfen sind, hilft dieser Tee. In Dr. Shaks Patientenkreis avancierte diese Kräutermischung auch wegen ihres erfrischenden *Geschmacks* zum Lieblingstee der Damen. Er enthält unter anderem Spargelwurzelpulver, Löwenzahnwurzel, Preiselbeeren, Gelbwurzel, Safran und Zimt.

„Gönka"

Nach tibetischer Auffassung basiert ein gesundes Abwehrsystem auf geistiger Harmonie, guter Verdauung und ungestörter Bildung von „Dhang", der subtilen Quintessenz der Nahrung. Im Winter wird diese Abwehrkraft besonders auf die Probe gestellt. Der Winter ist die Jahreszeit des *badkan*-Prinzips, dem Eigenschaften (*Wirkkräfte*) wie schwer, kühl, feucht, stumpf und ölig zugeordnet werden. Die Kräuterzutaten des Wintertees sind darauf abgestimmt, die kalte *badkan*-Energie zu reduzieren und dem Körper Wärme zuzuführen. Zur Vorbeugung von Erkältungen kann man den Tee auch in anderen Jahreszeiten trinken, besonders dann, wenn man ohnehin an *badkan*-Beschwerden leidet. Das Rezept besteht auch aus Hagebutten, Zitronenschale, Ingwer und Nelken.

„Metö"

„Metö" bedeutet Feuer des Lebens. Diese leicht würzige Kräutermischung wirkt in erster Linie auf die Verdauung. Ein intaktes Verdauungssystem (die Tibeter sagen „eine gute Verdauungshitze") ist nach Meinung tibetischer Ärzte die Voraussetzung für ein gesundes Leben. Besonders nach einem üppigen Essen gilt der „Metö"-Tee als eine Wohltat. Zutaten unter vielen anderen sind Granatapfelkerne, langer Pfeffer und Ingwer.

Heilende Räucherstäbchen

Auch Räuchern ist eine Heilmethode der tibetischen Medizin. Sie hat unter den Tibetern einen ähnlichen Stellenwert wie bei uns die Aromatherapie, zu der das Räuchern strenggenommen ja gehört. Beim Einatmen der ätherischen Pflanzen-

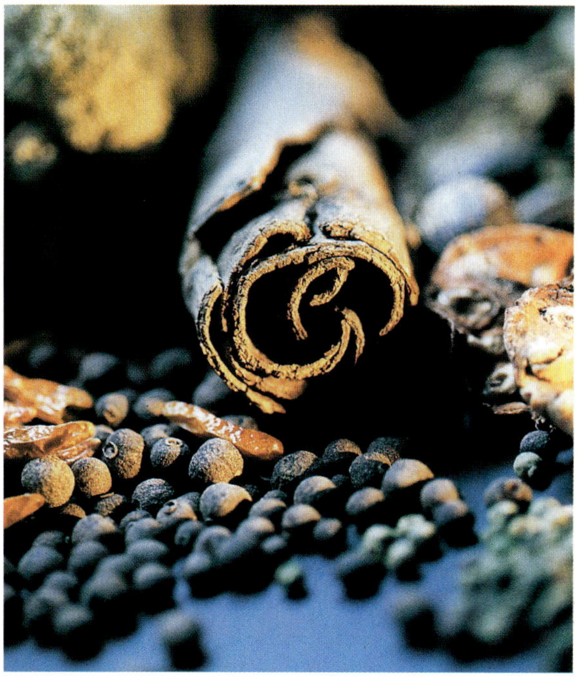

essenzen gelangen aromatische Düfte über die Nase in das limbische System im Zwischenhirn, in dem die Gefühle „sitzen“. Dies erklärt die sehr direkte Duftwirkung auf Geist und Seele und auf das gesamte Wohlbefinden.

Im Gegensatz zu den schweren, teils synthetischen Düften der indischen Räucherstäbchen verströmt tibetisches Räucherwerk ein leichtes, erdiges Aroma. Es gibt zwar inzwischen eine ganze Reihe sehr guter Mischungen, doch wir wollen uns hier nur mit den beiden wichtigsten beschäftigen. Sie heißen Agar 31 und Golar 25. Die Namen entsprechen den Rezepturen bzw. den in ihnen enthaltenen Hauptkomponenten; die Ziffern dahinter geben die Anzahl der Bestandteile an. Im Handel gibt es die Räucherstäbchen nicht unbedingt unter ihrem Rezeptnamen. Die Bezeichnungen Golar 25 oder Agar 31 sind aber oft irgendwo auf der Packung vermerkt.

Golar 25

Dieses Räucherrezept wurde von einem sehr renommierten tibetischen Arzt namens Geshe Tenzin Pendsok zusammengestellt. Es handelt sich um eine Mischung für spirituelle Rituale, sie ist also nicht direkt für Heilzwecke gedacht. Trotzdem enthält Golar 25 sehr viele heilende Ingredienzen, zum Beispiel zur Stärkung des Herzens und der inneren Organe. Die mentale Wirkung erklärt sich übrigens durch den Wohlgeruch der Aromen, die über die Sinnesorgane Körper, Geist und Seele ordnen und harmonisieren. Damit werden störende Emotionen wie Wut, Ärger oder Depressionen reduziert. Hauptsächlich verströmen die in Golar 25 enthaltenen Substanzen jedoch eine stark reinigende und klärende Energie. Diese Energie kann man zum Beispiel nutzen, um Räume zu reinigen, bevor man meditiert. Die Tibeter benutzen Golar 25 bei religiösen Ritualen oder Heilmeditationen. In den Gebetshallen der Tempel und Klöster brennt der Rauch als Opfergabe für die hochentwickelten Helferwesen, die sich bevorzugt in diesen Duftatmosphären aufhalten und Götterenergie genannt werden.

Agar 31

Dieses Räucherstäbchen ist das einzige mit eindeutig medizinischer Wirkung. Es verströmt zwar kaum Aroma, gilt aber als sehr wirksam. Der Name bezieht sich auf den in Südindien wachsenden Agarbaum, dessen Holz die ätherischen Öle enthält. Agarholzessenz wirkt nicht nur auf die Organe ausgleichend, es beruhigt auch das Nervensystem und die Sinnesorgane. Die Agar 31-Räucherstäbchen werden von tibetischen Ärzten bei allen *rlung*-Störungen verordnet, außerdem gelten sie als ein hervorragendes Heilmittel bei der im Himalaja unter Westmenschen sehr verbreiteten Höhenkrankheit.

rlung-Störungen, die sehr gut auf Agar 31 ansprechen, sind Streßerscheinungen wie Unruhe, Nervosität, Schlaflosigkeit, Schulterverspannungen, Angstzustände, Depressionen, psychisches Unwohlsein oder Wutausbrüche. „Agar bringt auf die Erde zurück“, sagen die Tibeter. Man soll die Räucherstäbchen übrigens ganz nach Bedarf abbrennen, also immer dann, wenn man sich sehr gestreßt und angespannt fühlt.

Die beste Tageszeit für Agar 31 ist der Abend kurz vor dem Zubettgehen, die schlechteste der Morgen, weil die entspannende Wirkung auch schläfrig machen kann. Lassen Sie während des Räucherns die Fenster zu. Sie können Agar 31 entweder einfach abbrennen lassen oder den Rauch ganz gezielt inhalieren – in diesem Fall aber nur fünf Minuten (Bezugsquellen siehe Seite 155).

MODERNE KÖRPERÜBUNGEN AUF DER BASIS TIBETISCHER MEDIZIN

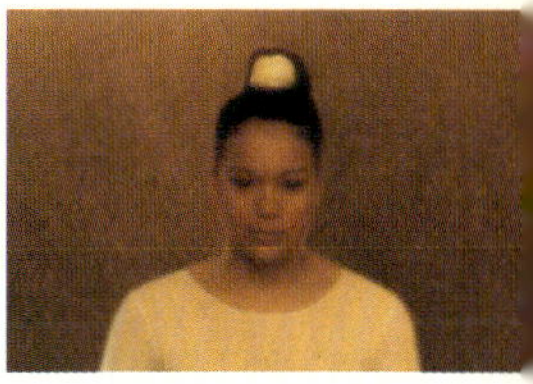

Immer mehr westliche Menschen interessieren sich für die mentalen Übungen, Meditationen und Körperbehandlungen des Buddhismus. Doch in ihrer ursprünglichen, über tausend Jahre alten Form sind die Übungen für uns zum Teil kaum nachvollziehbar. Inzwischen haben einige tibetische Ärzte und Lamas die Techniken jedoch verändert und unseren Bedürfnissen angepaßt. Auch wenn Fundamentalisten beklagen, daß diese „neuen" Methoden die tibetische Lehre verwässern – in Europa und in den USA kommen die „Übungen der Tibeter" ganz groß heraus. Die hier vorgestellten Systeme orientieren sich sehr stark an ihren Originalen aus Tibet.

Tibetisches Heilyoga Kum Nye

Das Übungssystem Kum Nye (gesprochen *kum nje*) ist in Deutschland noch relativ unbekannt. In seiner heutigen Form ist es zurückzuführen auf den tibetischen Lama Tarthang Tulku Rinpoche, der 1969 in die USA auswanderte und in Berkeley/Kalifornien das buddhistische Nyngima-Institut gründete. Tarthang Tulku entwickelte für seine westlichen Schüler mehrere hundert Übungen, die bedenkenlos und ohne Lehrer von jung und alt durchgeführt werden können. Nach seinem Konzept wird Kum Nye heute in den USA und Europa gelehrt und gelernt.

Ziel aller Übungen ist es, den Fluß der feinstofflichen Energie in den Kanälen (*tsa*) und Zentren (Chakren) des Energiekörpers wahrzunehmen, zu harmonisieren und Energieblockaden aufzulösen. Ähnliche Grundideen finden sich im indischen Yoga, dem chinesischen Tai Chi und Qi Gong und in der japanischen Shiatsu-Methode.

Die geistigen Wurzeln des Heilyoga Kum Nye sind sehr alt. Erwähnt wurden die spirituellen Körperübungen bereits in den tibetischen Medizintexten der *Vier Tantras* und in den *Vinaya*, den traditionellen Schriften des Buddhismus. Die dritte Wurzel des Kum Nye ist das tibetische Yoga der feinstofflichen Energien, das Nying-thig tsa-lung.

In den tibetischen Klöstern war Kum Nye früher eine Art Einführung in weitere, die Bewußtheit fördernde Körperübungen. Es wurde von den Medizin-Lamas geübt, um die Achtsamkeit zu trainieren. In seiner heutigen Form könnte man Kum Nye als buddhistische Achtsamkeitsmeditation in Bewegung bezeichnen.

Die Übungen wirken auf rein körperlicher, auf psychisch-emotionaler und auf spiritueller Ebene. Rein körperlich lockern sie Muskelverspannungen. Die psychische Ebene offenbart sich, wenn während des Übens die in den Muskeln festgehaltenen verdrängten Gefühle, Erlebnisse und Erinnerungen wieder auftauchen. In diesem Augenblick bietet sich die Chance, diese Gefühle und Erlebnisse zu verarbeiten und loszulassen. Mit zunehmender Erfahrung lassen die anfangs häufig auftauchenden emotionalen Turbulenzen aber nach, und es stellt sich mehr Gelassenheit im Umgang mit den Dingen ein. Hier beginnt die seelisch-spirituelle Dimension.

Das wichtigste bei Kum Nye ist eine bestimmte innere Haltung. Ohne diese geistige Einstellung bleiben alle Übungen auf einer technischen Ebene stecken. Kum Nye soll in erster Linie die Achtsamkeit trainieren, also die Entwicklung eines neutralen Wahrnehmens bei gleichzeitig wacher Anteilnahme. Der Übende tritt sozusagen innerlich einen Schritt zurück und beobachtet, was wirklich geschieht. Dieses Bewußtsein wird in einigen Lehren auch als Gewahrsein, innere Achtsamkeit oder Zeuge sein bezeichnet. Es ist ein für westliche Menschen nicht leicht zu erlangender Zustand: Der Körper ist völlig entspannt, der Geist „leer", also frei von Gedanken, und die ganze Aufmerksamkeit ist auf den Augenblick gerichtet. Im Zustand dieser „offenen Konzentration" sind alle Sinne beteiligt. Der Übende nimmt alle körperlichen Empfindungen wahr, ohne sie jedoch zu werten. Die Aufmerksamkeit richtet sich spielerisch auf den Atem, der bei allen Übungen gleichzeitig durch Mund und Nase fließen soll. Sanftes, nicht forciertes Atmen mit entspanntem Bauch ist wichtig. Sobald Gedanken, Beurteilungen, Vergleiche auftauchen, soll man zum körperlichen Geschehen zurückkehren.

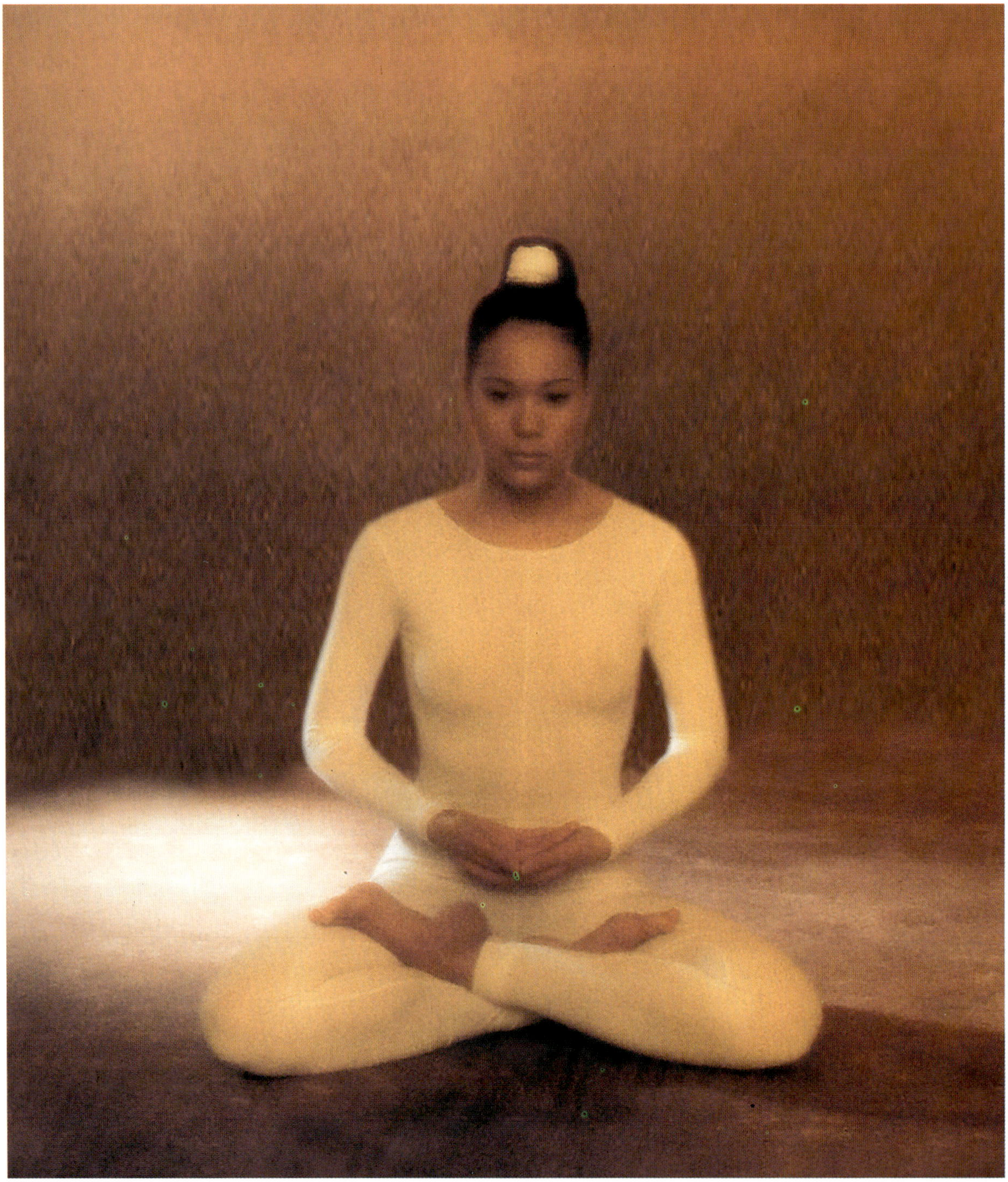

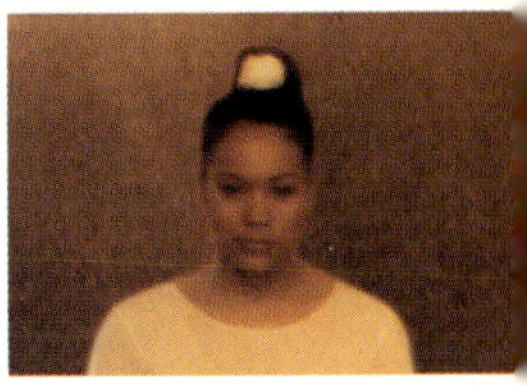

Das Ziel dieser Übungen hat der deutsche Kum-Nye-Lehrer Matthias Steurich einmal sehr treffend zusammengefaßt: „Wer es schafft, sich beim Üben auf das im Augenblick Erlebte zu konzentrieren, wird reichlich belohnt: mit der Erfahrung, daß in ganz einfachen, alltäglichen Situationen ein ungeahnter Reichtum liegt. Kum Nye verhilft zu der Erkenntnis, daß ein befriedigenderes Leben nicht woanders zu suchen ist. Es geht um das Erleben des Augenblicks mit allen Sinnen."
Die Übungen sind sehr einfach. Es geht auch nicht darum, sie technisch „richtig" auszuführen. Im Kum Nye lernt man, feiner und intensiver wahrzunehmen, sozusagen die Dimension der Erfahrung zu erweitern. Mit der Zeit stellen sich beim Üben Empfindungsnuancen ein, die wir in der Hektik unseres Alltags kaum wahrnehmen.

Bevor Sie beginnen:

- Denken Sie daran, die Übungen betont langsam auszuführen. Nehmen Sie immer ganz bewußt wahr, welche Empfindungen in Ihnen aufsteigen, denn nur darauf kommt es an. Nehmen Sie sie an, auch wenn es schmerzt. Angenehme Gefühle sollten in alle Teile des Körpers strömen.
- Benutzen Sie für Ihre Kum-Nye-Übungen stets ein Meditationskissen oder eine -bank. Damit können Sie sich nicht nur leichter entspannen, Sie vermeiden auch die bei Meditationen häufig entstehenden Rücken- und Hüftgelenksbeschwerden.
- Am Schluß jeder Übung ist es wichtig, sich Zeit zu nehmen, um den subtilen Körperempfindungen nachzuspüren, die bei An- und Entspannung bestimmter Muskeln aufgetreten sind. Zelebrieren Sie dieses abschließende In-sich-Hineinspüren – es ist eine für Kum Nye ganz wesentliche Wahrnehmungsschulung.
- Wichtig ist es, Kum Nye in den Alltag zu integrieren. Üben Sie also lieber täglich zehn Minuten als einmal im Monat zwei Stunden. Optimal ist, wenn Sie Kum Nye täglich – morgens und abends – praktizieren.

Wenn Sie noch keine Erfahrung mit Kum Nye haben, sollten Sie sich zunächst aus den ersten sieben Übungen zwei oder drei heraussuchen und diese so lange üben, bis Sie Ihnen „in Fleisch und Blut" übergegangen sind. Das kann durchaus drei Monate dauern. Sie können die Reihenfolge dabei beliebig variieren. Als nächsten Schritt nehmen Sie eine oder zwei weitere Übungen hinzu und bauen so langsam Ihr persönliches Programm auf.

„Laß deinen Körper dich zu den Übungen führen. Wenn du noch keine Erfahrung im Üben hast, sei ganz behutsam mit dir und versuche nicht, zuviel zu tun. Denke immer daran, daß die Qualität der Bewegung von größter Bedeutung ist und nicht die Quantität"

Tarthang Tulku in
Selbstheilung durch Entspannung

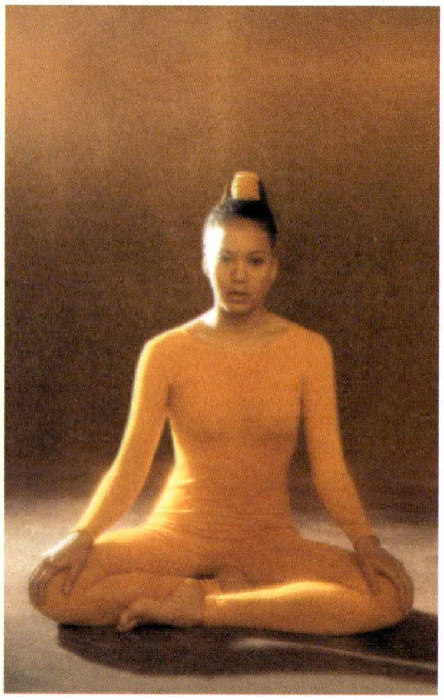

1 *Die sieben Gesten* Kum Nye beginnt immer mit einer Meditationshaltung. Um sie korrekt einzunehmen, beachten Sie bitte die folgenden sieben Punkte (Gesten). *Erste Geste:* Sitzen Sie aufrecht und entspannt mit verschränkten Beinen. Das Becken soll höher sein als die Beine. Es ist nicht nötig, die volle Lotushaltung einzunehmen, also beide Fußgelenke auf den Oberschenkel zu legen. *Zweite Geste:* Lassen Sie die Hände mit den Handflächen nach unten ganz bequem und entspannt auf den Knien ruhen. Auch Schultern und Arme sollten völlig entspannt sein. *Dritte Geste:* Die Wirbelsäule ist aufgerichtet, aber nicht starr, damit die Energie von unten nach oben fließen kann. *Vierte Geste:* Das Kinn ein wenig nach hinten ziehen. Bei dieser Bewegung geht automatisch die Stirn etwas nach vorn. *Fünfte Geste:* Die Augen sind halb geöffnet und ruhen entspannt auf einer Stelle am Boden, etwa in Verlängerung des Nasenrückens. Der Blick sollte sanft und mitfühlend sein. Stellen Sie sich vor, Sie seien eine Mutter, die liebevoll ihr Kind betrachtet. *Sechste Geste:* Der Mund ist leicht geöffnet, der Unterkiefer hängt entspannt etwas nach unten. *Siebte Geste:* Die Zungenspitze berührt den Gaumen hinter den oberen Schneidezähnen. Sie ist etwas gewölbt.

2 *Freudiges Atmen* Diese Übung geschieht in der Grundhaltung der *sieben Gesten.* Entspannen Sie nun ganz bewußt die Kehle, den Bauch und die Wirbelsäule, und atmen Sie sanft durch Mund und Nase. Wenn Sie irgendwo Verspannungen spüren, atmen Sie behutsam in diese Stellen hinein. Auch Ihre inneren Dialoge und Gedanken sollen nun in den Atem einfließen und sich beruhigen. Der Atem wird immer ruhiger, bis er ganz weich und mild ist und völlig von alleine fließt. Wenn an einer Stelle im Körper eine Empfindung auftaucht, lassen Sie sie einfach weiter bestehen, und spüren Sie ihr nach. Manchmal verschwindet sie an dem einen Ort und taucht dann an anderer Stelle wieder auf. Führen Sie diese Übung morgens durch, und versuchen Sie, im Lauf des Tages immer wieder auf Ihren Atem zu achten.

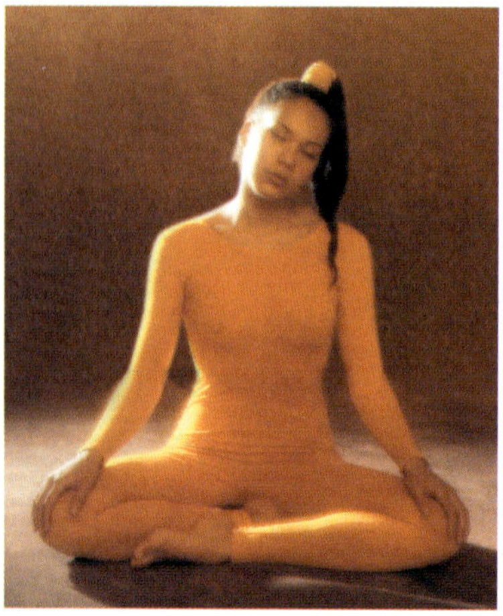

3 *Gedanken aufhellen* Körperlich entspannt diese Übung Nacken und Schultern, auf geistiger Ebene lockert sie die Starrheit fester Gedankenmuster. Achten Sie hier ganz besonders auf langsame Bewegungen und eine gleichmäßige, langsame Atmung durch Mund und Nase, sonst kann es passieren, daß Ihnen übel oder schwindlig wird. Wenn Sie ein Kind erwarten oder an einer Halsverletzung leiden, sollten Sie diese Übung nicht ausführen.

Nehmen Sie in der Haltung der *sieben Gesten* Platz, und schließen Sie die Augen. Lassen Sie das Kinn nun langsam auf die Brust sinken. Führen Sie es wieder nach oben, bis es zur Decke zeigt. Diese Bewegung mehrmals bewußt langsam wiederholen. Als nächstes beugen Sie den Kopf zur Seite. Erst nähert sich das rechte Ohr der rechten, dann das linke Ohr der linken Schulter. Auch diese Übungen wiederholen Sie mehrmals – sehr langsam. Nun lassen Sie den Kopf bei weiterhin

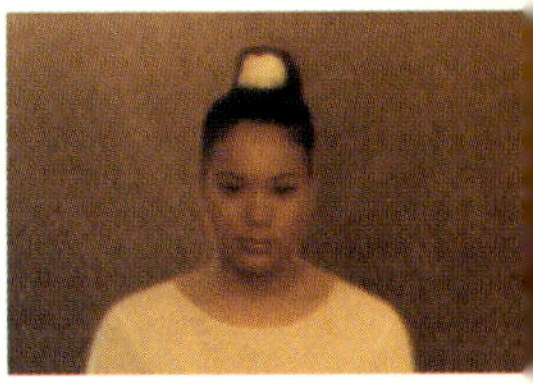

geschlossenen Augen langsam im Uhrzeigersinn kreisen. Die Schultern sollten sich dabei nicht bewegen und die Kreise, die der Kopf beschreibt, so groß und vollständig sein, wie es ohne Anstrengung möglich ist. Stoßen Sie auf schmerzende Verspannungen, bewegen Sie den Kopf ganz langsam etwas nach vorn und dann ebenso langsam nach hinten, damit sich die Muskeln entspannen und dehnen können. Gedanken, die dabei auftauchen, lassen Sie einfach zu. Verlangsamen Sie die Drehung, bis sie fast aufhört, und spüren Sie dabei Ihren ganzen Körper. Besondere Aufmerksamkeit widmen Sie nun dem Punkt, an dem der Kopf mit der Wirbelsäule verbunden ist. Fühlen Sie dort eine Energie, lassen Sie diese entlang der Wirbelsäule nach unten wandern und sich im ganzen Körper ausbreiten, sogar über den Körper hinaus. Der Kopf soll drei- bis neunmal kreisen. Dann wiederholen Sie die Übung zur anderen Seite. Anschließend bleiben Sie zehn Minuten ruhig in der Haltung der *sieben Gesten* sitzen und lassen Gefühle und Energie sich weiter ausdehnen.

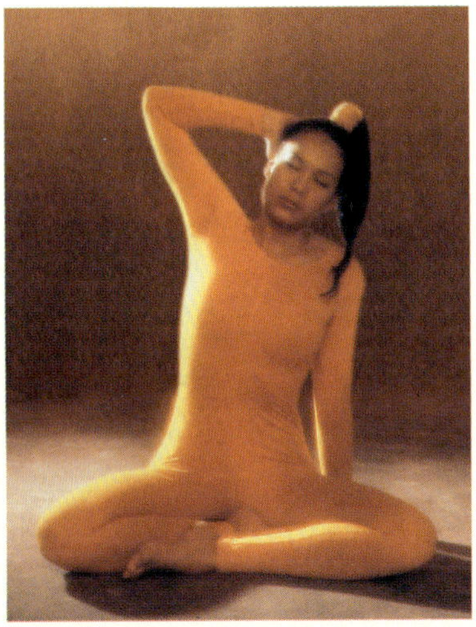

4 *Das Herz öffnen* Sie sitzen im Schneidersitz auf dem Boden und stützen sich auf die rechte Hand, die bequem vom Körper entfernt auf dem Boden liegt. Die linke Hand befindet sich über dem linken Ohr am Kopf, der Ellbogen zeigt nach oben. Mit ausgestrecktem rechtem Arm beugen Sie sich nun langsam nach rechts und beschreiben mit der linken Körperseite einen großen Bogen. Die Knie bleiben möglichst unten, der Raum zwischen Hüfte und Rippen wird gedehnt, ebenso die Armmuskeln. Halten Sie diese Stellung einige Minuten, und atmen Sie dabei sanft weiter. Lassen Sie sich nun eine ganze Minute Zeit, um wieder in die Ausgangshaltung zurückzukehren. Achten Sie dabei auf die Empfindungen, die in Ihnen aufgestiegen sind. Anschließend die Übung auf der anderen Seite durchführen: Linke Hand aufstützen, rechte Hand zum rechten Ohr und so weiter. Jede Streckung drei- bis neunmal ausführen. Am Schluß bleiben Sie für ein paar Minuten still sitzen und spüren den Gefühlen und Empfindungen nach.

5 *Om ah hum* Sitzen Sie in der Haltung der *sieben Gesten,* atmen Sie sanft durch Mund und Nase, und denken Sie an das Mantra *om ah hum.* Stellen Sie sich die Silbe *om* im oberen Teil des Kopfes vor, *ah* in der Kehle und *hum* im Herzen. Rezitieren Sie nun langsam dieses Mantra. Summen Sie schweigend *om,* und lassen Sie dabei die Hände auf den Knien liegen. Nun heben Sie die Hände mit den Handflächen nach oben vor den Bauch und legen die Finger der rechten auf die Finger der linken Hand. Die Daumen sollen sich an den Spitzen berühren. Nun rezitieren Sie die Silbe *ah.* Anschließend legen Sie die Hände mit den Handflächen nach oben auf die Knie und rezitieren schweigend *hum.* Um einen neuen Zyklus zu beginnen, drehen Sie die Handflächen nach unten, legen sie auf die Knie und rezitieren *om.* Insgesamt sollten Sie auf diese Art 27 Zyklen ausführen und dabei Atem, Rezitation und Bewegung eins werden lassen. Danach bleiben Sie ein wenig sitzen.

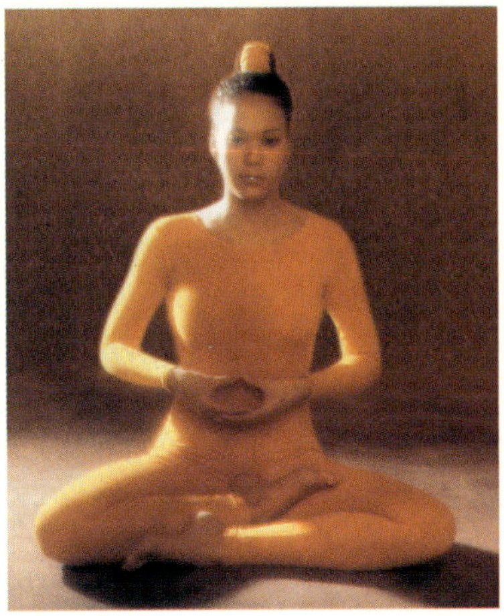

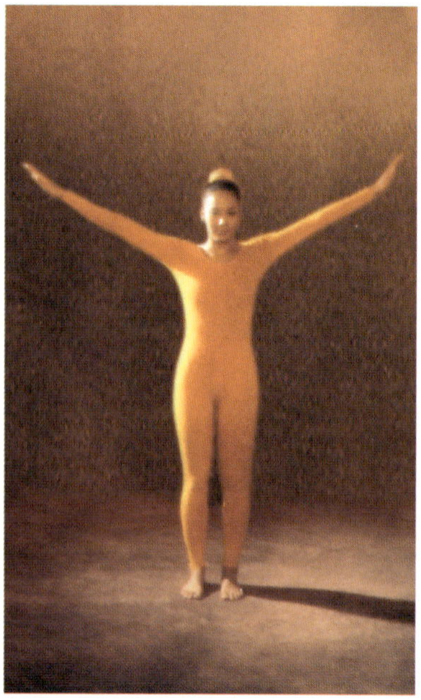

6 *Fliegen* Mit dieser Übung regen Sie Gefühle in Ihrem Herzen an und beruhigen Ihre Gedanken. Sie stehen mit geradem Rücken und an den Seiten herabhängenden Armen; die Füße sind dabei zehn Zentimeter voneinander entfernt. Nun heben Sie die Arme langsam seitlich hoch, bis sie senkrecht nach oben zeigen. Die Handrücken berühren sich fast, die Finger bleiben gestreckt. Nun schließen Sie die Augen und fühlen sich in den Körper hinein. Die Oberschenkel sollten entspannt sein und der Rücken nicht nach hinten gebeugt. Innerhalb einer Minute langsam die Arme wieder nach unten sinken lassen. Das wichtigste bei diesen Bewegungen ist, auf alle Nuancen von Gefühlen und Empfindungen zu achten. Lassen Sie Energie in Ihr Herz fließen. Beim nächsten sehr langsamen Heben der Arme, für das Sie sich ebenfalls eine Minute Zeit lassen, können Sie versuchen, die Energie vom Herzen aus durch die Finger nach außen fließen zu lassen. Sind die Arme ganz oben, strecken Sie sie leicht. Diese Streckung klärt und beruhigt die Gedanken. Die Arme sollten drei- bis neunmal gehoben und wieder gesenkt werden. Für jede Auf- und Abwärtsbewegung können Sie sich bis zu zwei Minuten Zeit lassen. Nach der Übung spüren Sie in der Sitzhaltung dem Fluß der Energie nach.

7 *Das Selbstbild auflockern* Diese Übung kann Veränderungen des Denkens und der Selbsteinschätzung bewirken. Außerdem wird die Haut durchblutet. Sie stehen gerade, kreuzen die Arme vor der Brust und legen den rechten Arm über den linken. Halten Sie die Schultern mit den Händen fest, die Ellbogen sind nach unten gerichtet. Nun legen Sie das rechte Bein über das linke und setzen den rechten Fuß neben den linken auf den Boden (linkes Foto). In dieser Stellung beugen Sie sich nun betont langsam so weit nach vorn und unten, wie es ohne Anstrengung möglich ist (rechtes Foto). Der Kopf hängt dabei locker nach unten. Langsam wieder aufrichten, etwas nach hinten beugen und die Aufmerk-

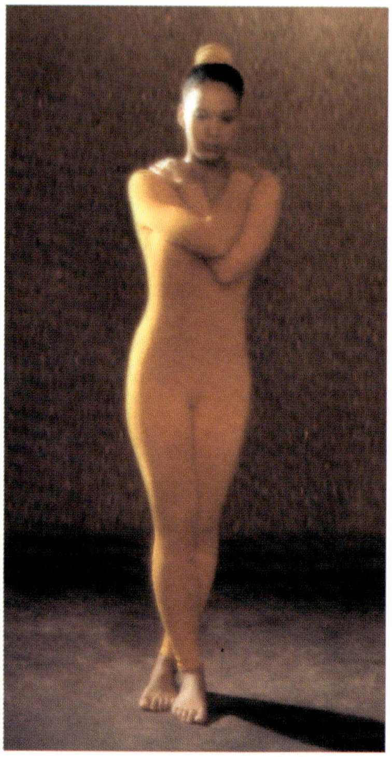

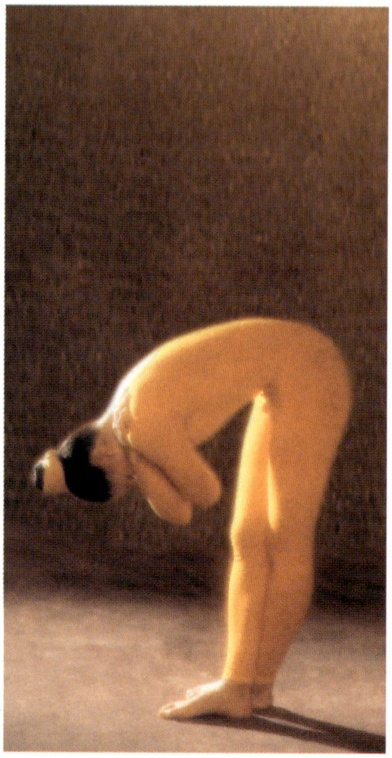

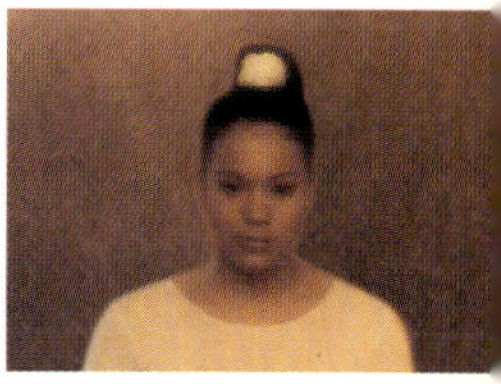

samkeit ganz in die Füße lenken. Die Bewegung je nach Konstitution drei- bis neunmal ausführen, dann das gleiche mit umgekehrt übereinandergelegten Armen und Beinen wiederholen. Achten Sie auf die Stimmungen, die der Wechsel der Arme und Beine in Ihnen hervorruft. Nehmen Sie anschließend die Sitzhaltung ein, und dehnen Sie Ihre Empfindungen aus.

8 *Emotionen umwandeln* Mit dieser Übung kann es gelingen, negative Gefühle wie Zorn oder Angst zu verwandeln: Die Energie der Emotionen wird benutzt, um das innere Gleichgewicht zu erhalten sowie mehr und reine Energie durch den Körper fließen zu lassen. Gleichzeitig wird der Unterkörper energetisiert und die Hormonproduktion angeregt. Sie stehen mit geradem Rücken, die Füße sind nahe beieinander. Die Arme vor der Brust kreuzen und die Schultern mit den Armen festhalten, die Ellbogen zeigen zum Boden. Beugen Sie nun mit geradem Rücken die Knie langsam nach unten, und senken Sie Ihr Becken, so als wollten Sie sich auf einen Stuhl setzen. Die Beine bleiben geschlossen, die Fersen auf dem Boden. Versuchen Sie, Ihr Gleichgewicht zu halten, ohne sich zu verspannen. An irgendeinem Punkt wird eine Verspannung Sie daran hindern, sich weiter nach unten zu senken. Vielleicht heben sich dabei Ihre Fersen vom Boden. Halten Sie ein, erspüren Sie die Stelle, an der die Spannung auftritt, und lösen Sie sie auf. Dann fahren Sie mit Ihrer Abwärtsbewegung fort, ohne jedoch ganz bis in die Hocke zu gehen. Ihr Ziel ist eine ganz bestimmte Stelle, an der Sie ein besonderes Gleichgewicht und eine bestimmte Energie spüren. Versuchen Sie, diese Stelle herauszufinden – etwa durch langsame Auf- und Abwärtsbewegungen. Wenn Sie sie gefunden haben, werden Sie

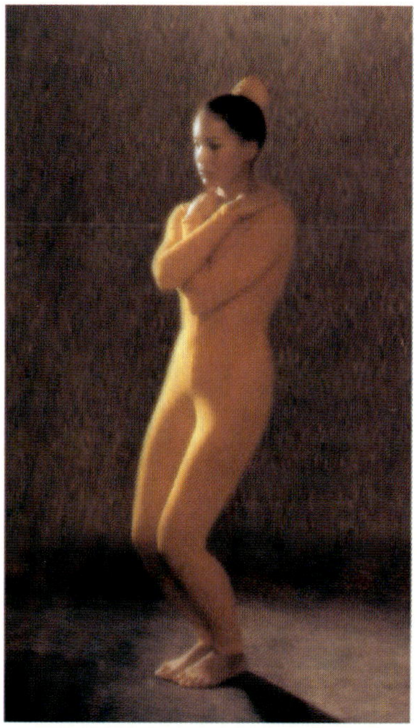

Wärme, vielleicht auch ein Zittern und einen Druck auf den Knien spüren. Bleiben Sie in dieser Position, so lange es Ihnen möglich ist – bis zu fünf Minuten. In dieser Stellung ziehen Sie das Kinn ein wenig an. Konzentrieren Sie sich nun auf die Energie in der Wirbelsäule, und spüren Sie den Verspannungen nach, die Sie aus dem Gleichgewicht bringen. Atmen Sie in die Stellen hinein, in denen sich die Blockaden befinden, auch wenn Schmerzen auftreten. Danach kommen Sie langsam in die aufrechte Position zurück und stehen mit seitlich herabhängenden Armen einige Minuten still. Die Übung sollte danach zweimal – mit den gleichen Pausen dazwischen – wiederholt werden. Am Schluß verweilen Sie 10–15 Minuten lang in der Sitzhaltung und vertiefen sich in Ihr inneres Gleichgewicht.
Versuchen Sie, die entstandenen Gefühle und Empfindungen stärker zu spüren und sich ausdehnen zu lassen. Wenn Sie lange genug in dieser Stellung verharren, werden Sie irgendwann fühlen, wie reine Energie durch Ihren gesamten Körper fließt. Bei dieser Übung sollten Sie Ihr besonderes Augenmerk auf die inneren Verspannungen legen, die Sie aus dem Gleichgewicht bringen. Selbst, wenn eine Emotion so stark ist, daß die durch sie verursachte Verspannung schmerzt, atmen Sie den Schmerz hinein, bis die Spannung sich auflöst und Sie eine neue Energie spüren.
Spüren Sie auch aufkommenden Bildern und Erinnerungen nach, die Sie verspannt werden ließen – und versuchen Sie, diese Gefühle aufzulösen.

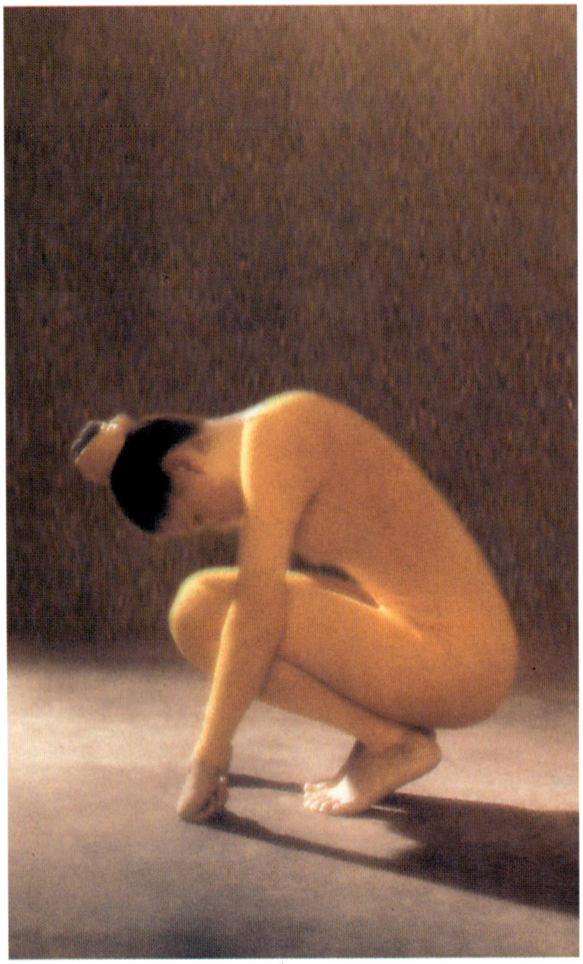

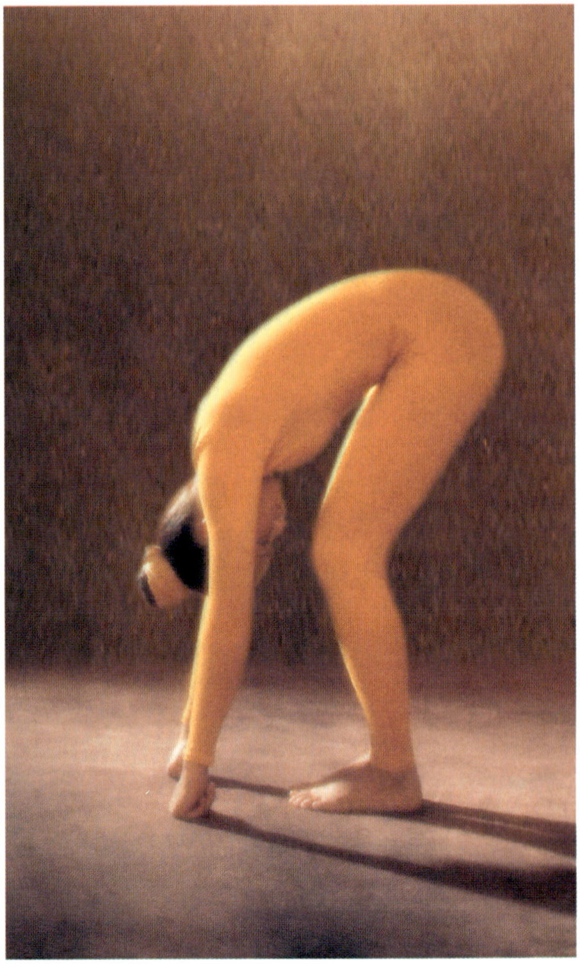

9 *Heilsame Energie anregen*
Die Füße sind ein wenig voneinander entfernt, und Sie hocken sich auf Zehen und Fußballen. Ballen Sie die Hände zu Fäusten, und legen Sie den ersten und zweiten Knöchel der Hände vor sich auf den Boden, die Daumen sind flach am Boden und weisen zueinander (linkes Foto). Lassen Sie den Kopf nun mit einer langsamen Bewegung nach unten sinken. Gleichzeitig heben Sie das Gesäß nach oben – nur so weit, wie es ohne Anstrengung möglich ist. Die Fersen senken sich dabei auf den Boden. Blicken Sie nun nach oben, und verharren Sie bis zu einer Minute in dieser Position (rechtes Foto). Atmen Sie sanft durch Mund und Nase, und achten Sie auf Ihre Gefühle. Danach erst den Kopf senken und mit dem Gesäß langsam in die Hocke gehen: mit angehobenen Fersen auf Zehen und Fußballen, genau wie am Anfang. Als letztes nehmen Sie die Sitzhaltung ein und lassen die sich durch die Übung entstandenen Gefühle ausdehnen – auch über den Körper hinaus. Die Übung sollte zweimal wiederholt werden. Nach jeder Wiederholung setzen Sie sich kurz hin. Am Schluß zehn Minuten in der Sitzhaltung verweilen.

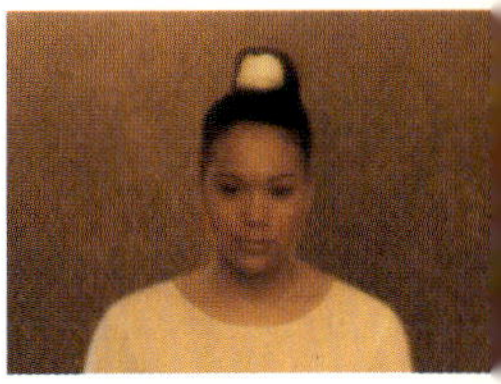

GYU.LAM.DOL – Übungen für die feinstoffliche Energie

In der Übersetzung bedeutet GYU.LAM.DOL „das ganzheitliche Befreien von karmischen Hindernissen auf seinem Entwicklungsweg". Es handelt sich um sehr einfache Übungen, die vor allem auf den feinstofflichen Energiekörper wirken. Ihr Ziel ist es, blokkierte Energien freizusetzen und damit Geist, Emotionen und Körper zu harmonisieren. Die neugewonnene Kraft fördert die geistig-seelische Weiterentwicklung sowie das körperliche Wohlbefinden des Übenden und verbessert damit die Lebensqualität.

Entwickelt wurde die auf der tibetischen Heilkunst basierende GYU.LAM.DOL-Methode von der Schweizer Buddhistin Antonia Yeshe Dechen Strub-Tusch. Diese Übungen wirken sich positiv auf alltägliche Probleme, aber auch auf psychosomatische und chronische Leiden aus. Strub praktiziert seit vielen Jahren in der Nähe von Zürich traditionelle tibetische Heilkunst. Einer ihrer langjährigen spirituellen Lehrer, Lama Thubten Zopa Rinpoche, ermutigte sie, ein tibetisches Heilzentrum zu gründen, und gab diesem den Namen „Healing Jewel of the Medicine Buddha's Compassion". Übersetzt heißt dies: Heilendes Juwel, aus dem Mitgefühl des Medizinbuddha erwachsen. Die Praxis und das Zentrum für traditionelle tibetische Heilkunst (Adresse im Adressenteil, Seite 155) sind Anlaufstelle für gesunde und kranke Menschen, die physische und psychische Heilung in der tibetisch-buddhistischen Philosophie, Energie- und Medizinlehre suchen. Strub beschäftigt sich nicht nur mit spirituell-psychologischer Lebensberatung in Krisensituationen, Gesundheits- und Ernährungsberatung nach der Lehre der drei Energien, sondern auch mit Meditation und feinstofflicher Heilarbeit. Sie will ihren buddhistischen und nichtbuddhistischen Patienten und Schülern vor allem Vertrauen in deren Selbstheilungskräfte vermitteln. In speziellen Gruppen arbeitet die Heilerin mit Aidskranken. Sie begleitet auch Sterbende und deren Angehörige.

Antonia Strub lehrt, die heilende Kraft der Hände zu entdecken und zu nutzen, um sich und andere zu helfen. Ganz nach dem buddhistischen Grundprinzip der Eigenverantwortung liegt es in der Hand eines jeden Menschen, seine Gesundheit zu erhalten und seine Lebensqualität zu verbessern. „Es gibt eigentlich nichts, was man mit GYU.LAM.DOL nicht angehen kann", sagt Strub, „man arbeitet ja auf der feinstofflichen Ebene, auf der die Informationen als Energien zwischen Geist und Körper ausgetauscht werden. Man kann jede Zelle energetisch und informativ regenerieren." Aus energetischer Sicht sind Emotionen fehlgeleitete oder gestaute Energien, die sich in negativen Gefühlszuständen wie Ärger oder Wut, Mutlosigkeit, Angst, Sturheit, Überschwenglichkeit oder Depression äußern. Solche Gefühlszustände beeinflussen das gesamte körperlich-seelische Wohlbefinden. GYU.LAM.DOL-Übungen können die störenden Energieblockaden auflösen.

Aus tibetischer Sicht beruhen die meisten Probleme zivilisierter Menschen auf einer unausgeglichenen *rlung*-Energie. Typische Symptome sind nervöse Störungen von Herz, Kreislauf, Magen und Darm, aber auch Ängste und Schlaflosigkeit, Allergien oder vegetative Dystonie. „Menschen mit *rlung*-Störungen sind oft zerstreut und chaotisch, unkonzentriert und neigen dazu, sich zu ‚verzetteln'. Oder sie hören nicht auf zu betonen, wie gut es ihnen geht. Doch innerlich sind sie völlig unausgeglichen und fühlen sich hundeelend." Durch GYU.LAM.DOL lernt man sowohl seine inneren Nöte wie auch seine Qualitäten kennen. Die Übungen sind eine Hilfe auf dem Weg der Ent-Wicklung aus allen Konflikten. Auch lernt man, echte, tiefe Gefühle zu erkennen und von Emotionen zu unterscheiden. Diese spirituelle und energetische „Entschlackungsarbeit" geschieht auf sanfte, harmonische Weise und oft unbemerkt. Die Übenden wundern sich gelegentlich, daß sie sich schon lange nicht mehr über Dinge aufregen, die sie früher in Rage brachten. Wenn er die Umstände selbst nicht ändern kann, dann ändert der weise Mensch seine Einstellung zu ihnen.

SIEBEN SCHRITTE ZUM HARMONISCHEN TAGESBEGINN

Die folgende, aus sieben Schritten bestehende Übung können Sie gleich nach dem Aufwachen noch im Bett liegend durchführen. Der tranceähnliche Zustand während des Erwachens ist der günstigste Moment, um die geistigen und körperlichen Energien für das Tagesgeschehen zu stärken. Die gesamte Übung nimmt etwa 20 Minuten in Anspruch und wird in Rückenlage ausgeführt. Halten Sie die einzelnen Handpositionen ohne Druck so lange, bis Sie ein wohliges Prickeln an diesen Stellen verspüren. Manchmal müssen Sie auch unwillkürlich tief einatmen – ein gutes Zeichen, daß sich eine Spannung gelöst hat.

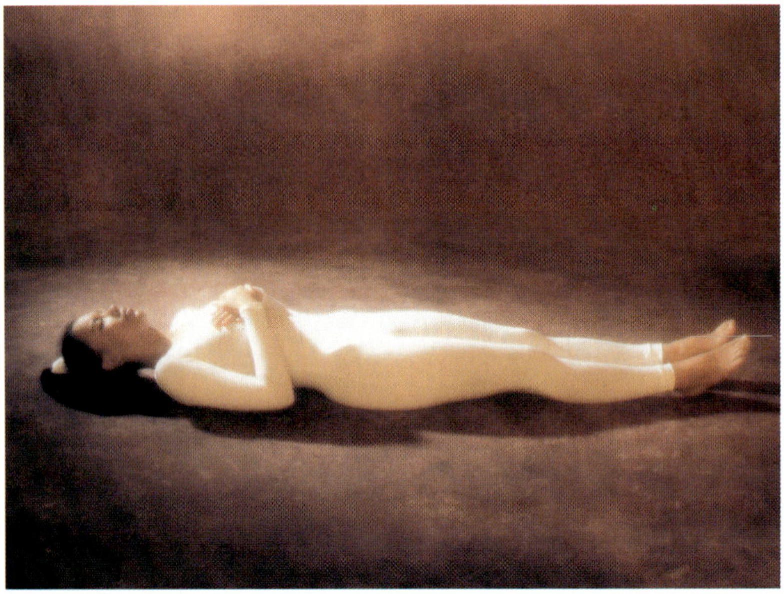

1 Kreuzen Sie beide Hände auf dem Herzchakra: Die linke Hand liegt unter der rechten in der Mitte des Brustbeins. Diese Position öffnet und stärkt die Herzschwingungsenergie, fördert Liebe und Mitgefühl, Vertrauen und innere Ruhe. Auch tagsüber kann man die Übung ausführen – zum Beispiel wenn es um Entscheidungen geht, die man mit Kopf *und* Herz treffen möchte. Die Redewendung Hand aufs Herz zeigt an, worum es hier geht: dem Herzen ein Mitspracherecht einzuräumen. Aus tibetischer Sicht „wohnt" der Verstand übrigens im Herzen.

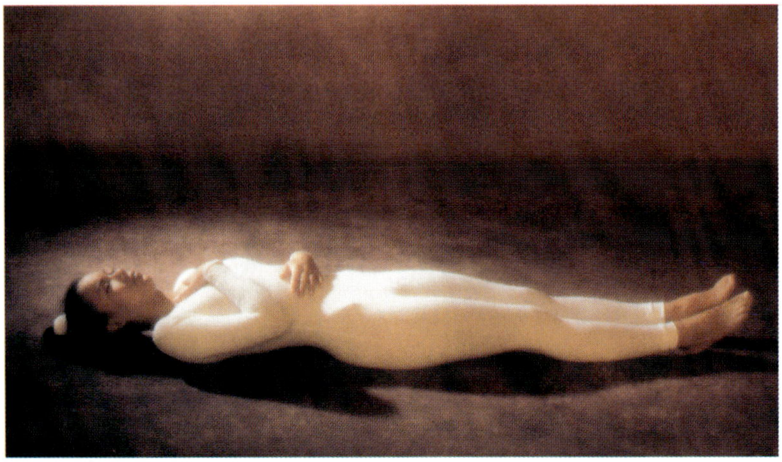

2 Legen Sie die rechte Hand leicht auf das Kehlchakra: Daumen und Mittelfinger ruhen etwas oberhalb der Schlüsselbeine. Die linke Hand liegt auf dem Sonnengeflecht, der Daumen hat Kontakt mit dem Brustbeinende. Diese Position wirkt harmonisierend auf Atmung und Rede. Gleichzeitig werden Stoffwechsel- und Verdauungsorgane optimal auf die Nahrungsaufnahme und -verarbeitung vorbereitet.

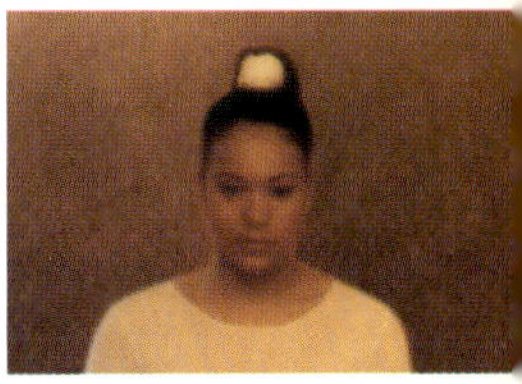

3 Legen Sie die rechte Hand auf die Schädelbasis: Handwurzel und Mittelfinger berühren den Ansatz der Schädelbasis. Die linke Hand liegt auf dem Nabelchakra, etwa zwei Finger breit unter dem Nabel. Der Daumen berührt den Nabel. Diese Übung macht den Kopf klar. Sie löst die durch Aggressionen blockierten Energien im Körper, fördert innere Ruhe und Kraft. Damit kann man den Tag mit geistiger Klarheit beginnen.

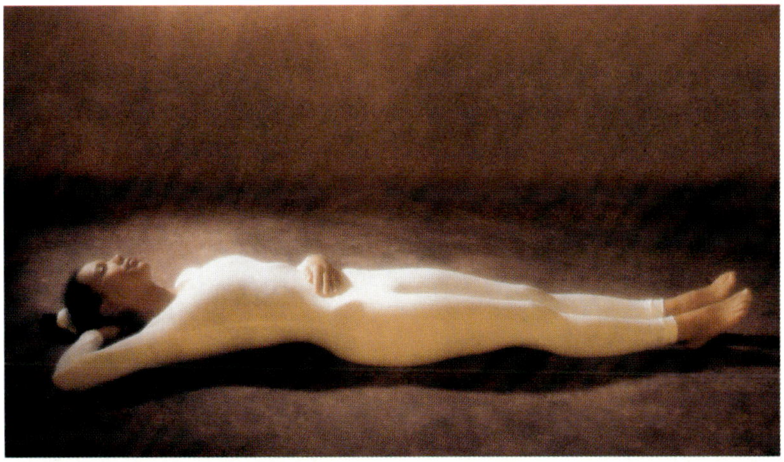

4 Legen Sie die rechte Hand ganz leicht auf das Kronenchakra, den Scheitelpunkt des Kopfes. Die Finger der linken Hand berühren das Wurzelchakra, also das Schambein. Dies löst Spannungen in den Nervengeflechten und im Muskeltonus. Alle Energien im Körper und im Ausstrahlungsfeld (Aura) werden harmonisiert. Fördert insgesamt das Wohlbefinden von Körper und Geist.

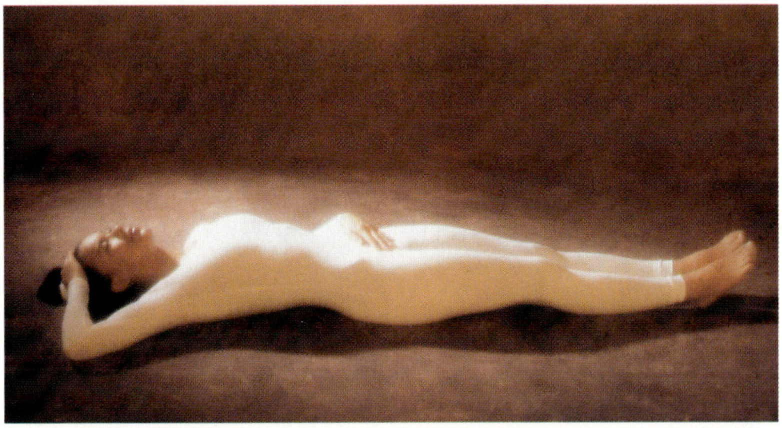

5 Die linke Hand bleibt auf dem Wurzelchakra, die rechte geht zum Herzchakra hinunter. Atmen Sie nun einige Male tief ein und aus. In dieser Position kommen unterer und oberer Energiekreislauf des Körpers ins Gleichgewicht.

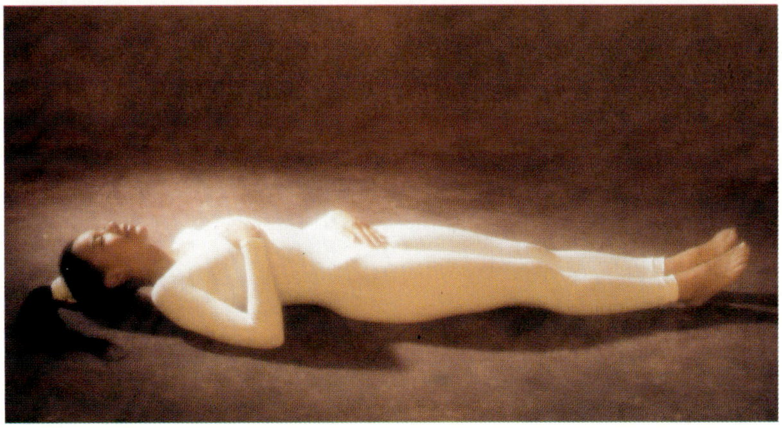

6 Legen Sie zum Abschluß die linke wieder unter die rechte Hand über dem Herzchakra – wie in der ersten Position –, und beenden Sie so harmonisch die Übung. Damit stärken Sie die Kraft des Herzens. Sie kann nun positiv auf den Verstand einwirken.

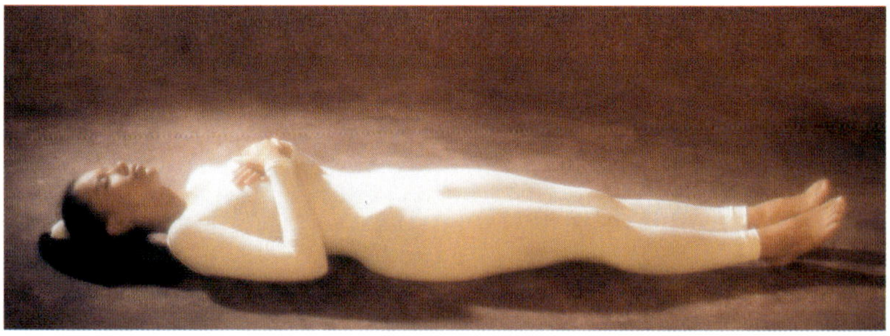

7 Entfernen Sie Ihre Hände ganz sacht aus der Position auf dem Herzchakra. Bevor Sie aufstehen, strecken Sie sich einmal gründlich in die Länge und nehmen dann die Knie in die Arme (Foto). Atmen Sie tief durch die Nase ein und durch den Mund wieder aus, und drücken Sie beim Ausatmen die Knie leicht gegen den Bauch.
Mit dieser Übung dehnt sich die gesamte Wirbelsäule und setzt angestaute Energie frei. Gleichzeitig wird der Darm angeregt und ist zur Entleerung bereit.

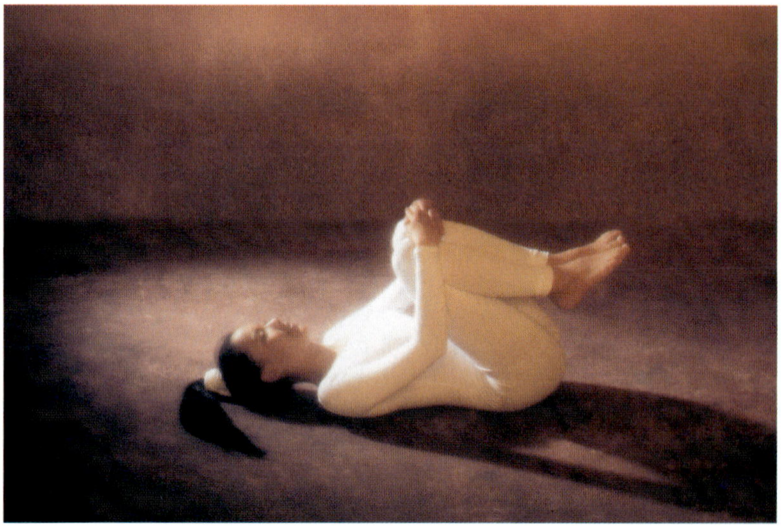

Über die Finger die *rlung*-Energie ausgleichen

In den Fingerspitzen enden wichtige Nerven, die mit dem Gehirn verbunden sind. Durch die auf Seite 115 beschriebenen sieben Fingerübungen erreichen Sie über das Gehirn die verschiedenen Nervengeflechte und können dort gestaute Energien freisetzen. Starke Gefühlswallungen bekommen Sie ebenso in den Griff wie die eingangs erwähnten typischen Disharmonien von *rlung*. Führen Sie diese Übungen immer dann aus, wenn Sie sich für einen Moment zurückziehen können – auch kurz vor einem wichtigen Gespräch, in der Mittagspause, im Bus, während einer Bahnfahrt oder mitten im täglichen Geschehen. Man kann sie im Stehen oder Sitzen und sogar im Liegen – zum Beispiel, wenn man krank und ans Bett gefesselt ist –, entweder nacheinander oder nach Bedarf einzeln durchführen. Stimmen Sie sich nach Möglichkeit auf das Ziel ein, das Sie erreichen wollen. Fördert eine Fingerposition zum Beispiel Vertrauen, dann konzentrieren Sie sich auf dieses Thema: Visualisieren Sie eine Situation, in der Sie Vertrauen erfahren haben. Spüren und genießen Sie dieses Gefühl. Atmen Sie ruhig und entspannt. Je besser Sie sich innerlich auf Ihr Übungsziel einstimmen können, desto deutlicher werden Sie die Wirkung Ihrer Fingerübungen spüren. Mit der Zeit gelingt es immer besser, die negativen Emotionen zu beherrschen.

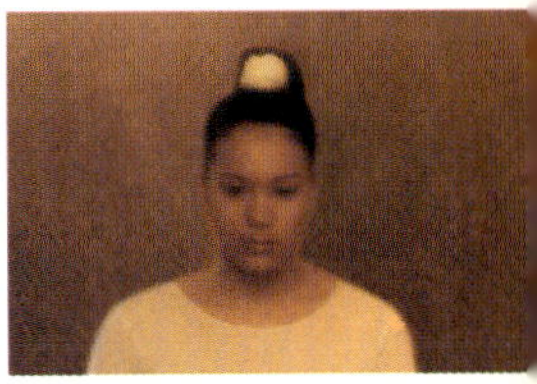

1 Legen Sie die Hände so aufeinander, daß beide Handflächen nach oben zeigen. Die linke Hand liegt auf der rechten. Die beiden Daumenspitzen berühren sich locker.
Diese Verbindung fördert Stabilität in Geist und Körper und macht den Geist klar. Sie mindert Niedergeschlagenheit und Bedrücktheit und harmonisiert alle drei Körperenergien.

2 Die Daumenspitzen berühren die Zeigefingerspitzen der gleichen Hand. Dies fördert Selbstvertrauen, mindert Ängste und harmonisiert *rlung*. Eine gute Übung vor Prüfungen oder wichtigen Gesprächen.

3 Die Daumenspitzen berühren die Mittelfingerspitzen der gleichen Hand. Diese Verbindung fördert die Vitalität und die kreativen Kräfte. Sie mindert Aggressionen, löst blockierte Energien auf und harmonisiert *mkhrispa*. Wenn Ärger in der Luft liegt und das Blut in Wallung gerät: kurz innehalten, sich hinsetzen, diese Fingerübungen durchführen und tief durchatmen.

4 Die Daumenspitzen berühren die Ringfingerspitzen der gleichen Hand. Dies fördert emotionale Klarheit und befreit von lastendem Druck. Harmonisiert *badkan*. Eine Übung, um in der Gegenwart und bei sich zu bleiben. Gut für Menschen, die gern in die Vergangenheit abdriften, dabei ins Grübeln geraten und sich nicht davon lösen können.

5 Die Daumenspitzen berühren die Spitzen der kleinen Finger derselben Hand. Dies fördert, sich so zu geben, wie man ist, und mindert Psychostreß. Harmonisiert *rlung*. Hiermit kann man die inneren Bedürfnisse mit der äußeren Welt in Einklang bringen. Wer nach außen etwas vorgibt, was er innen nicht fühlt, lebt in einer zerrissenen Welt. Diese Position hilft dabei, sich authentisch zu erleben und darzustellen.

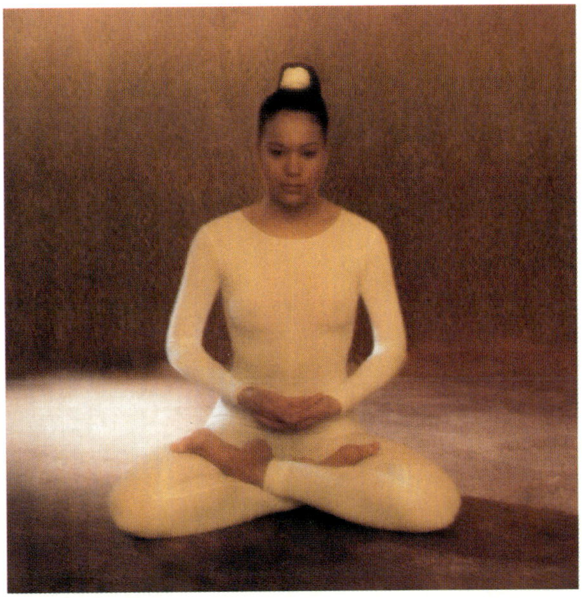

6 Beide Hände halten sich und liegen im Schoß. Diese Übung stabilisiert das ganzheitliche Sein und mindert Intoleranz. Sie rundet nicht nur die Übungen ab, sondern fördert auch in anderer Hinsicht die Ganzheit und den Abschluß einer Sache. Zum Beispiel kann man so nach Feierabend oder getaner Arbeit die Hände in den Schoß legen. Dabei werden auch der obere und der untere Energiekreislauf harmonisiert.

7 Die Daumen in der Faust halten (sich die Daumen drücken). Diese Übung harmonisiert die beiden Hirnhälften, erdet und beruhigt bei zu starker geistiger Aktivität. Sie ist auch gut zum Einschlafen und stabilisiert die Psyche.

Übung für positive Kraft

Gut gegen niedrigen Blutdruck, zum Regenerieren und Energetisieren des gesamten Körpersystems, zum Wachbleiben und immer dann, wenn man seine kreativen Kräfte braucht: Legen Sie sich auf den Rücken, die Beine locker ausgestreckt. Beide Hände ruhen nun eine Zeitlang auf den Leisten; Mittel- und Ringfinger liegen in der Leistengrube. Bleiben Sie so liegen, bis Sie ein Wärmegefühl an der Stelle spüren, wo die Hände aufliegen. Für diese Übung können Sie sich einfach kurz auf den Boden legen.

Waden halten

Wenn einem abends noch viele Gedanken durch den Kopf gehen, wenn die geistigen Drähte heißgelaufen sind und noch zu viel Körperhitze am Einschlafen hindert, ja selbst bei Sonnenbrand hilft diese Position: Setzen Sie sich hin, kreuzen Sie Ihre Arme, und halten Sie Ihre Waden zehn bis zwanzig Minuten lang in den Händen. Dieses Wadenhalten zieht die Energie aus dem Kopf nach unten. Es leitet die Hitze sozusagen ab. Bei überdrehten, hyperaktiven Kindern, die nicht einschlafen können, geht das Wadenhalten so: Setzen Sie sich ans Fußende des Bettes, in dem das Kind liegt, und nehmen Sie einfach seine Waden in die Hände. Bleiben Sie ruhig sitzen, und reden Sie nicht.

Übung zum harmonischen Abschluss des Tages

Um das Tagesgeschehen besser zu verarbeiten und den Stoffwechsel für die Nacht vorzubereiten, kann man vor dem Einschlafen im Bett die folgende Position einnehmen: Legen Sie sich auf eine Seite, und winkeln Sie das oben liegende Bein leicht an. Die sich unten befindende Hand legen Sie auf die oben liegende Schulter, so daß die Finger den Schultermuskel berühren. Die Fingerspitzen der oben liegenden Hand berühren den rechten Sitzhöcker – den Knochen unterhalb des Gesäßes. Diese Körperhaltung fördert einen tiefen, erholsamen Schlaf.

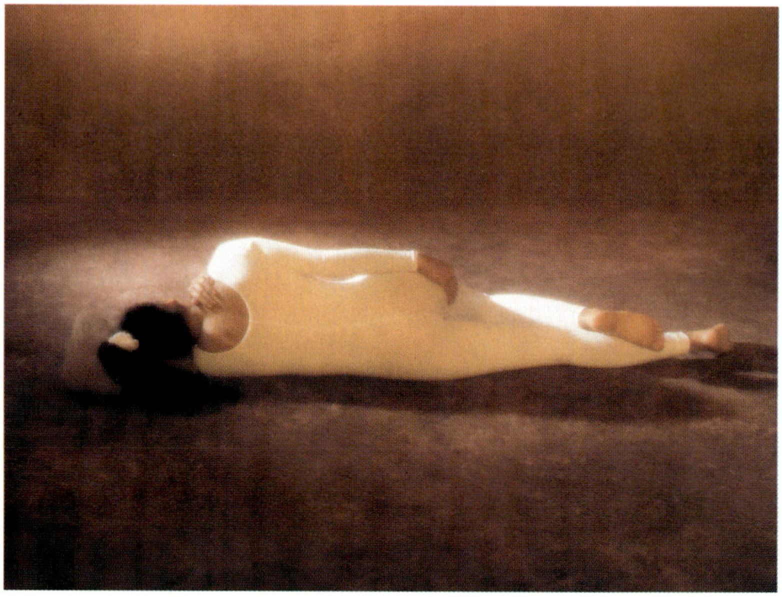

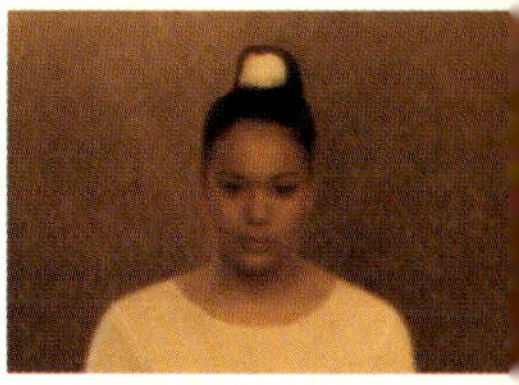

Tibetische Meditationsübungen

Meditationen zählen zu den wichtigsten spirituellen Heilmethoden der tibetischen Medizin. Sie wirken direkt den drei Geistesgiften Gier, Haß und Verblendung entgegen, die nach tibetisch-buddhistischem Verständnis Ursache allen Leids sind – egal, ob es sich um körperliche Krankheit oder um geistig-seelische Probleme handelt. Meditation ist für den spirituell ausgerichteten Tibeter ein Teil seines religiösen Lebens und dient ihm als eine Art mentale Hygiene zur Gesunderhaltung des Geistes. Die folgenden Meditationsübungen wurden speziell für Menschen aus dem westlichen Kulturkreis ausgewählt. Es handelt sich um sogenannte Visualisierungsmeditationen.

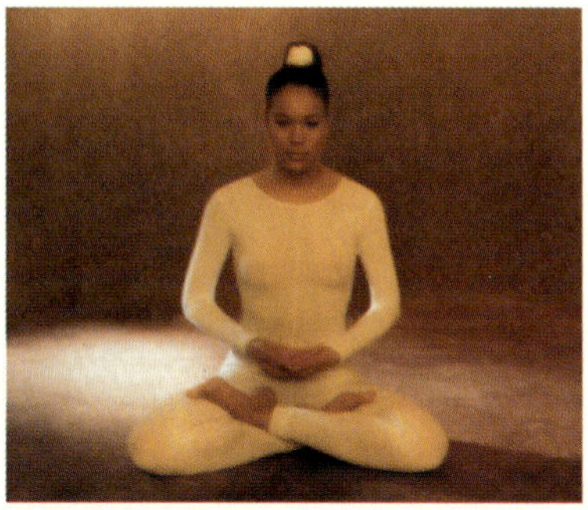

Die Meditationshaltung des Buddha Vairocana

Geist und Körper sind voneinander abhängig. Während die eigentliche Meditation im Geist stattfindet, sollte der Körper eine Position einnehmen, die die geistigen Prozesse nicht behindert, sondern fördert. Als perfekte Körperhaltung für die Meditation gilt die Sieben-Punkte-Meditationshaltung des Buddha Vairocana:

1 Die Augen sind weder weit geöffnet noch ganz geschlossen. Der Blick soll in Verlängerung der Nase nach unten gerichtet sein.

2 Der Kopf neigt sich ganz leicht nach vorn – ähnlich wie eine volle Ähre auf dem geraden Halm. Nase und Nabel befinden sich auf einer senkrechten Linie.

3 Zähne und Lippen werden in ihrer natürlichen Stellung belassen und nicht aufeinandergepreßt. Die Zungenspitze berührt ganz leicht den Gaumen hinter der oberen Zahnreihe. Diese Position schränkt den Speichelfluß ein, so daß man während der Meditation nicht so häufig schlucken muß. Der Atem fließt natürlich und ruhig. Man soll ihn weder künstlich verlangsamen noch forcieren.

4 Die Schultern sind gerade und auf gleicher Höhe, Arme und Schultern entspannt.

5 Der Rücken ist gerade und aufrecht, weder zu weit nach hinten noch zu weit nach vorn gebeugt.

6 Die Hände ruhen ineinandergelegt im Schoß unterhalb des Nabels, die Handflächen weisen nach oben. Beide Hände sind leicht gewölbt, so daß die Daumenspitzen sich berühren und ein Dreieck bilden.

7 Die Beine sind zum vollen oder halben Lotussitz gekreuzt. Beim vollen Lotussitz ruht je ein Fuß auf dem Oberschenkel des anderen Beins, wobei die Fußsohle nach oben weist. Etwas einfacher ist der halbe Lotussitz, bei dem der linke Fuß auf dem Boden unter dem rechten Bein und der rechte Fuß auf dem linken Oberschenkel liegt (oder umgekehrt).

Die Weisse-Licht-Meditation

Diese Meditation entstammt dem tibetisch-buddhistischen Text „LAM.RIM – der stufenweise Weg zur Erleuchtung".

Wählen Sie eine bequeme Körperposition – es kann die Meditationshaltung sein, Sie können aber auch liegen oder auf einem Stuhl sitzen. Wichtig ist, daß Sie sich entspannen können und Ihre volle Aufmerksamkeit auf die Meditation, auf eine positive Motivation und Lebenseinstellung richten können. Fragen Sie sich: Was ist der Sinn meines Lebens? Was ist die Bedeutung meines Lebens?

Die Antwort lautet: Der Sinn meines Lebens ist nicht nur, meine eigenen Probleme zu lösen und Glück für mich selbst zu finden. Da ich erkennen kann, daß jedes fühlende Wesen Verdunkelungen des Geistes hat und leidet, ist der Sinn meines Lebens, jedes fühlende Wesen von seinen Problemen und deren Ursachen, den Verdunkelungen, zu befreien und zu vorläufigem und letztendlichem Glück zu führen, welches das immerwährende höchste Glück des vollständigen Friedens ist. Dies ist der Zweck meines Lebens, der Sinn meines Lebens.

Der Grund meines Lebens ist nicht klein und eng, er ist so groß wie der unendliche Raum. Ich habe die Verantwortung und auch das Potential, jedes fühlende Wesen von all seinen Problemen und Verdunkelungen zu befreien und allen fühlenden Wesen zum Glück zu verhelfen, im Speziellen zur letztendlichen Glückseligkeit der vollen Erleuchtung. Damit ich diesen großen Dienst für alle fühlenden Wesen ausführen kann, will ich Weisheit entwickeln und die richtige Methode – wie liebende Güte und Mitgefühl allen fühlenden Wesen gegenüber. Hierzu wünsche ich mir Kraft und ein langes Leben. Um all dies zu erreichen, will ich diese Weiße-Licht-Meditation ausführen.

Die Meditationsübung

Atmen Sie langsam tief ein und dann ganz aus. Während des Ausatmens stellen Sie sich vor, daß all Ihre Krankheiten, alle Störungen von Geistwesen, von unüberlegten Handlungen und Gedanken und den Eindrücken, die diese in Ihrem Bewußtsein hinterlassen haben, gereinigt werden. All dies soll sich wie schwarzer, schmutziger Rauch aus Ihrem Körper entfernen und sich in Nichts auflösen. Während Sie einatmen, stellen Sie sich vor, daß starke weiße Lichtstrahlen vom Herzen Buddhas, der den perfekten reinen Geist der vollen Erleuchtung symbolisiert, ausgehen. Sie können statt dessen auch ein anderes Symbol verwenden, das für Sie Liebe, Mitgefühl, Weisheit und Heilung darstellt. Dieses klare weiße Licht durchflutet und erhellt Ihren Körper ganz und reinigt Sie vollständig von aller Krankheit, von allen Störungen von Geistwesen, unbesonnenen Handlungen und Gedanken und deren Eindrücken in Ihrem Bewußtsein. Fühlen Sie, wie Ihr Körper ganz die Natur des weißen Lichts angenommen hat. Alles Leid ist verschwunden, Körper und Geist sind befreit. Vom Scheitel bis zur Sohle sind Sie erfüllt von großer Freude und Glückseligkeit.

Nachdem Sie diese Glückseligkeit erlebt haben, stellen Sie sich vor, daß Ihr Leben verlängert worden ist und sich Ihre positiven Energien, welche die Ursache Ihres Glücks und Erfolgs sind, vermehrt haben. Weisheit und Mitgefühl haben sich in Ihnen entfaltet, auch Ihr Verständnis über den Weg zur Befreiung. Nachdem Sie Ihren Atem während des Visualisierens und Fühlens des weißen Lichts kurz angehalten haben, verweilen Sie einige Atemzüge lang in diesem glückseligen Zustand. Wenn Sie spüren, daß die Zeit dafür gekommen ist, wiederholen Sie die Übung.

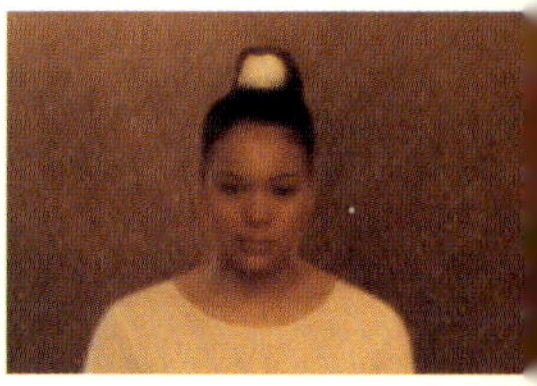

Herzfeuer-geben-und-nehmen-Meditation

Diese Visualisierungsmeditation wurde von Antonia Strub speziell als Einstieg in die folgende, klassische TONG.LEN-Meditation konzipiert. Besinnen Sie sich auf die Erfahrung einer tiefen Liebe eines Menschen, und lassen Sie das wärmende Gefühl der Erinnerung im Herzen anwachsen. Spüren Sie nun das Kribbeln und die Wärme in Ihrem Herzen. Lassen Sie die Herzwärme fließen. Senden Sie sie an die Ihnen im Augenblick am nächsten stehende Person, und spüren Sie nach, wie sie genährt, beglückt und gewärmt wird. Dies wiederum läßt die Wärme, Kraft und Liebe in Ihrem Herzen weiter anwachsen. Nun ist Ihr Herzfeuer so groß, daß Sie es weiter verbreiten können – an einen größeren Kreis von Menschen in Ihrer Umgebung. Die Herzen dieser Menschen werden dadurch berührt, sie spüren die Kraft und Freude und das Kribbeln in ihrer Brust, ihr Herzfeuer wird entfacht. Nun können all ihre Leiden und Nöte in ihrem Herzfeuer schmelzen und wegfließen. Stellen Sie sich nun vor, daß Sie diese geschmolzenen Leiden und Nöte als Brennstoff für Ihr eigenes Herzfeuer in sich aufnehmen. So wird es ständig genährt und wächst weiter an. Nun fließen aus Ihrem Herzfeuer Strahlen von liebender Güte, Wärme und Mitgefühl in alle Richtungen – und alle Lebewesen, nah und fern und ohne Unterschied, empfangen diese wohltuenden Strahlen aus Ihrem Herzen. Das Herzfeuer dieser Lebewesen wird genährt und läßt wiederum all ihre Leiden und Nöte sich auflösen und wegfließen. Dieser heilsame Kreislauf von Geben und Nehmen öffnet ihr Herz für liebende Güte und Mitgefühl und verbindet Sie mit Ihren Mitmenschen.

Traditionelle TONG.LEN-Meditation

Diese Visualisierungsübung ist eine Meditation gegen Viren, Krankheiten und emotionale Störungen. Sie hat eine sehr tiefgreifende Wirkung. Wer diese hohe Form der Meditation aufrichtig und korrekt ausübt, kann ein äußerst positives Ergebnis erzielen. Entwickelt wurde sie von Rato Chubar Rinpoche für einen HIV-positiven Schüler. Nachdem Sie Ihre gewohnten vorbereitenden Gebete aufgesagt haben, rezitieren Sie nun aufrichtig folgendes Wunschgebet. Sie können in tibetischer oder deutscher Sprache rezitieren – solange Sie verstehen und fühlen, was Sie sagen.

Wunschgebet

de na je tsun lama tuk je chen
ma gyur dro wa dig drib duk ngel kun
ma lu dan da dan la min pa dang
da gi da gay shen la tang wa yi
dro kun da dank den par jin shi lo

Mögen die Samen aller untugendhaften Handlungen,
Hindernisse und Leiden aller lebenden Wesen jetzt in mir reifen,
und indem ich all mein Glück und meine Tugenden darbringe,
möge ich gesegnet sein, allen lebenden Wesen Freude zu geben.

Meditation

Ich stelle mir meine Viren, meine Krankheit, meine eigennützigen und negativen Emotionen, Einstellungen und Handlungen als schwarze Kugel in meinem Herzen vor. Jetzt stelle ich mir sämtliche lebenden Wesen aus allen sechs Existenzbereichen (Menschen, Tiere, Hungergeister, Höllenwesen, Götter und Halbgötter) in menschlicher Erscheinungsform um mich versammelt vor – insbesondere jene Wesen, die mit dem gleichen Leiden wie ich behaftet sind. Ich denke an ihre Leiden, an das Leiden all derjenigen, die wie ich krank sind oder den Samen dieses Leidens in sich tragen, und an die Leiden der anderen Existenzbereiche.

Jetzt stelle ich mir vor, sämtliche Leiden aus all jenen Wesen in Form eines schwarzen Lichtstrahls aus ihrer rechten Nasenöffnung zu ziehen und in meine linke Nasenöffnung einströmen zu lassen. Dieser schwarze Lichtstrahl fließt direkt hinab in die schwarze Kugel in meinem Herzen und zerstört sie vollkommen. Ich stelle mir vor, all diese Wesen von ihren Leiden völlig befreit zu haben.

Ich bete, daß mein Leiden das ihre ersetzen möge, und dann stelle ich mir vor, daß jetzt diese schwarze Kugel, die meine Viren, meine Krankheit und meine eigennützigen und negativen Einstellungen und Handlungen darstellt, zerstört ist. Dann stelle ich mir vor, all mein Glück, meinen Reichtum und meine positive Energie allen lebenden Wesen weiterzugeben. Dies alles strömt in Form eines weißen Lichtstrahls aus meiner rechten Nasenöffnung und strömt durch die linke Nasenöffnung all dieser Wesen in sie ein und erfüllt sie mit Glück und positiver Energie.

(Copyright für die Übungen zur GYU.LAM.DOL-Methode und die Meditationen: Antonia Yeshe Dechen Strub-Tusch)

Tibetische Massage und Akupressur

Eine echte Massagekultur wie in Japan oder Thailand hat sich in Tibet nie entwickeln können. Einer der Gründe ist sicherlich das Klima. Gerade im Winter, der eigentlich besten Zeit für Massagen, herrschen in Tibet Minusgrade, bei denen eine Entkleidung die Gesundheit gefährden könnte. Auch soziale und religiöse Faktoren spielen eine Rolle. Alles in allem massieren die Tibeter selten den ganzen Körper, sondern eher bestimmte Bereiche.

Trotzdem gilt die tibetische Massage als sehr effektive externe Therapiemethode, die andere Behandlungen wirkungsvoll unterstützt.

Die Ärzte selbst massieren heute nur in Ausnahmefällen, und auch dann nur zu streng medizinischen Zwecken. Massagen zur Entspannung oder gegen kleinere Befindlichkeitsstörungen hingegen gehören traditionell eher zur Volksmedizin – sie werden von Angehörigen oder nahestehenden Personen ausgeführt. Innerhalb der Familien geben meist die Frauen ihre Kenntnisse untereinander weiter. Mindestens ebenso wichtig wie die Techniken sind die verwendeten Öle oder Cremes, die nach Ansicht der Tibeter den „Wind" binden, also die überschüssige *rlung*-Energie ausgleichen. Die oft mit Gewürzen angereicherten Massagecremes sind ganz leicht selbst herzustellen (entsprechende Rezepte finden Sie am Ende dieses Übungsteils auf Seite 126).

In den alten Medizintexten werden Massagen als „heiße" Heilmittel verstanden und somit gegen „kalte" Krankheiten empfohlen, allen voran gegen die klassischen *rlung*-Störungen, aber auch gegen kombinierte *rlung-badkan*-Kältekrankheiten. Anwendungsgebiete sind damit alle nervösen, streßbedingten und psychosomatischen Beschwerden und Verspannungen, eingeschlossen Gelenk- und Menstruationsbeschwerden, Ohrensausen und nervöser Harndrang. Lobsang Rapgay, ein tibetischer Arzt, der heute in Kalifornien lebt und lehrt, hat die im *rGyudbzhi* erwähnten Massagen um die im japanischen Shiatsu verwendeten Akupressurpunkte erweitert und empfiehlt seine hier vorgestellten Techniken sogar als Begleittherapie bei Angstkrankheiten und Depressionen.

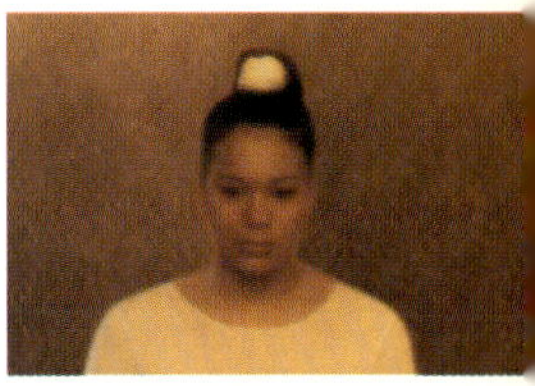

Auch tibetische Massagen, die sich im übrigen nicht sehr stark von unseren Techniken unterscheiden, sollten möglichst regelmäßig erfolgen. Im Winter rät Dr. Rapgay zu drei Sitzungen in der Woche. Im Sommer braucht der Körper weniger Energiezufuhr von außen, deshalb seien Wohlfühlmassagen nicht sinnvoll, allenfalls spezielle, medizinische Körperbehandlungen. Der beste Platz für eine tibetische Massage ist eine Matte auf dem Boden, die beste Umgebung ein warmer, ruhiger Raum mit nicht zu hellem Licht, die beste Zeit der späte Abend oder der Vormittag. Als Massierende(r) sollten Sie darauf achten, daß der zu massierende Partner sich entspannt. Lassen Sie ihn ein paar tiefe Atemzüge machen, verteilen Sie etwas Massageöl oder -butter auf Ihre Handflächen, und beginnen Sie mit der Massage.

Streichen

Jede Massage beginnt mit langen, streichenden Bewegungen, bei denen das Massagefett in folgender Reihenfolge auf dem Körper verteilt wird: Kopf, Ohren, Handflächen, Fußsohlen, Brust, Rücken, Arme, Beine. Streichen Sie mit gleichmäßigem, leichtem Druck – etwa so, wie eine Mutter ihrem Kind über den Kopf streicht. Das Streichen regt die Hautfunktionen an, entspannt den Körper und bereitet ihn auf die folgenden Techniken vor.

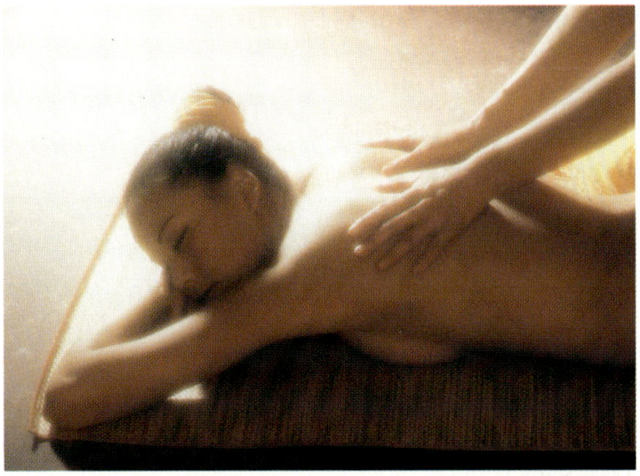

Reiben

Nun führen Sie mit den Handballen oder der ganzen Handfläche große, kräftige, kreisende Bewegungen aus. Sie können an manchen Stellen auch nur den Daumen einsetzen. Wichtig ist, daß Sie keinen Druck ausüben! Behandeln Sie mit dieser Technik alle verspannten Stellen und vor allem auch steife Gelenke. Ausgespart bleiben nur die sensiblen Zonen um die Augen, das Herz und die Genitalien. Das Reiben verbessert vor allem die Durchblutung, macht die Muskeln geschmeidig und entspannt den gesamten Schulter-, Nacken- und Rückenbereich. Versuchen Sie bei Ihren Bewegungen möglichst intuitiv vorzugehen und die Stellen bevorzugt zu behandeln, die es „nötig" haben. Wenn der oder die Massierte unter kalten Händen und Füßen leidet, sollten Sie diesen Stellen besondere Aufmerksamkeit widmen. Im Magen-Bauch-Bereich sollten Sie darauf achten, daß Sie die Kreisbewegungen im Uhrzeigersinn ausführen.

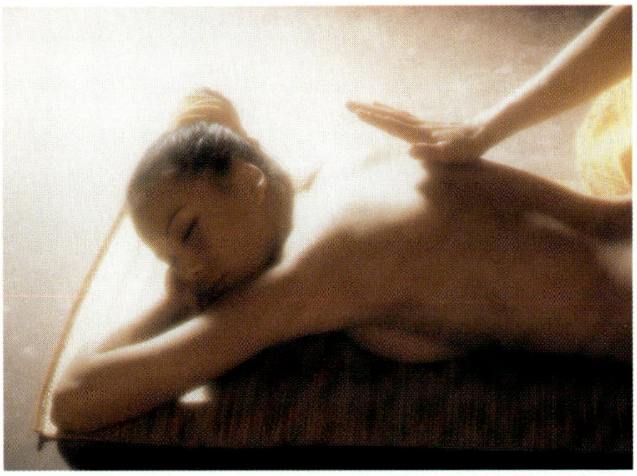

Kneten

Je nachdem, welche Körperbereiche bearbeitet werden, setzt man für die Knettechnik verschiedene Teile der Hand ein. Für Arme und Beine nimmt man Daumen, Zeige- und Mittelfinger, während die gesamte Handfläche mit allen Fingern die große Muskulatur knetet, also alle fleischigen Körperzonen wie Hüften und Gesäß, Fußsohlen, Hände und Schultern. Beginnen Sie an den Schultern, und machen Sie weiter mit Armen, Oberschenkeln, Rücken, Gesäß und Waden. Die Muskeln sollen geschmeidig werden wie Teig, heißt es. Das Kneten soll in erster Linie Spannungen lösen und verhärtete Stellen „aufweichen". Auch die Tibeter wissen, daß die durch Streß und unterdrückte Emotionen aufgebaute Spannung sich vor allem in den fleischigen Teilen des Körpers festsetzt. Achten Sie auch hier auf gleichmäßige Bewegungen, und beziehen Sie die Gelenke mit ein, wenn der Massierte etwa an Arthritis leidet. Arbeiten Sie aber immer nur im schmerzfreien Bereich.

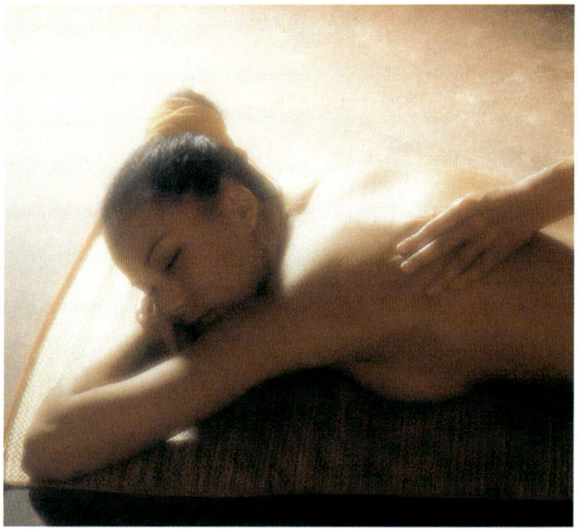

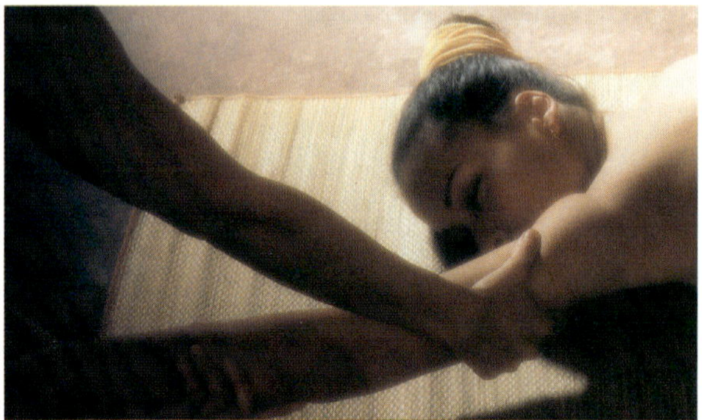

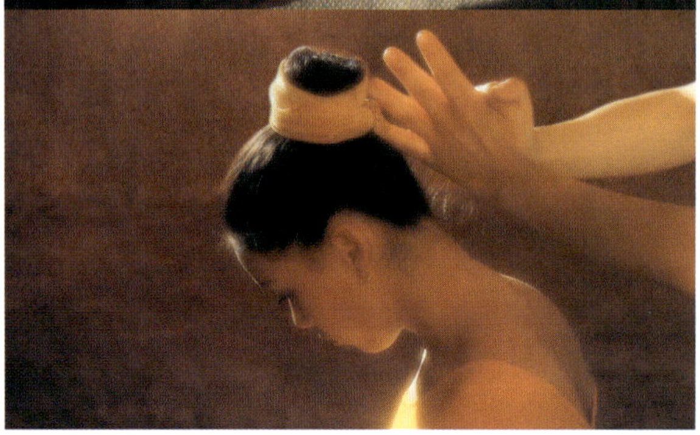

Ziehen und Klopfen

Das Ziehen bezieht sich auf Arme und Beine, nicht auf den Rumpf. Ziehen Sie die Finger leicht bis zur Spitze, es darf nicht schmerzen. Genauso gehen Sie bei den Zehen und am Arm vor (Foto), der mit der ganzen Hand gezogen wird, als wollten Sie ihn von der Schulter aus „verlängern". Achten Sie darauf, diese Ziehbewegung langsam und sanft auszuführen. Auch die Beine werden sanft in die Länge gezogen.

Das Klopfen betrifft nur den Kopf und muß sehr leicht ausgeführt werden: Falten Sie Ihre Hände, und strecken Sie die Finger aus. In dieser Handhaltung klopfen nun die Fingerspitzen ganz sacht auf die Schädeldecke, und zwar von der Kopfmitte ausgehend nach außen in alle Richtungen. Das Klopfen aktiviert die Gehirnfunktionen und fördert die Konzentration. Fragen Sie die von Ihnen behandelte Person aber unbedingt, ob ihr diese Klopfmassage angenehm ist. Ein zu hartes Klopfen kann nämlich Kopfschmerzen auslösen.

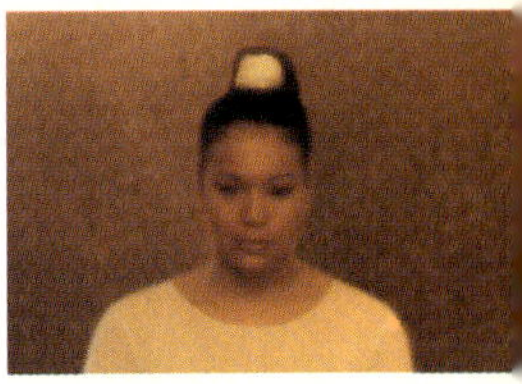

Drücken und Kreisen: die Akupressur

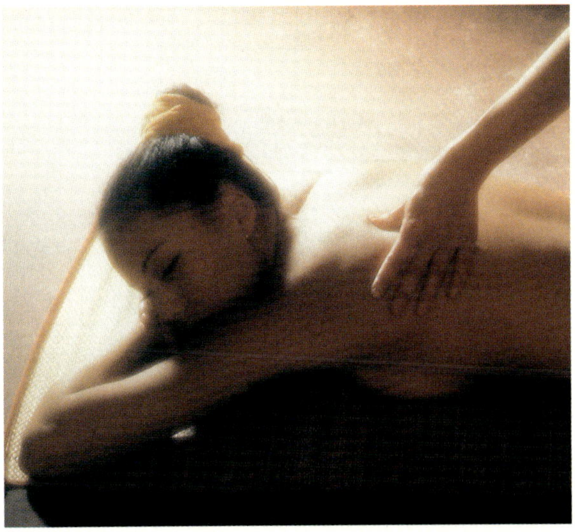

Akupressur ist in den alten tibetischen Medizinschriften zwar nicht erwähnt, trotzdem gehört sie heute zu den tibetischen Massagen. Vermutlich kam diese Methode über China und Japan nach Tibet. Für den Hausgebrauch benutzen die Tibeter nur etwa zehn verschiedene Akupressurpunkte, spezialisierte Mediziner fünfundzwanzig bis sechsunddreißig. Diese Punkte werden mit dem Daumen je eine Minute lang tief gedrückt und gedreht. Das Drehen geschieht mit kleinen kreisenden Bewegungen im Uhrzeigersinn. Dreimaliges Kreisen gilt für kleine Kinder, sehr alte, schwache und kranke Menschen. Bei Wohlfühlmassagen, bei gesunden Menschen oder bei Menschen mit leichteren Beschwerden werden an jedem Punkt fünfundzwanzig Kreisbewegungen ausgeführt, bei schwangeren Frauen und bei extrem sensiblen Menschen nur fünf. Es gibt auch Empfehlungen, die Punkte entweder drei-, sieben- oder einundzwanzigmal kreisend zu massieren.

Die wichtigsten Akupressurpunkte

Hier nun eine Beschreibung der elf wichtigsten Akupressurpunkte.

- Vordere Fontanelle: Man findet sie, wenn man von der Nasenspitze aus zwölf Fingerbreit kopfaufwärts geht.
- Scheitelpunkt: Der höchste Punkt des Kopfes, etwa zwanzig Fingerbreit von der Nasenspitze an aufwärts. Es ist eine kleine Mulde in der Fontanelle, der weichste Punkt am Scheitel. An dieser Stelle wird bei der „golden needle therapy" auch die goldene Nadel eingestochen.
- Kleine (hintere) Fontanelle: Sie liegt in einer kleinen Mulde etwa vier Fingerbreit hinter dem Scheitelpunkt auf dem Hinterkopf.
- Schläfenpunkte: Die Schläfenmulden etwas oberhalb der Wangenknochen.
- Der Punkt in der Mitte des Hinterkopfes, wo der Schädel in den Nacken übergeht.
- Die beiden seitlichen Fontanellen am Hinterkopf: Zwei am rechten und linken Hinterkopf liegende Mulden im Schädelknochen, etwas oberhalb der Stelle, wo der Schädel in den Nacken übergeht.
- Der Jugulumpunkt: Die kleine Mulde unterhalb der Kehle, wo die beiden Endknochen der Schlüsselbeine aneinanderstoßen.
- Tiefste Stelle der Achselhöhle.
- Der siebte Halswirbel. Man erkennt ihn sofort, wenn man den Kopf vorbeugt: Es ist der am stärksten vorspringende Wirbel.
- Mitte der Handfläche.
- Mitte der Fußsohle.

Weitere Punkte finden Sie bei den folgenden Behandlungsbeispielen beschrieben.

Massage und Akupressur bei Beschwerden

Spannungskopfschmerzen

Geben Sie entweder ein wenig warmes Sesamöl oder etwas von der auf Seite 127 beschriebenen „Muskatbutter gegen Streß" auf die Kopfhaut, und bearbeiten Sie den Schädel kräftig mit den Fingerspitzen und der ganzen Handfläche. Wenn dies nicht hilft, schlingen Sie ein Handtuch fest um den Kopf, behalten es 20 Minuten auf, nehmen es dann ab und massieren die folgenden Akupressurpunkte mit Muskatbutter: • Scheitelpunkt des Kopfes • kleine Fontanelle • vordere Fontanelle • die beiden Schläfenpunkte • zwei vorher nicht erwähnte Punkte am rechten und linken Hinterkopf: Man erreicht sie, wenn man sich auf Höhe der Ohrspitzen waagrecht zum Hinterkopf tastet, bis man an eine empfindliche Stelle kommt, wo sich kleine Einbuchtungen befinden • der in Kopfmitte befindliche Nackenpunkt, wo der Schädelknochen aufhört und in die Wirbelsäule übergeht.

Verstopfung

Die tibetische Medizin versteht Verstopfung in erster Linie als „absteigende *rlung*-Energie", die die Darmfunktion beeinträchtigt. Hier wird vor allem Wärme empfohlen, speziell im Unterleib. Die folgenden drei Akupressurpunkte sollen mit Sesamöl massiert werden: • der Solarplexus • die beiden Punkte 2,5 Zentimeter rechts und links des Nabels und • die beiden Punkte fünf Zentimeter rechts und links des Nabels.

Angst und Panikattacken

Wenn Angst oder Panik auftritt, sollten Sie sofort die beiden wichtigsten Akupressurpunkte massieren: • die Mulde unter dem Kehlkopf zwischen den beiden Schlüsselbeinen und • den Punkt am Brustbein, der genau in der Mitte zwischen den beiden Brustwarzen liegt. Wenn Sie gerade kein Massageöl zur Hand haben, nehmen Sie etwas Olivenöl – zur Not geht es auch ohne Fett. Pressen und kreisen Sie einige Minuten lang auf den Punkten. Danach können Sie die anderen Punkte massieren (lassen), wenn möglich mit warmem Sesamöl: Es handelt sich um den • fünften und • sechsten Brustwirbel. Um sie zu finden, beginnen Sie die Wirbelkörper vom am stärksten vorspringenden Nackenwirbel an abwärts zu zählen. Man massiert jeweils die vorspringenden Wirbelknochen, die sogenannten Dornfortsätze . Weitere Akupressurpunkte sind • der Scheitelpunkt, also die weiche Einbuchtung am höchsten Punkt des Kopfes und • die beiden Schläfenmulden.

Schlafprobleme

Vor dem Schlafengehen sollten Sie je fünf Tropfen warmes Sesamöl in die Ohren träufeln. Danach mischen Sie die auf Seite 127 beschriebene Muskat-Anis-Butter (Alternative: warmes Sesamöl) und massieren die folgenden Punkte: • Scheitelpunkt (20 Fingerbreiten von der Nasenspitze an nach oben, der weichste Punkt am Scheitel) • kleine Fontanelle • vordere Fontanelle • die beiden seitlichen Fontanellen am Hinterkopf • die beiden Schläfenmulden • der am stärksten vorspringende Wirbel im Nacken • der fünfte und sechste hintere Brustwirbel (siehe Angst und Panikattacken) • die beiden Punkte in der Mitte der Handflächen und in der Mitte der Fußsohlen • die beiden tiefsten Punkte in der Achselhöhle.

Schwindel und Ohrgeräusche

Tragen Sie warmes Sesamöl oder Muskatbutter auf folgende Punkte auf: • in die Mulden direkt hinter den Ohrläppchen (man fühlt sie besonders gut, wenn der Mund geöffnet ist) • auf den Scheitelpunkt • auf die kleine Fontanelle • auf die vordere Fontanelle • auf die beidseitigen hinteren Fontanellen • auf den Charaka-Punkt, also die Mulde zwischen den Schlüsselbeinen.

Müdigkeit

Tragen Sie entweder warmes Sesamöl oder Muskatbutter auf den ganzen Körper auf, und wenden Sie die Reib- und Knettechnik an. Danach bearbeiten Sie die folgenden Akupressurpunkte: • die

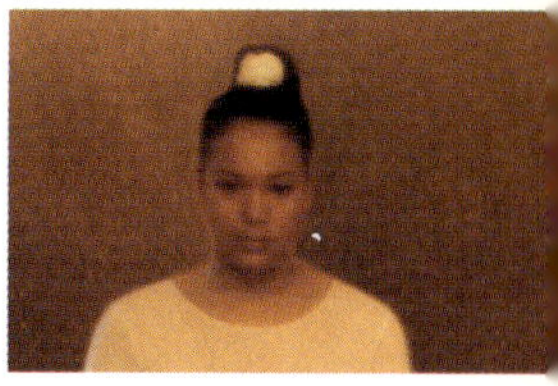

beiden Schläfenpunkte • die hinteren beidseitigen Fontanellenpunkte • den siebten Brustwirbel • den achten Brustwirbel • den neunten Brustwirbel • den elften Brustwirbel. Mit den Brustwirbeln sind die auf der Wirbelsäule in Brusthöhe liegenden Wirbel gemeint. Der erste Brustwirbel ist der Wirbel, der auf den am weitesten herausragenden siebten Halswirbel folgt.

Müde, schmerzende Augen
Mischen Sie sich das Rezept mit der Anisbutter, oder benutzen Sie warmes Sesamöl. Legen Sie sich mit dem Kopf an eine Stuhllehne. Geben Sie etwas von dem Massageöl oder -fett auf die Fingerspitzen, und reiben Sie damit die geschlossenen Augenlider ein. Anschließend massieren Sie die folgenden Akupressurpunkte mit demselben Öl: • die beiden hinteren seitlichen Fontanellen • die beiden Stirnpunkte fünf Zentimeter senkrecht über der Mitte der Augenbrauen • den Jugulumpunkt (Mitte des Schlüsselbeins) • den siebten Halswirbel (stärkster Wirbel im Nacken) • den Punkt in der Mitte des hinteren Fußes, den man erreicht, wenn man vom Fußknöchel aus mit dem Finger waagrecht nach hinten fährt • den vierten Brustwirbel • den elften Brustwirbel.

Schmerzen in der Lendenwirbelsäule
Tragen Sie Anisbutter auf den ganzen unteren Teil des Rückens und auf die Beine auf, und reiben und kneten Sie diese Bereiche nach (!) der Akupressurmassage. Zum Abschluß reiben Sie die massierte Haut mit Linsenmehl ein und rubbeln die Ölrückstände mit kräftigen Bewegungen ab. Danach soll der Massierte mindestens 30 Minuten ruhen und sich entspannen. Die Akupressurpunkte: • der Oberschenkelpunkt (die Stelle der Hüfte, an der der Mittelfinger bei herabhängendem Arm den Oberschenkel berührt) • der fünfte Lendenwirbel (etwas unterhalb der Taille) • der erste Sakralwirbel (2,5 Zentimeter unter dem fünften Lendenwirbel), der zweite Sakralwirbel • der dritte Sakralwirbel • der vierte Sakralwirbel • der fünfte Sakralwirbel (letzter Wirbel vor dem Steißbein).

Menstruationsbeschwerden
Auch hier wird Anisbutter als Massagefett empfohlen. Tragen Sie sie im hinteren Lendenbereich und vorn auf dem Unterleib auf. Massieren Sie die genannten Bereiche mit sanft kreisenden Bewegungen im Uhrzeigersinn. Danach beginnen Sie mit der Akupressurmassage auf den folgenden Punkten: • den beiden Hüftpunkten (wo die Hüftknochen an der Taille enden, am Scheitelpunkt des Ilium) • dem Harnblasenpunkt, zwei Fingerbreit unterhalb des Nabels und jeweils einen Fingerbreit rechts und links dieses Punktes • dem ersten Lendenwirbel • dem fünften Lendenwirbel • dem ersten bis fünften Sakralwirbel (der fünfte Sakralwirbel ist der letzte Wirbel vor dem Steißbein).

Die abschließende Mehlabreibung
Jede tibetische Massage und Akupressur endet mit einem Abschlußritual: der Abreibung des ganzen Körpers mit Mehl. Diese „Abreibung" hat einen doppelten Effekt: Zum einen entfernt man damit das überschüssige Öl von der Haut, zum andern gibt es dem Körper einen Energieschub. Insgesamt fördert die abschließende Mehlabreibung den Kreislauf und verbessert die Hautfarbe. Und so geht es: Nehmen Sie etwa zwei Handvoll Gersten- oder Kichererbsenmehl, und reiben Sie damit den Körper in großen Streichbewegungen von oben nach unten ein. Lassen Sie die massierte Person mit dem Mehl auf dem Körper etwa zehn Minuten ruhen. Nach dem Aufstehen wird das Mehl sanft abgestreift. Duschen ist übrigens nicht nötig nach dieser „Abreibung" – das Mehl saugt alle Ölrückstände vollständig auf und hat noch einen zusätzlich hautreinigenden Effekt.

Tibetische Massageöle und -pasten zum Selbermachen

Massageöle und -pasten haben in der tibetischen Heilkunde zwei Vorzüge. Zum einen erleichtern sie natürlich die Massage, zum andern schützen Sie aber auch den Körper vor Auskühlung, indem sie die Haut mit einer wärmenden Fettschicht umgeben. Seit Jahrhunderten bereiten sich die Tibeter ihre Massagecremes und -öle aus Substanzen zu, die ihnen im Haushalt immer zur Verfügung stehen. Als Basis dienen Butter und pflanzliche Öle. Früher wurden auch tierische Fette oder Knochenmark zum Massieren verwendet.

Butter

Butter ist für die Tibeter nicht nur ein Hauptnahrungsmittel, sondern auch ein wichtiges Heilmittel für die innere und äußere Anwendung. Sie gehört zur *Geschmacksrichtung* süß und hilft mit ihren wärmenden Eigenschaften vor allem bei *rlung*-Störungen. Zur Massage wird Butter erhitzt und verflüssigt und noch warm aufgetragen. Vorrangige Anwendungsbereiche sind müde Muskeln, ein schwacher Kreislauf, Streß, Spannung, Ängste und Depression. Sogar hautverjüngende Wirkung wird der Butter zugeschrieben.
Zu Massagezwecken reichert man Butter meist mit Muskatnuß, Anissamen und Gerstenmehl an.
Etwas abgelagerte, also nicht frische Butter ist für diese Mischungen am besten geeignet. In den alten Medizintexten wird sogar Butter, die ein Jahr alt ist, zur Massage gegen Streßsymptome empfohlen. Einjährig gelagerte Yakbutter galt als Heilmittel für neurotische Fälle und das daraus gewonnene Butterfett als Stärkungsmittel für das Gedächtnis.
Butterfett, eines der großen Heilmittel der ayurvedischen Heilkunde, spielt auch bei tibetischen Massagen eine Rolle. Man kann es einfach anstelle der flüssigen Butter verwenden. So stellen Sie Butterfett her: Ein Stück frische Butter in einem Topf bei nicht zu heißer Flamme schmelzen und den sich an der Oberfläche bildenden Butterschaum abschöpfen. Was dann im Topf übrigbleibt, ist „geklärte" Butter – oder Butterschmalz.

Pflanzenöle

Unter den pflanzlichen Massageölen steht das Sesamöl mit großem Abstand an der Spitze. Die tibetischen Medizintexte empfehlen es das ganze Jahr über. Sesamöl ist von süßem *Geschmack* und nach der Hitze-Kälte-Zuordnung leicht wärmend – es führt dem Körper Energie zu, tonisiert die Haut und gilt als probates Mittel gegen Streß und Überanstrengung.

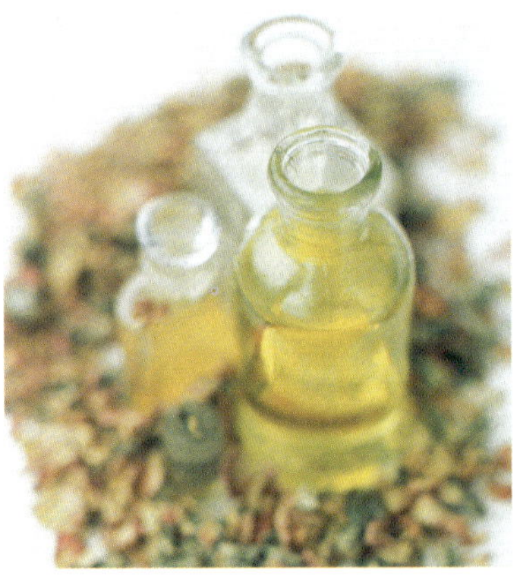

Sandelholzöl und das Öl von Agarholz (*Aquilaria agallocha*), die ebenfalls verwendet werden, eignen sich nur zu bestimmten Jahreszeiten.
Agaröl gehört zur *Geschmacksrichtung* bitter und gilt als heißes Mittel. Es wird als sehr „nährend" und den Organismus aufbauend bezeichnet. Wegen seiner wärmenden Eigenschaften ist eine Massage damit vor allem im Winter sinnvoll. Agaröl entspannt Muskeln und Nerven und regt die Durchblutung an.
Sandelholzöl ist von zusammenziehendem *Geschmack* und von kühlender *Wirkung*. Das macht es zu einem Öl für Massagen in der warmen Jahreszeit. Es entspannt die Muskeln und verbessert den Hauttonus. Da Massagen bei hohen Temperaturen als schädlich gelten, benutzen die Inder das Sandelholzöl in den Hitzeperioden gern als Zutat für ein kühlendes Fußbad. Das Rezept: Zwei Eßlöffel Sandelöl in eine Fußwanne mit kaltem Wasser geben und die Füße 20 Minuten darin baden. Ein probates Mittel gegen Einschlafstörungen in heißen Sommernächten.

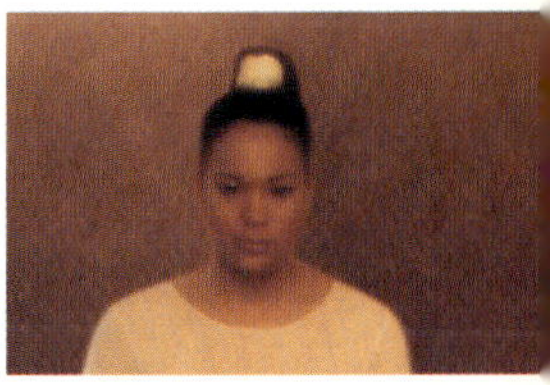

Tierische Fette

In früheren Zeiten nutzten die Tibeter die Fette von Tieren zur Wundheilung und zur Massage bei bestimmten Beschwerden – zum Beispiel bei Rückenverspannung, Impotenz und Nierenschwäche. Speziell Otterfett wurde gelobt, wenn man die betroffenen Stellen (Rücken, Unterleib, Nieren) damit massierte. Inzwischen spielen diese Fette bei Massagen kaum noch eine Rolle.

Rezepte für Massagebutter

Die folgenden Rezepte sind sehr einfach. Man bereitet sie kurz vor der Massage zu, da die Butter dabei warm und flüssig sein muß.

Muskatbutter gegen Streß

Zutaten: 1 Teelöffel geriebene Muskatnuß, 1 Teelöffel Gerstenmehl, 2 Teelöffel geschmolzene Butter. Die flüssige Butter mit den anderen Zutaten mischen, bis sich eine pastenartige Konsistenz ergibt. Diese Massagecreme eignet sich für alle Antistreßmassagen und für die typischen Streßsymptome wie Spannungskopfweh, Schlaflosigkeit, Schwindel oder Herzrasen.

Eine Variante davon ist: 1 Teelöffel Muskatpulver, 1 Teelöffel flüssige Butter. Beides mischen, bis sich eine cremige Konsistenz ergibt. Diese Variante eignet sich besonders bei Herzrasen, Angstgefühlen, Unruhe und innerer Spannung.

Muskat-Anis-Butter

Zutaten: 1 Teelöffel Muskatpulver, 1 Teelöffel (mit dem Mörser) pulverisierte Anissamen, $1^1/_2$ Teelöffel geschmolzene Butter. Alles zu einer breiartigen Paste vermengen. Diese Massagecreme wird gegen Angstzustände, Depression, Schlaflosigkeit und andere psychisch bedingte Beschwerden empfohlen.

Anisbutter als Augenheilmittel

Zutaten: 1 Teelöffel Anissamenpulver, 1 Teelöffel flüssige Butter (empfohlen wird Yakbutter),

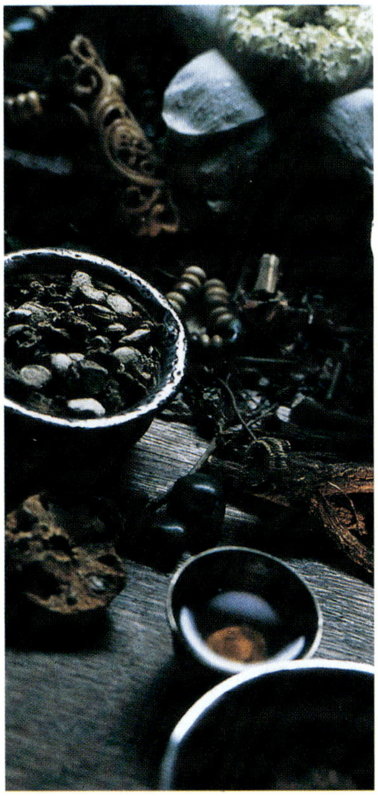

3 Eßlöffel Kichererbsenmehl. Anis und Butter vermengen, bis sie cremig sind. Die tibetische Medizin empfiehlt diese Mischung speziell für Probleme und Beschwerden der Augen – zum Beispiel bei müden oder altersschwachen Augen, auch bei Augenschmerzen. Massiert werden hierbei aber keineswegs die Augen, sondern die Fußsohlen: Die Creme auf die zuvor gründlich gewaschenen Fußsohlen auftragen und diese reiben und kneten. Das überschüssige Fett sorgfältig mit dem Kichererbsenmehl abreiben und die Füße einige Minuten ausruhen lassen. Zum Abschluß zwei (nicht zu) heiße Steine auf die Fußsohlen legen. Falls möglich, sollten die Steine in Kohlen- oder Holzfeuer erwärmt worden sein.

Ingwerbutter gegen Schmerzen

Zutaten: 1 Teelöffel Ingwerpulver, 1 Teelöffel flüssige Butter. Beide Zutaten zu einer Creme vermengen. Die Ingwerbutter kann punktuell oder großflächig auf schmerzende Stellen aufgetragen und einmassiert werden.

Moschusbutter für besseren Schlaf

Zutaten: 1 Prise Moschuspulver (der Moschuspflanze) $^1/_2$ Teelöffel flüssige Butter. Beides vermengen – ergibt eine gute Massagecreme gegen Schlaflosigkeit. Vor dem Schlafengehen damit die Schläfen massieren.

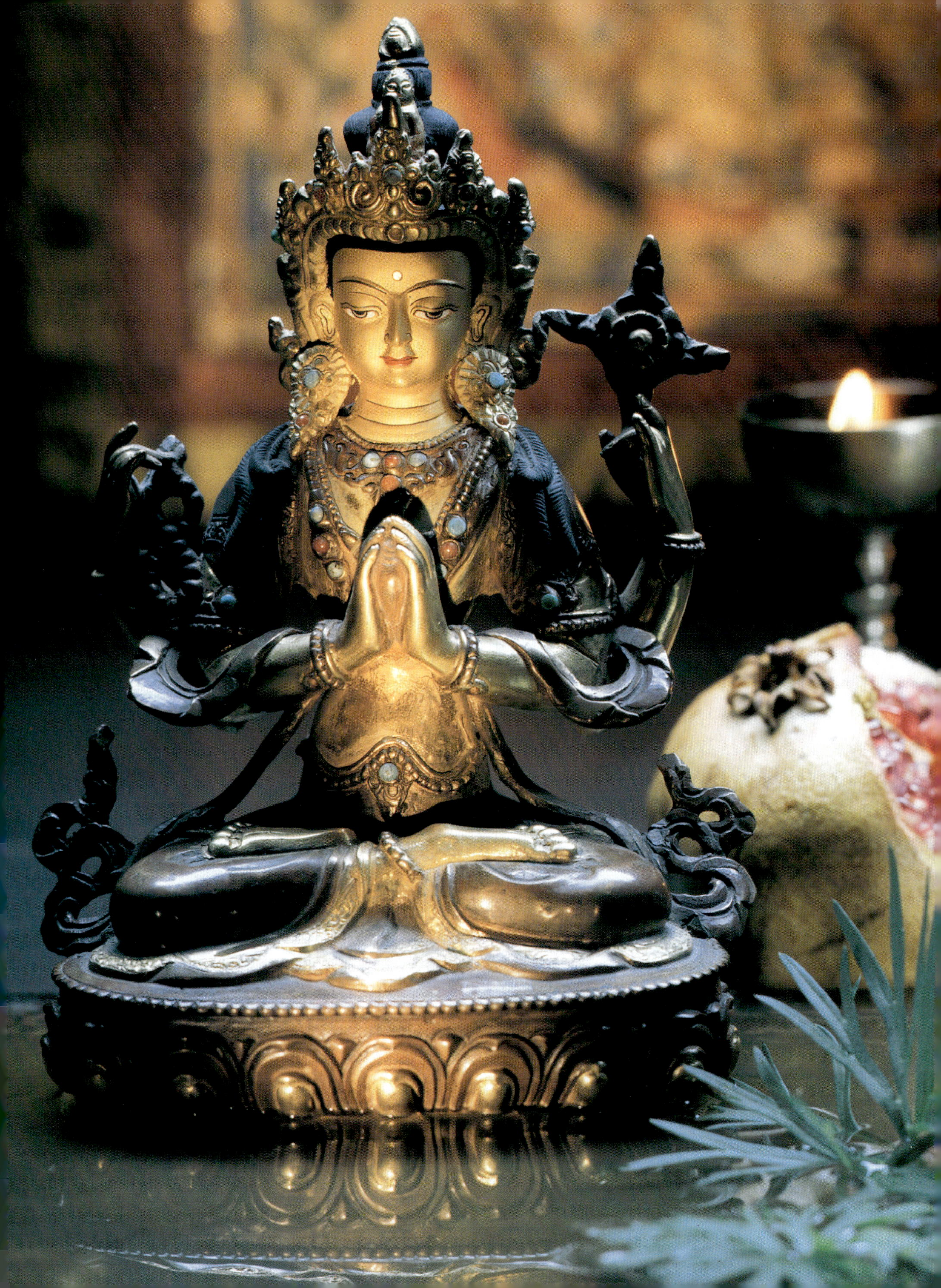

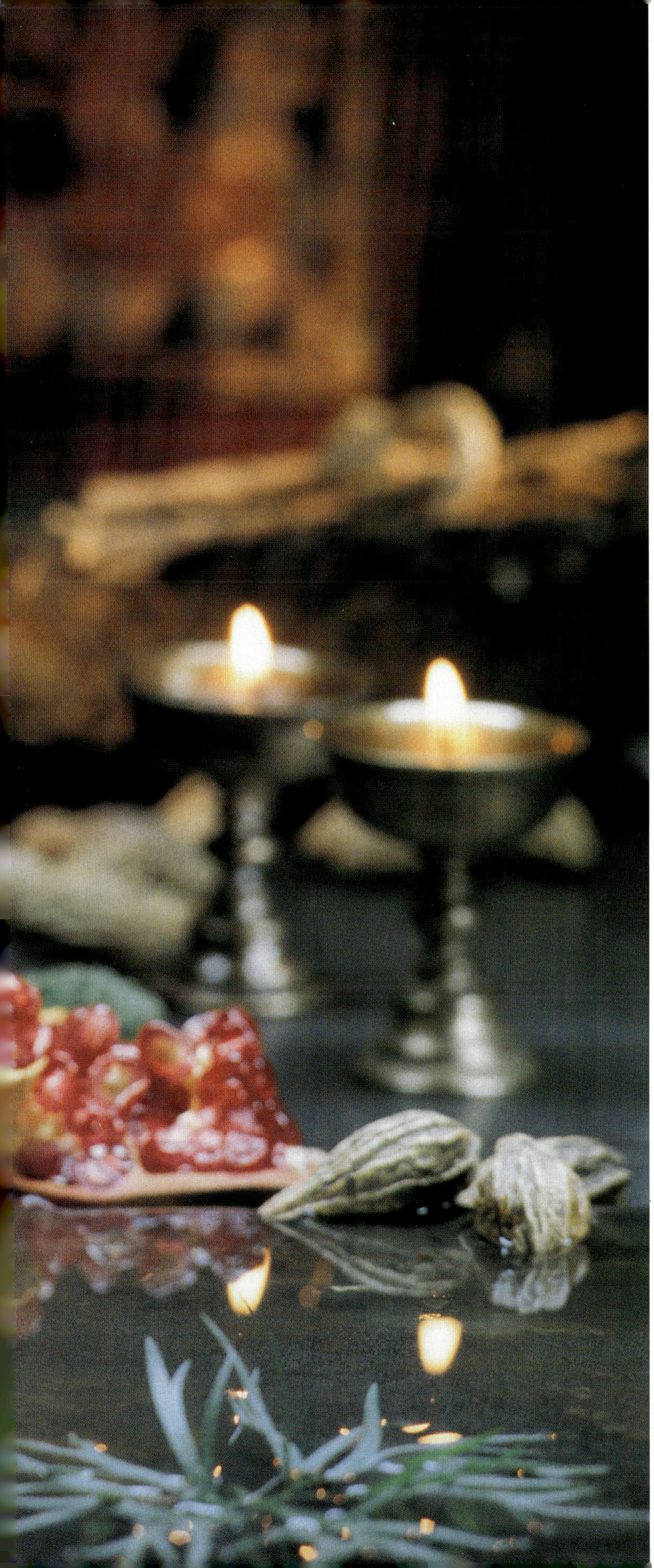

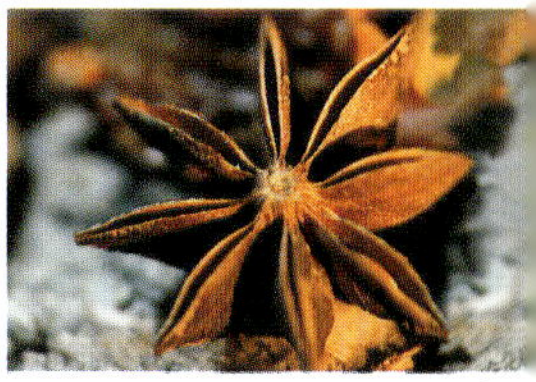

TIBETISCHE MEDIZIN IN ASIEN

DIE SITUATION IN INDIEN

Von insgesamt 130 000 Exiltibetern leben heute etwa 100 000 in Indien – und es werden immer mehr: Die Zahl der Flüchtlinge reißt nicht ab. Jährlich fliehen zwischen zwei- und viertausend Tibeter aus ihrer Heimat, die meisten von ihnen Mönche, Kinder und junge Menschen bis fünfundzwanzig Jahre. Doch der Weg in die Freiheit ist lebensgefährlich. Die Fluchtwege führen über fünf- bis sechstausend Meter hohe Bergpässe, und viele Menschen erleiden dabei Erfrierungen.

In Nepals Hauptstadt Katmandu, am Südhang des Himalaja gelegen, haben die Exiltibeter ein Aufnahmelager eingerichtet. Hier erhalten die Flüchtlinge die dringend benötigte ärztliche Hilfe, und es gibt auch eine Vertretung des UN-Flüchtlingskommissariats. Nach einer kurzen Pause geht es dann weiter im Bus nach Dharamsala in Nordindien. In „Little Lhasa" sitzt die Exilregierung, hier lebt das allgemein anerkannte politische und religiöse Oberhaupt der Tibeter, der Dalai Lama.

In Dharamsala kommen die Flüchtlinge in ein Heim, wo sie in Schlafsälen für achtzig Personen auf Pritschen die Nächte verbringen – und warten. Sie warten auf den Tag, an dem der Dalai Lama ihnen eine Audienz und seinen Segen geben wird – für viele der Höhepunkt ihres Lebens.

Danach geht es weiter: Kinder kommen in Internate oder Kinderdörfer, junge Männer und Frauen in Internatsschulen, wo sie zunächst schreiben, lesen, Hindi und Englisch lernen.

Der Dalai Lama hat sich immer sehr stark für die gesundheitliche Versorgung, für Erziehung und Bildung seines Volkes eingesetzt. Bereits 1961, zwei Jahre nach seiner Flucht, gründete er das Tibetan Medical Center in Dharamsala.

In den sechziger Jahren folgte ein Netzwerk von Schulen für tibetische Kinder. Die Verantwortung dafür übertrug der Dalai Lama Jetsun Pema, seiner fünf Jahre jüngeren Schwester. Um den enormen Strom von Flüchtlingskindern aus Tibet aufzufangen, entstand das TCV – Tibetan Childrens Village – mit Sitz in Dharamsala. Die Organisation unterhält heute in den tibetischen Siedlungen zwischen Ladakh im Norden und Bylakuppe im Süden Indiens zehn Schuldörfer mit über 11 000 Kindern und Jugendlichen. Die Kinderdörfer sind teilweise Mitglied von SOS international. Insgesamt betreibt die Exilregierung etwa 85 Schulen, viele davon sind beispielhaft geführte Internate. Fast alle Schüler finden später Arbeit, und zwanzig Prozent der Absolventen gehen danach an Universitäten und Colleges. Die meisten kommen als Ärzte oder Lehrer in die Siedlungen zurück.

Ein weiterer, regionaler Schwerpunkt tibetischer Siedlungen ist die Umgebung der südindischen Stadt Mysore. Hier haben die Tibeter von der indischen Regierung zugewiesenes Dschungelland gerodet und urbar gemacht. In insgesamt fünf Siedlungen leben heute 35 000 Exiltibeter. Die größte davon, Bylakuppe, ist fünfzig Kilometer von Mysore entfernt und hat 10 000 Einwohner. Neben einem Kinderdorf unterhält das TCV hier auch ein landwirtschaftliches Projekt, bei dem Getreide, Bananen, Mangos und Kokospalmen angebaut werden und Vieh gehalten wird.

Mehr noch als in Nordindien ist das Leben im Süden von großer Armut geprägt. Viele Tibeter sind gezwungen, die Hälfte des Jahres als Händler durch indische Touristenorte zu ziehen und Ware an den Mann zu bringen. Sie stammt zum Teil aus den Kunsthandwerkszentren, die mit Hilfe internationaler Spenden eingerichtet wurden. Hier lebt

SEITE 128/129: *Vierarmiger Buddha, Butterlampen und Granatapfel. Im Hintergrund ein Thangka mit dem Lebensrad.*

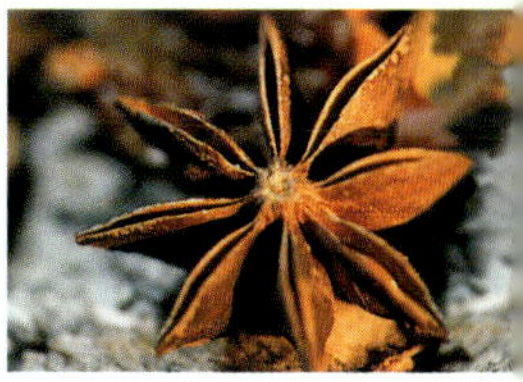

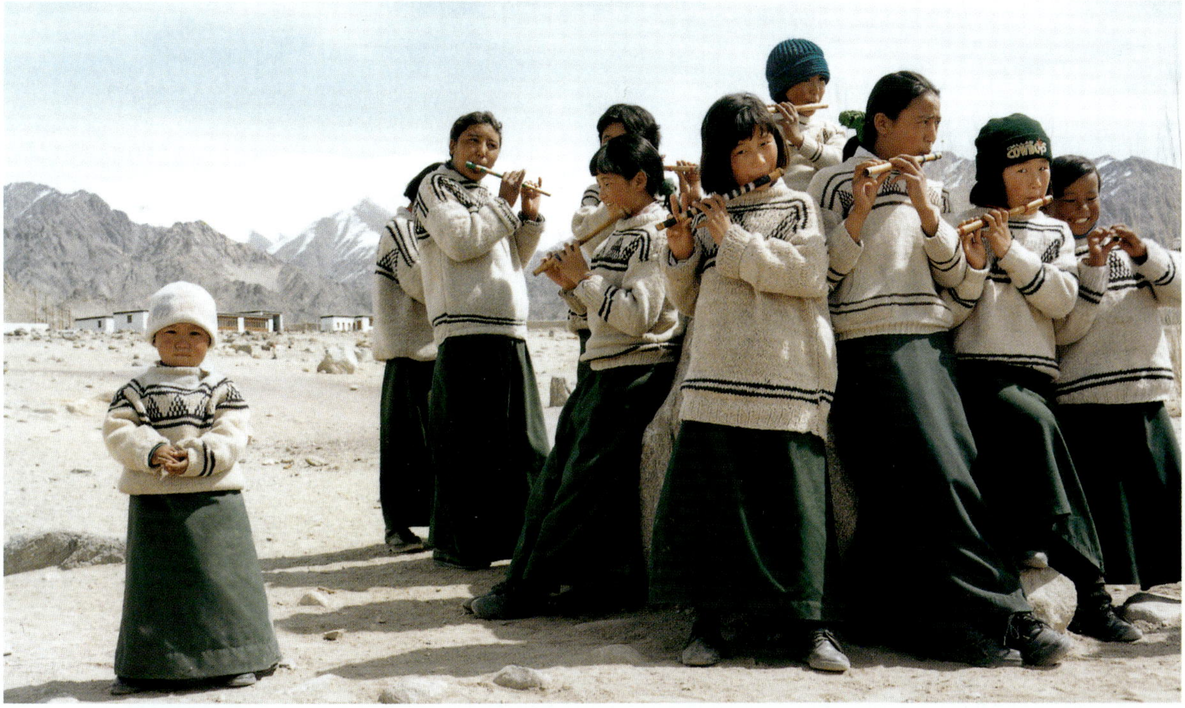

In den beispielhaft geführten Schuldörfern der Exilregierung finden tibetische Flüchtlingskinder eine neue Heimat. Eine Szene aus dem SOS-Kinderdorf in Choglamsar bei Leh.

das alte Handwerk der Heimat wieder auf: Die jungen Tibeter lernen, tibetische Teppiche zu knüpfen, Thangkas zu malen, Silberschmuck herzustellen, Stoffe zu weben und nach Art ihrer Vorfahren Taschen und Trachten zu nähen.

Rund um Mysore sind auch vier große, tibetisch-buddhistische Klosterzentren entstanden. Sie verstehen sich als traditionelle Niederlassungen ihrer ehemals riesigen Mutterklöster in Tibet, die während der Kulturrevolution zum Teil zerstört, dann wieder aufgebaut wurden und heute unter chinesischen Bedingungen ihren Betrieb wiederaufgenommen haben: Es sind dies die drei Klosteruniversitäten der Gelugpa (Gelbmützen) Sera, Drepung, Ganden und Kloster Tashi Lhumpo, der frühere Stammsitz des Panchen Lama. Die neuerbauten Klosterzentren in Südindien sind die Fluchtziele vieler in Tibet lebender Mönche, die in ihrer Heimat unter starken Repressalien leiden und jegliche spirituelle Führung vermissen.

Wie ihr Oberhaupt, der Dalai Lama, glauben die meisten Tibeter übrigens an eine eintausendfünfhundert Jahre alte tibetische Prophezeiung. Darin wurde geweissagt, daß ihr Land einst besetzt, aber auch wieder befreit werde.

Das Tibetan Medical & Astro Institute

Um begrifflichen Verwechslungen vorzubeugen – das tibetische Medizininstitut hat zwei Namen:

Der eine ist englisch, lautet „Tibetan Medical & Astrological Institute of H. H. the Dalai Lama" und wird mit TMAI abgekürzt, der andere ist tibetisch und heißt Men-Tsee-Khang.
Das „Medical Institute" liegt ziemlich genau auf halber Höhe eines bewaldeten Berges: zwischen dem von Indern bewohnten Lower Dharamsala unten im Tal und dem oben liegenden, fünf Kilometer entfernten Upper Dharamsala, das auf 1800 Metern über dem Meeresspiegel die Bergkuppe krönt. McLeod Ganj, wie dieser Ort auch heißt, ist die „Hauptstadt" der Exiltibeter in Indien. Ein kleines, abgelegenes Bergnest mit Blick auf die schneebedeckten Südhänge des Himalaja, dreizehn Autostunden von Delhi entfernt. Ein Dorf, das aus allen Nähten platzt: Als Sitz der Exilregierung und des Dalai Lama ist „Little Lhasa" seit Jahrzehnten Anziehungspunkt für Menschen aus aller Welt. Hier trifft man spirituelle Weltenbummler und Drogenfreaks ebenso wie Tibeter, die über die Berge aus ihrer Heimat geflohen sind. Buddhisten jedweder Couleur treffen sich zu den „Lectures" des Dalai Lama. Journalisten berichten von hier aus über den Brennpunkt Tibet. Nicht zuletzt ist Dharamsala auch Anlaufstelle für alle Menschen, die Heil und Hoffnung in der tibetischen Medizin suchen. Nicht umsonst preist die Homepage der Exilregierung im Internet die Erfolge der tibetischen Heilkunde inzwischen weltweit an: „Ihre Wirksamkeit bei Hepatitis grenzt nach Angaben mancher Westler an ein Wunder. Sie ist auch hilfreich bei chronischen Krankheiten."
„In der tibetischen Medizin landen viele austherapierte Menschen, denen mit unseren Methoden nicht mehr geholfen werden kann", sagt Wilfried Pfeffer, der in Dharamsala buddhistische Studien betreibt. „Der bewußtseinsbildende Heilungsprozeß der tibetischen Medizin ist viel stärker als bei allen anderen Heilweisen."
Das Men-Tsee-Khang, von dem es fast vierzig in Indien und Nepal verteilte Zweigstellen gibt, ist wie ein Dorf gebaut. Viele größere und kleinere Gebäude sind durch Fußwege, winklige Treppen und Plätze miteinander verbunden, alles liebevoll begrünt. Tseten Dorjee, der Mann für die Öffentlichkeitsarbeit, führt uns durch das Gelände. Alles, was mit tibetischer Medizin zu tun hat, findet sich an diesem Ort vereint: eine Ambulanz mit Apotheke, ein großer Produktionsbereich zur Herstellung der Pillen, die Medizinschule mit Bibliothek und Kunstabteilung (zum Malen tibetischer Medizinbilder), eine Forschungs- und Entwicklungsabteilung, ein astrologisches Institut, ein großes Museum, gerade erst von Seiner Heiligkeit eröffnet, ein Verwaltungsbereich mit angegliederter Einheit zur Verschickung der Kräuterpillen an etwa 1400 Patienten in aller Welt. Sogar ein Hospital (mit zwei Krankenzimmern) ist auf dem Gelände untergebracht, und irgendwo dazwischen haben alle Angestellten und Studenten einen Platz zum Wohnen.
Viertausend Rupies, umgerechnet zweihundert Mark, verdient Lady Dr. Dachoe im Monat. Die sechsunddreißigjährige Ärztin, die eigentlich Dawa Choedon heißt, schleust an manchen Tagen über hundert Patienten durch die Ambulanz – und das in einem Tempo, das der in Deutschland so angeprangerten Drei-Minuten-Praxis in nichts nachsteht.
Auf den Wartebänken im Vorraum drängen sich die Menschen: Tibeter, Europäer, Amerikaner; manche sitzen am Boden, andere stehen. Es gibt zwei Schalter im Warteraum, einen zum Bezahlen, einen zur Ausgabe der Medikamente – und *eine* Toilette, in der die Ärztin manchmal mit einer Urinprobe verschwindet.
Der Zugang zu den beiden Behandlungszimmern ist nur durch einen Vorhang abgetrennt, und da

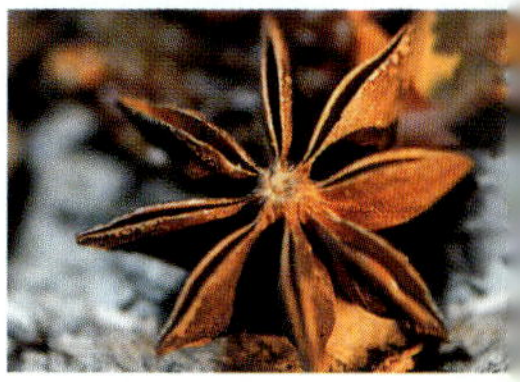

zu den Behandlungen auch Familienangehörige zugelassen sind, stehen und sitzen auch hier überall Menschen.
Dr. Dachoe macht zusammen mit ihrer Assistenzärztin Dr. Sonam Wangmo Khangshar Dienst. Beide sitzen sich an ihren Schreibtischen gegenüber, und von jedem Patienten nimmt die eine das rechte, die andere das linke Handgelenk, um den Puls zu fühlen. Auf diese Art können sich die beiden Ärztinnen über ihre Beobachtungen austauschen. Pulsdiagnose ist die wichtigste Untersuchungsmethode in der Ambulanz. Manchmal muß der Patient noch die Zunge zeigen, manchmal wird der Urin kontrolliert, selten der Blutdruck gemessen. Bei den Behandlungsmethoden stehen an erster Stelle die Verschreibungen von Pillen und die Beratung bezüglich Verhalten und Ernährung, die sich aufgrund der Zeitknappheit allerdings meist auf einen Satz beschränkt.
Links geht es in das unbesetzte Behandlungszimmer von Dr. Lobsang Wangyal. Er ist der zweite der drei Leibärzte Seiner Heiligkeit und gerade für vier Monate in Europa unterwegs. Eine der vielen Ärztetourneen mit Vorträgen, Pulsfühlen und medizinischen Beratungen, zu denen die Ärzte des Men-Tsee-Khang fortwährend eingeladen werden. Wangyals Zimmer wird während seiner Abwesenheit für besondere Behandlungen wie Brenneisen oder Moxatherapie benutzt, bei denen Mantras gesungen werden. Aber heute ist dafür kein günstiger Tag.
Hier einige Fallbeispiele an diesem Morgen:

- Lobsang, 46 Jahre alt, angestellt im Institut. Leidet schon länger unter Verdauungsproblemen. Bekommt Durchfall, wenn er schweres Essen zu sich nimmt. Schluckt seit einer Woche die von Dr. Dachoe verschriebenen Pillen, heute ist Kontrolltermin. Es geht ihm schon besser, sagt er. Ihm wird mitgeteilt, daß er seine Pillen weiternehmen soll. Keine schwere Nahrung, kein roher Salat, kein Käse, nur gut gekochtes frisches Essen.
- Rinzin Ghado, 49, Nonne im nahe gelegenen Dolma-Ling-Kloster. Hat Nierenprobleme und deshalb geschwollene Beine. Die Ärztin schaut sich die Fußknöchel an und läßt die Assistentin den Puls fühlen. In ihrem Patientenbuch ist vermerkt, daß die Nonne seit sechs Wochen Pillen nimmt. Fünfundzwanzig Prozent ihrer Beschwerden haben sich gebessert. Sie bekommt noch mal für fünfzehn Tage Pillen verschrieben. Nicht so viele Kartoffeln essen, weniger süß und weniger salzig, bekommt sie als Rat mit auf den Weg.
- Eine Engländerin in der Tracht der Tibeterinnen streckt den Ärztinnen statt Begrüßung gleich ihre nach oben gedrehten Arme hin: „Goar 25 ist toll. Mir geht es viel besser, ich brauche noch mehr davon, außerdem wollte ich Sie etwas fragen …“ Psst, macht die Ärztin. Erst der Puls, dann reden. Was ist mit den Blutungen? Sind noch da. „Ich verschreibe Ihnen eine andere Medizin, Goar 16. Gut für das Immunsystem.“ Glücklich verläßt die Frau das Zimmer.
- Londen Peju, 50, eine ärmlich gekleidete Frau. Sie klagt über Schwindel und Übelkeit. Die Diagnose: niedriger Blutdruck, zu wenig *rlung*-Energie. Das letzte Mal war die Frau wegen Arthritis hier, die hat sich schon gebessert. Londen Peju bekommt Behandlung und Medikamente umsonst im Men-Tsee-Khang. Sie fällt unter die Kategorie „arm“. Für Mittellose, für Institutsangehörige und für alle Menschen ab fünfundsechzig ist die medizinische Versorgung frei. Studenten, Mönche und Nonnen zahlen die Hälfte, Ausländer aus dem Westen haben die höchsten Sätze.

Am nächsten Tag ergibt sich die Gelegenheit, Lady Dr. Kalchoe Qusar bei einer Brenneisenbehandlung zuzusehen. Der Patient, ein fünfunddreißigjähriger Mönch, heißt Dawa Tsering und ist erst vor kurzem aus Tibet geflohen. Davor war er vier Jahre im Gefängnis und wurde von den Chinesen gefoltert. „Elektroschocks", sagt die auf Flüchtlingsleiden spezialisierte Ärztin. Die Chinesen benutzen die in Deutschland bei Viehtransporten eingesetzten Elektrostäbe als Folterinstrumente und stecken sie ihren Opfern in alle Körperöffnungen. Der Mönch leidet immer noch an den Folgen dieser Folter und kommt deshalb häufig in die Sprechstunde. „Volle *rlung*-Störung", kommentiert Dr. Qusar, „Schwindel, Depressionen, Kopfweh, die Schultern und der Rücken sind vollkommen verspannt." Heute bekommt er ein Brenneisen angesetzt. Ergeben schließt der Mönch die Augen, als ihm das glühende, pfenniggroße Eisenstück auf den Scheitel gedrückt wird. Er verzieht keine Miene. Die gleiche Prozedur wird an zwei Punkten hinter dem Ohr und am Brustbein wiederholt. Danach bekommt er einen Schröpfkopf auf den Schultern aufgesetzt. „Das hilft ihm gegen seine Depressionen", sagt Dr. Qusar und klopft die heiße Schröpfkugel fest. „In ein paar Tagen wird es ihm bessergehen."

Die Abteilung für Arzneimittelherstellung wird von Dr. Dawa geleitet. Hundertsechzig verschiedene Präparate entstehen in diesen Hallen. Teils werden die Kräuter von Hand gereinigt, geschält und geschnitten, gesiebt, sortiert und zum Trocknen ausgelegt, teils mit modernen Maschinen gemahlen, pulverisiert und gemischt. Meist kommen am Ende eines langen Prozesses runde braune Pillen heraus, manchmal auch Pasten und Kräuterpulver. Einige der Pülverchen schluckt man gleich mit etwas Flüssigkeit hinunter, andere läßt man so lange in Wasser köcheln, bis nur noch ein Drittel der ursprünglichen Flüssigkeitsmenge übrig ist. Das sind die Dekokte.

Gerade wird ein Pulver gemischt, das später „Men-chik" heißen wird. Die „heißen" *Wirkkräfte* der Zutaten heizen die Verdauungshitze bei kalten *badkan*-Störungen an, erklärt der Abteilungschef. Ich notiere mir die tibetischen Namen der Kräuter: *se-dru, pi-pi-ling, shing-tsa, sug-mel* und *gur-gum.*

Inzwischen sind wir in der Astroabteilung angelangt, die eng mit den Leuten von der Pillenproduktion zusammenarbeitet. „Manchmal bekomme ich einen Anruf, ob man eine bestimmte Substanz gerade verarbeiten kann", erzählt die Astrologin Tsering Choezom. Sie gibt dann entweder das Okay oder rät zu einem anderen Zeitpunkt. Bei der Herstellung der Juwelenpillen muß man besonders genau sein. Hier gibt es für jeden Prozeß einen optimalen Zeitpunkt. Manchmal kommt es auf eine Stunde an.

Auch die in der Ambulanz arbeitenden Ärzte richten sich nach den Vorgaben aus der Astroabteilung. Es gibt zum Beispiel ungünstige Tage für

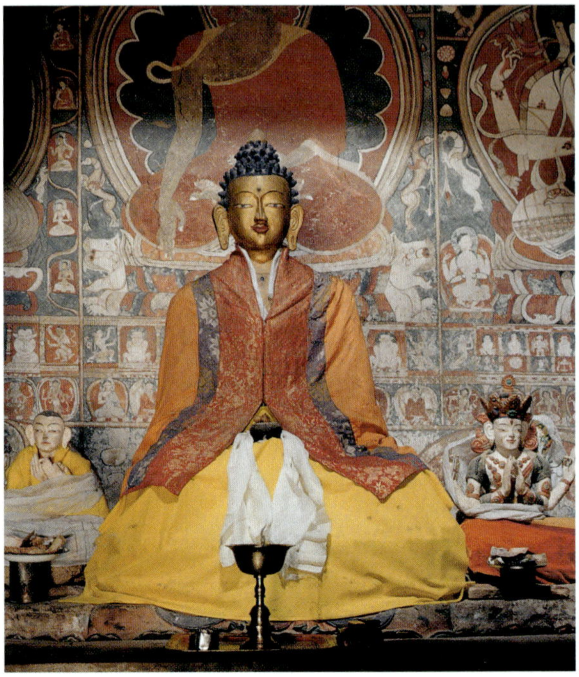

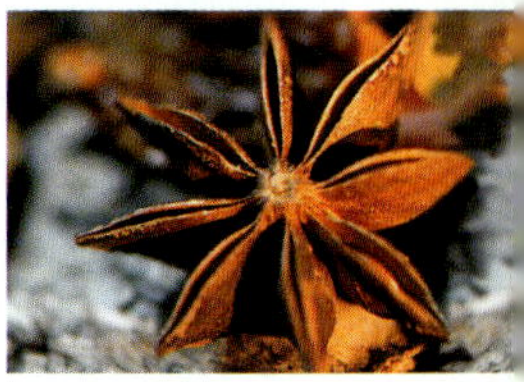

„heiße Therapien" wie Moxibustion, Brenneisen oder die goldene Nadel, aber auch für die Patienten gibt es Zeiten, in denen sie sich besser nicht behandeln lassen. Die tibetische Astrologie ist etwas stärker an den lunaren Rhythmen orientiert als die westliche, außerdem hat der tibetische Kalender nur 360 Tage im Jahr.
Wer das Medizininstitut genauer kennenlernen möchte, sollte einmal zumindest auch nach siebzehn Uhr hingehen, wenn die Ärzte und Angestellten Feierabend haben: Dann wird der große Platz hinter dem Verwaltungsgebäude zum großen privaten Treffpunkt. Ärztinnen, die gerade noch Patienten behandelt haben, tragen nun ihre Babys auf dem Rücken. Kinder, tagsüber in der institutseigenen Kinderkrippe betreut, dürfen endlich auf dem Hof spielen. Die zweiunddreißig angestellten Ärzte leben mit ihren Familien in kleinen Zweizimmerwohnungen, Tür an Tür neben ihren Kollegen. Etwas weiter entfernt wohnen die zweiundfünfzig Studenten und Studentinnen der Medizinschule. Tibetische Medizin bestimmt ihr Leben und ihre Zukunft.

Ein Arzt mit Weitblick: Namgyal Qusar

Namgyal Qusar, 39 Jahre alt, gehört der jungen Generation tibetischer Ärzte an, die im Exil studiert haben. Er hatte zum einen das Glück, von den großen Meistern der alten Tradition zu lernen und eng mit ihnen zusammenzuarbeiten, sieht aber andererseits die Zukunft der tibetischen Medizin in der Kooperation mit dem Westen.
Seine Heimat Tibet kennt Namgyal Qusar nur von Erzählungen der Eltern. Er wuchs in einer tibetischen Siedlung in Südindien auf und kam 1981 zum Studium nach Dharamsala. Als besondere Gnade empfand er es, der persönliche Schüler der verstorbenen Ärztin Dolmar Lobsang gewesen zu sein, die in Upper Dharamsala eine bekannte Praxis betrieb. Qusar machte eine Zusatzausbildung in Pharmakologie und arbeitet seit 1987 in der Forschungsabteilung des TMAI, dessen Vizedirektor er heute ist. Unter anderem entwickelte er die neuen „Sorig"-Produkte des Men-Tsee-Khang, die heute in alle Welt verschickt werden – auch den in Kapitel 3 ausführlich beschriebenen tibetischen Kräutertee und die vielgepriesene Hautsalbe gegen Ekzeme (Ointment-Salbe).
Qusar ist ein Vorreiter der Idee, westliche und tibetische Medizin ergänzend einzusetzen. Das entsprechende Angebot eines westlichen Pharmaherstellers hat er aber abgelehnt.
Lieber führt er seine Versuche auf tibetischer Seite durch. Er leitet zum Beispiel ein Projekt, in dem die Wirksamkeit tibetischer Medizin bei Diabetes erforscht wird; weitere Projekte mit Kräuterpillen gegen Sinusitis, Asthma, Krebs und Tuberkulose stehen an. Erst kürzlich unterbreitete er seinem Institut einen Bericht über vermutliche Zusammenhänge zwischen der Trinkwasserqualität und dem gehäuften Auftreten von Arthritis in der neuen tibetischen Siedlung in Karnakata. Qusar veranlaßte einerseits eine bakteriologische Wasseruntersuchung nach modernen westlichen Methoden, empfahl aber gleichzeitig, das Wasser versuchsweise mit der alten tibetischen Kalzitsteintherapie zu „behandeln". Die hauseigene Zeitschrift des Men-Tsee-Khang lobte den Versuch als „weiteres Beispiel für die Bemühungen der Research and Development-Abteilung, die Kraft tibetischer Medizin bei der Vorbeugung und Behandlung moderner Krankheiten zu analysieren".
Seit einiger Zeit betreibt der Arzt jedoch auch sein eigenes Business. In seinem Tibetan Herbal House in der Nähe von Dharamsala stellt er heilende Räucherstäbchen her und entwickelt modernere

Varianten alter Rezepturen für Kräuterpillen – alles natürlich innerhalb des vorgegebenen Rahmens der alten Medizintexte im *rGyudbzhi.* Mit diesen Pillen wird Qusar in Zukunft zusätzlich auch eigene Patienten behandeln – ganz in der Nähe seines Arbeitgebers übrigens, der solche Privatinitiativen begrüßt. Angesichts der ständig wachsenden Zahl von Patienten aus dem Westen werden auch im Men-Tsee-Khang langsam die Pillen knapp.

Seit vielen Jahren erhält Qusar Einladungen zu Vorträgen in aller Welt. Doch sein Herz schlägt speziell für Deutschland, zu dem er eine „karmische Verbindung" spürt. Er könne sich besonders gut auf die deutsche Mentalität einstellen, sagt er. Auf private Einladung des Kailash-Instituts (siehe Seite 156) kommt er seit einigen Jahren regelmäßig nach Freiburg i. Br. zu Vorträgen und Ausbildungsseminaren, auch um eine ständig wachsende Zahl ratsuchender Menschen nach den Grundsätzen tibetischer Medizin zu beraten. Durch den langjährigen Umgang mit Deutschen dürfte Qusar einer der ersten „neuen" tibetischen Ärzte sein, die in der Lage sind, ihre Beratungsgespräche bezüglich Lebensstil und Ernährung deutschen Verhältnissen anzupassen. Nur ein kleines Beispiel: „Bei bestimmten Krankheiten empfehlen tibetische Ärzte frisch gekochtes Essen", sagt Qusar. „Damit spielen sie auf die alte Gewohnheit der Tibeter an, Essen wochenlang stehenzulassen und immer wieder aufzuwärmen. Die Deutschen bereiten ihr Essen aber meist frisch zu, deshalb ist dieser Rat überflüssig." Umgekehrt gibt es (noch) sehr wenige Tibeter, die wegen Überarbeitung krank werden. Patienten aus dem Westen hingegen leiden oft unter Erschöpfungssyndromen, die für einen tibetischen Arzt schwer erfaßbar sind. Um bei der Pulsdiagnose keine Fehler zu machen, braucht er unbedingt vergleichbare Erfahrungen. In Zukunft will Qusar sechs Monate im Jahr in Deutschland verbringen. Damit dürfte sich die Warteliste für eine „Audienz" bei ihm erheblich verkürzen.

Beim Leibarzt Seiner Heiligkeit

Tenzin Choedrak ist gegenwärtig der wohl bedeutendste Meister tibetischer Medizintradition. Der fünfundsiebzigjährige Leibarzt des Dalai Lama gehört zu den wenigen noch lebenden buddhistischen Mönchsärzten, die ausschließlich von der traditionellen Medizin des alten Tibet geprägt sind. Sowohl seine Ausbildung als auch seine praktische ärztliche Erfahrung hat Choedrak in Lhasa noch vor der chinesischen Besetzung erfahren. Einundzwanzig Jahre seines Lebens verbrachte er unter schlimmsten Bedingungen in chinesischer Haft. Seit 1980 lebt und arbeitet er im Tibetan Medical & Astro Institute (TMAI) in Dharamsala, wo er viele Positionen innehat: Er ist gleichzeitig Chefarzt und Direktor der pharmazeutischen Abteilung, Direktor der Materia-Medica-Abteilung und Direktor der Forschungs- und Entwicklungsabteilung. Bis heute werden unter seiner Aufsicht die Juwelenpillen hergestellt.

Im Jahr 1997 erschien ein Dokumentarfilm über tibetische Medizin („Das Wissen vom Heilen" von Franz Reichle, siehe Anhang) mit Choedrak als Hauptfigur.

Wie viele große, vom Buddhismus geprägte Persönlichkeiten lebt auch der „Seniordoktor" bescheiden und ist ohne Besitz. In seiner schlichten

Zu Tenzin Choedrak kommen Menschen aus der ganzen Welt. Er behandelt den Dalai Lama, aber auch den Hollywoodschauspieler und Buddhisten Richard Gere.

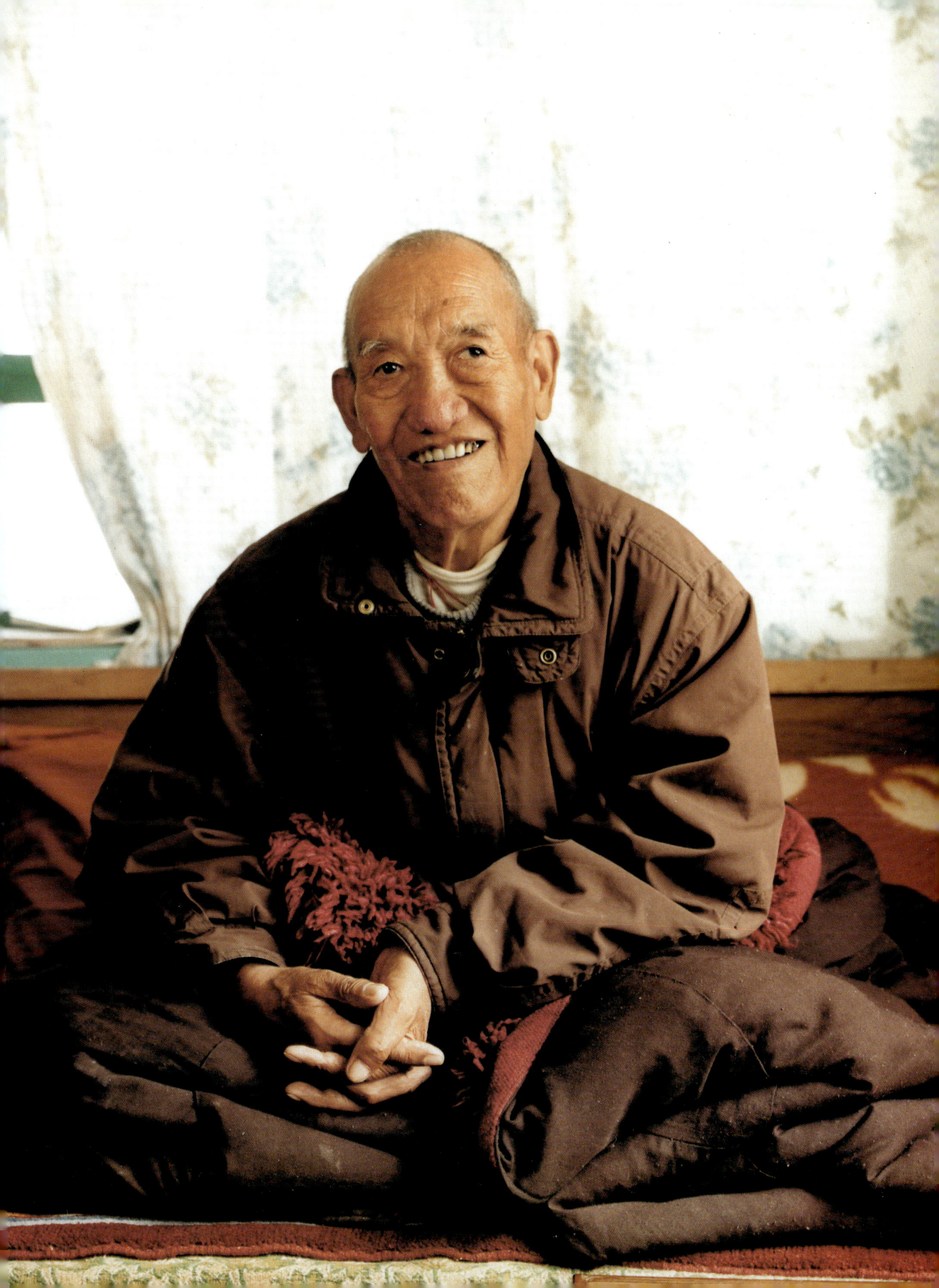

Einzimmerwohnung auf dem Gelände des TMAI befindet sich eine Sitzliege, ansonsten verfügt er über ein paar Bücher im Regal und etwas Geschirr. Hier wird mir der Arzt heute den Puls fühlen und ein paar Fragen beantworten.

Choedrak, ein zierlicher Mann mit warmem Blick, bedeutet mir, mich neben ihn auf die Couch zu setzen. Wortlos greift er nach meinem Handgelenk, drückt ein wenig auf den Puls und läßt die Hand abrupt wieder los. Ich soll mich ein wenig ausruhen, sagt die Dolmetscherin, mein Puls sei noch zu unklar. Ob ich den Weg zu Fuß gekommen sei?

Nein, ich habe extra ein Taxi genommen. Am Morgen der Pulsdiagnose, so lautet die Vorschrift, soll man körperliche Anstrengungen vermeiden und keinen Kaffee trinken. Auch die Regeln für den Abend davor habe ich eingehalten: kein Fleisch, keinen Alkohol, nicht zuviel und nicht zuwenig Anstrengung, nicht zuviel und nicht zuwenig Schlaf.

Nun nimmt Dr. Choedrak wieder meinen rechten Arm und legt die Kuppen seines Zeige-, Mittel- und Ringfingers an meine Pulsschlagader. Seine Hände sind ebenso warm wie sein Blick, der mein Gesicht abtastet. Während er mir Fragen stellt, verändert er ständig den Druck seiner Finger, als spiele er auf einem Saiteninstrument. Ob ich zur Zeit Medikamente nehme? Ja, ein Präparat zur Darmprophylaxe und Vitaminpillen. Ob ich sie heute schon genommen habe? Ja. Ist meine Monatsregel in Ordnung? Keine Probleme.

Ob ich gerade unter Verdauungsbeschwerden leide? Nein, antworte ich wahrheitsgemäß, nicht ahnend, daß ich am gleichen Abend noch welche bekommen würde. Dr. Choedrak fühlt es bereits am Puls.

Während die Finger seiner Hände inzwischen an anderer Stelle drücken und loslassen, offenbaren sich dem Meister die feinsten Schwingungen meiner Organe und meines Seelenlebens. Ein kurzer Blick auf meine Zunge, dann beginnt er in einem melodisch singenden Tonfall vorzutragen, als rezitiere er ein Mantra. Die Übersetzerin hört aufmerksam zu und nickt immer wieder. Choedrak redet fortwährend und drückt dabei meine Pulse; die Magie seiner Hände und seiner Stimme durchdringen mein Innerstes. Ich fühle mich vollkommen durchschaut. Was es nur alles zu reden gibt über mich. Die Dolmetscherin nickt weiter, sie weiß Bescheid. Ich sei organisch soweit gesund, sagt sie. Alle meine körperlichen Probleme resultieren aus dem mentalen Bereich. Sobald ich geistig verspannt bin, verstärken sich meine physischen Beschwerden, und ich bekomme Rückenschmerzen, steife Knochen und Verdauungsprobleme. Deshalb sollte es stets meine vordringlichste Aufgabe sein, meinen Geist zu mäßigen und extreme Gefühle zu zügeln. Nicht zuviel Depression bei Mißerfolg, nicht zuviel Euphorie bei Erfolg, auch in der Bewertung anderer Menschen dürfe ich nicht in Extreme verfallen. Balance und Maßhalten in jeder Hinsicht soll mein Leben prägen, auch bei der Ernährung: von allem etwas essen, nicht zuviel von einer Sache und weniger Kaffee und Käse. Die Übersetzerin sagt immer wieder das gleiche mit anderen Worten, sie redet von der Balance des Geistes, von Störungen des lebenerhaltenden Windes, die auf Stimmung und Gedanken wirken. Währenddessen schreibt Dr. Choedrak ein Rezept. Zwei Sorten Pillen soll ich nehmen: eine halbe Stunde vor dem Frühstück drei Stück mit Namen „Yuker“, eine halbe Stunde nach dem Abendessen drei „Duitsi 11“. Erst im Mund zerkauen, dann mit lauwarmem, abgekochtem Wasser hinunterschlucken. Die Morgenpille stärkt meine inneren Organe wie Nieren, Leber, Milz, die Abendpille hilft mir gegen meine *rlung-*

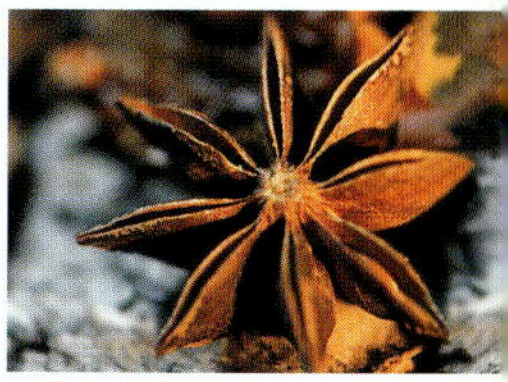

Störungen. Welche *rlung*-Beschwerden?, will ich wissen. Nun, die verspannten Muskeln in Nacken und Rücken, steife Gelenke, Lendenschmerzen und so weiter. Ich hatte davon eigentlich nicht gesprochen, doch ich habe gelesen, daß der Patient bei der Pulsdiagnose eher vom Arzt erfährt, welche Beschwerden er hat (oder dann prompt bekommt).

In der Apotheke des Instituts werden 88 hellbraune und 86 dunkelbraune Kugeln in weiße Plastiktüten verpackt und sorgfältig beschriftet. Die Pillenration für einen Monat. Ich zahle 450 Rupies für die Medizin und 100 für die Konsultation, zusammen etwa 27 Mark.

„Wenn Ihre Symptome nach einem Monat verschwunden sind, ist es gut", sagt die Dolmetscherin. „Wenn nicht, schicken Sie uns bitte eine Fotokopie des Rezepts, und schildern Sie uns Ihre Beschwerden. Der Brief wird Dr. Choedrak vorgelegt. Sie bekommen von uns dann neue Medikamente zugeschickt."

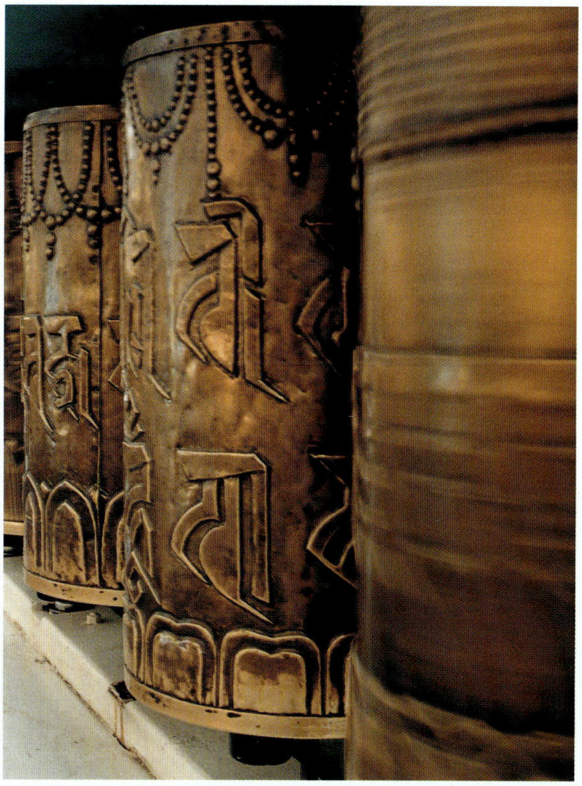

Interview mit Dr. Choedrak

Man sagt, daß viele Menschen aus dem Westen unter rlung*-Störungen leiden. Sind meine Beschwerden also typisch westlich?*

Choedrak: Es gibt bei Krankheiten keine kulturellen Unterschiede. Beschwerden hängen vom Lebensstil, von Essensgewohnheiten und vom Klima ab. Diese Krankheiten kann jeder bekommen. In manchen Gegenden essen die Leute zuviel Süßes, sie bekommen Diabetes, andere essen zuviel Fleisch oder trinken zuviel Alkohol und bekommen dadurch entsprechende Probleme.

Haben Sie eine Erklärung, warum so viele Menschen aus dem Westen sich für tibetische Medizin interessieren?

Anfang des Jahrhunderts war das Interesse an der westlichen, allopathischen Medizin sehr groß. Als sich dann aber herausstellte, welche Risiken und Nebenwirkungen damit verbunden sind, suchte man überall auf der Welt wieder nach natürlicher Medizin.

Tibetische Medizin ist für die Leute so interessant, weil sie die Umwelt und die fünf Elemente mit einbezieht. Die fünf Elemente finden sich im ganzen Universum wieder, überall in der Natur. Auch der Mensch besteht aus den fünf Elementen, ebenso unsere Kräuter – und die Medizin, die wir daraus machen. Bei der Herstellung unserer Medikamente legen wir großen Wert auf die *Geschmacksrichtungen* und die *Wirkkräfte* der Substanzen, auch auf ihre verdauungsfördernde Kraft. Damit berücksichtigen wir die fünf Elemente.

Aufgrund dieser Korrelation zwischen der tibetischen Medizin und dem Menschen entstehen keine Nebenwirkungen. Ein weiterer Grund ist, daß wir die Lehre von den drei Körperenergien haben.

Glauben Sie, daß Menschen aus dem westlichen Kulturkreis gute Ärzte für tibetische Medizin werden können, auch wenn sie keine Buddhisten sind?

Tibetische Pillen haben eine gute Heilkraft. Ob sie effektiv sind oder nicht, hängt von der Motivation des Arztes ab und nicht von seinem Glauben oder seiner Religion. Die tibetische Medizin besagt, daß zwischen dem Arzt und dem Patienten ein karmisches Verhältnis besteht. Wenn diese Beziehung gut ist, wird die vom Arzt verschriebene Medizin effektiv sein. Wenn zwischen Arzt und Patient kein karmisches Verhältnis besteht, dann ist die Medizin manchmal trotz der guten Motivation des Arztes nicht sehr effektiv.

Merkt der Arzt, welche karmische Beziehung er zum Patienten hat?

Ja, der Arzt merkt dies.

Sollte der Arzt den Patienten wegschicken, wenn er feststellt, daß er keine karmische Beziehung zu ihm hat?

Wenn der Arzt keine karmische Beziehung zum Patienten hat, gibt dieser Umstand der Medizin mehr Kraft. Schließlich basiert die Medizin ja auf der Kraft der *Geschmacksrichtungen*, auf der *Geschmacksrichtung nach der Verdauung* und auf den ihr eigenen *Wirkkräften* und *Qualitäten*. Dieses hilft dem Patienten definitiv. Aber der Effekt dieser Medizin auf den Körper ist geringer als der Effekt der karmischen Verbindung. Die Medizin wird also helfen, aber nicht so gut wie die karmische Verbindung.

Darf ich fragen, ob Sie mir gegenüber beim Pulsfühlen eine karmische Verbindung gespürt haben?

Choedrak (lacht): Warum sitzen wir beide uns hier gegenüber und führen dieses detaillierte Gespräch? Warum treffen wir uns hier? Weil wir eine karmische Verbindung haben.

Die tibetische Medizin besagt, daß viele Krankheiten vom falschen Denken kommen. Kann diese Heilkunde einer falschen Lebenseinstellung entgegenwirken?

Bei einer bestimmten Geisteshaltung kommen immer wieder falsche Gedanken auf. Die wiederum sind die Ursache für unser Unglücklichsein. Diesen Kreislauf sollte man unterbrechen, indem man den Geist trainiert. Dazu gibt es viele Wege. Dieses Mentaltraining ist wichtig, denn das Unglücklichsein aufgrund falscher Geisteseinstellung beeinträchtigt auch den Körper, der ja die fünf Elemente enthält. Also kann die dadurch entstandene körperliche Störung mit der Medizin behoben werden. Die körperliche Unausgewogenheit der fünf Elemente kann mit Pillen ausgeglichen werden.

Sind aus der falschen geistigen Einstellung geborene Störungen auch unter Tibetern üblich?

Durchaus. Man kann nicht sagen, daß nur westliche Menschen mentale Störungen haben. Das gibt es überall auf der Welt. Auch bei den Tibetern sind die geistigen Störungen wie Traurigkeit und Unzufriedenheit sehr angestiegen. Andererseits gibt es auch im Westen viele gute Menschen, die den Armen helfen, die für Gerechtigkeit kämpfen und dafür sorgen, daß es anderen besser geht.

Dr. Choedrak, ich danke Ihnen für dieses Gespräch und freue mich, Sie kennengelernt zu haben.

Ich freue mich, daß Sie sich für tibetische Medizin interessieren, daß Sie anderen Menschen damit helfen wollen und daß Sie deswegen von weither gekommen sind. Auch ich freue mich, Sie kennengelernt zu haben.

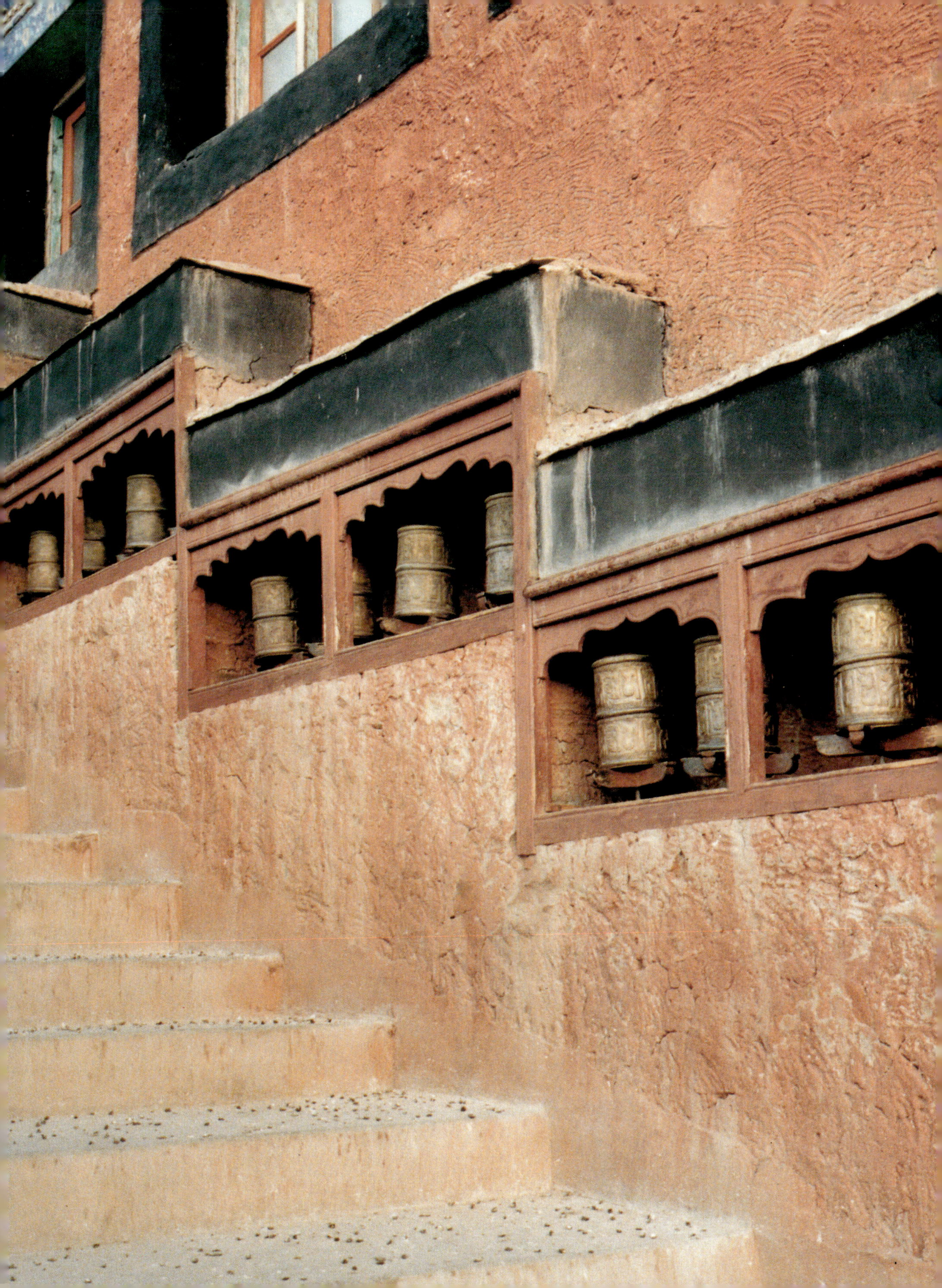

Die Leidensgeschichte des Tenzin Choedrak

Tenzin Choedrak wurde 1923 im tibetischen Bezirk Nyenmo geboren. Zehnjährig trat er als Novize des Bodong-Ordens in das Kloster Nyenmo Chö Di Gompa ein. Mit siebzehn wurde er von seinem Kloster auserwählt und nach Lhasa geschickt, um an der renommierten Chagpori-Schule tibetische Medizin zu lernen. Sein Studium beendete er mit vierundzwanzig. Während er bereits im Mentsikhang, dem Medizininstitut und Krankenhaus der Regierung, Patienten behandelte, studierte Choedrak nebenher Pharmakologie. Dies ist das schwierigste Fach der tibetischen Medizin, für das nur die besten Schüler zugelassen sind. Choedrak bestand mit Bravour sein Examen und wurde bald zum Pharmakologen und später zum Chefapotheker des Kollegs berufen. Aufgrund seiner vielen hohen Auszeichnungen berief man den erst Zweiunddreißigjährigen bereits zum Leibarzt Seiner Heiligkeit, des 14. Dalai Lama. Drei Jahre lang ging Choedrak dieser Arbeit nach. Im Schicksalsjahr 1959 sollte sich jedoch sein Leben und das aller Tibeter verändern. Zwölf Tage nach der Flucht des Dalai Lama wurde Dr. Choedrak festgenommen. Seine Haft sollte einundzwanzig Jahre dauern. Siebzehn Jahre verbrachte er in Gefängnissen, sechs davon bei Zwangsarbeit in einem Steinbruch. Choedrak, als Intellektueller in die Gruppe der „reaktionären Clique" eingestuft, wurde von Anfang an auf grausamste Art gefoltert. Eine der demütigendsten Methoden war das Thamzing. „Bei allem, was dabei geschah, trifft meine Mitgefangenen keinerlei Schuld", sagt Choedrak heute. Er wurde auf brutale Weise an ein Kreuz gefesselt, und die Mitgefangenen wurden gezwungen, ihn zu schlagen und mit schweren Schuhen zu mißhandeln, damit er Seine Heiligkeit beschuldigte. Doch nichts konnte ihn dazu bringen, seinen Herrn zu verraten. Nach zwanzig Tagen wurde ein zweites Thamzing veranstaltet. Ein halbes Jahr lang trug der Gefangene Tag und Nacht Fußfesseln mit einer schweren Eisenkugel und Handfesseln. Dann kam er als „Gefangener mit reaktionärer unbelehrbarer Denkweise" in ein Zuchthaus nach China in einem Randgebiet der Wüste Gobi. Während härtester Zwangsarbeit auf steinigen Feldern sowie „Umerziehung" gab es kaum etwas zu essen. Choedrak kaute vom Wind angewehte Blätter. Von seinen dreihundertzwei Mitgefangenen aus Amdo starben dreihundert. Nach drei Jahren wurde Choedrak wieder in das tibetische Gefängnis Sangyip verlegt. Dort konnt er heimlich Tum-mo-Übungen durchführen und sich auf Mantrarezitation konzentrieren, indem er vorgab, Maos Rote Bibel zu lesen. Alles wurde ein wenig besser. Mitte der siebziger Jahre kamen zwei chinesische Offizieren zu ihm, um sich von ihm ärztlich untersuchen zu lassen. Choedrak fühlte ihren Puls „ohne jeden bösen Willen im Herzen und ohne Haß". Mit den von ihm verordneten Medikamenten ging es den Beamten bald viel besser. Von nun an durfte Choedrak sonntags das Gefängnis verlassen, an den anderen Tagen mußte er die Kranken im Gefängnis behandeln. Da viele seiner Patienten bald genasen, wurde sein Fall alsbald von der chinesischen Obrigkeit geprüft. 1977 entließ man Choedrak aus der Haft, und 1980 ging er, von den Chinesen voll rehabilitiert, nach Indien. In Dharamsala wurde er sofort vom Dalai Lama als Erster Leibarzt eingesetzt. Seitdem lebt und arbeitet Choedrak im Tibetan Medical Institute.

Seite 141: *Tibetische Gebetsmühlen – Symbole des Buddhismus*

DIE SITUATION IM BESETZTEN TIBET

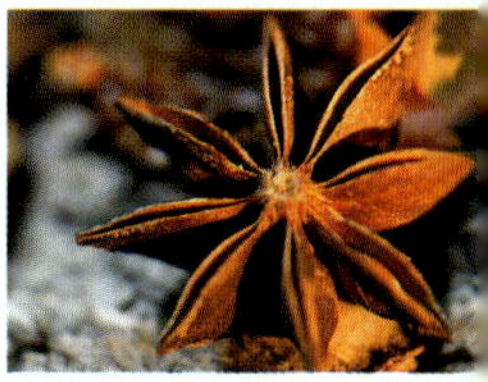

Die Zeit der Massenmorde und der Bombardierungen ist vorbei, doch seinen Schrecken hat Tibet für die dort noch lebenden Tibeter nicht verloren. Seit dem Ende der Kulturrevolution setzen die chinesischen Besatzer auf die Politik der Überwachung, der Sinisierung – und auf Tourismus.

Zwei Millionen Tibeter leben in der heutigen Autonomen Region Tibet. Um Tibet geographisch zu verkleinern, war das Land 1965 geteilt worden. Nur das westliche Drittel wurde zur Autonomen Republik Tibet erklärt. Weite Teile des früheren Ost- und Nordosttibet gehören zu den chinesischen Provinzen Qinghai, Sichuan, Yunnan und Gansu.

In die Autonome Region Tibet hat China in den letzten Jahren viel Geld investiert. Straßen und Schulen wurden gebaut, kultur- und baudenkmalgeschichtlich wertvolle Gebäude rekonstruiert – allen voran die drei weltberühmten Denkmäler der Hauptstadt Lhasa: der Winterpalast des Dalai Lama, der Potala, der Sommerpalast Norbulingka und das buddhistische Nationalheiligtum der Tibeter, der Jokhang-Tempel, außerdem einige bedeutende Klosteranlagen des Gelbmützenordens in der Umgebung. Dies geschah allerdings ausschließlich, um den Tourismus im Land zu fördern und die Herrschaft auf dem Dach der Welt nach außen hin zu legitimieren. Gleichzeitig fand eine aggressive Siedlungspolitik statt. Rund 300 000 Chinesen, darunter 65 000 Polizei- und Armeeangehörige, wurden mit hohen Löhnen und billigen Krediten in die Hochebene Zentraltibets gelockt. Inzwischen sind die Tibeter in einigen Regionen bereits Minderheiten im eigenen Land. In Lhasa leben etwa 200 000 Menschen, davon nur noch ein gutes Drittel Tibeter. Tibetische Häuser stehen heute nur noch um den Barkhor, einen Platz in der Altstadt. Nach dem bereits festgelegten Plan „Lhasa 2000“ wollen die chinesischen Machthaber die ehemalige Hauptstadt Tibets in eine moderne sozialistische Stadt verwandeln.

Für die tibetische Minderheit gilt es nach wie vor als lebensgefährlich, sich allzu offen einem Ausländer anzuvertrauen. Verhaftungen, Zwangsarbeit und Folter sind an der Tagesordnung. Amnesty international registrierte 1995 650 politische Gefangene, meist Mönche und Nonnen.

Die Amtssprache in der Autonomen Region Tibet ist chinesisch. Tibetisch gilt in den Schulen nur noch als Nebenfach, und die Kinder lernen, Tibet sei schon immer ein Teil Chinas gewesen. Während es für die Chinesen viele Verdienstmöglich-

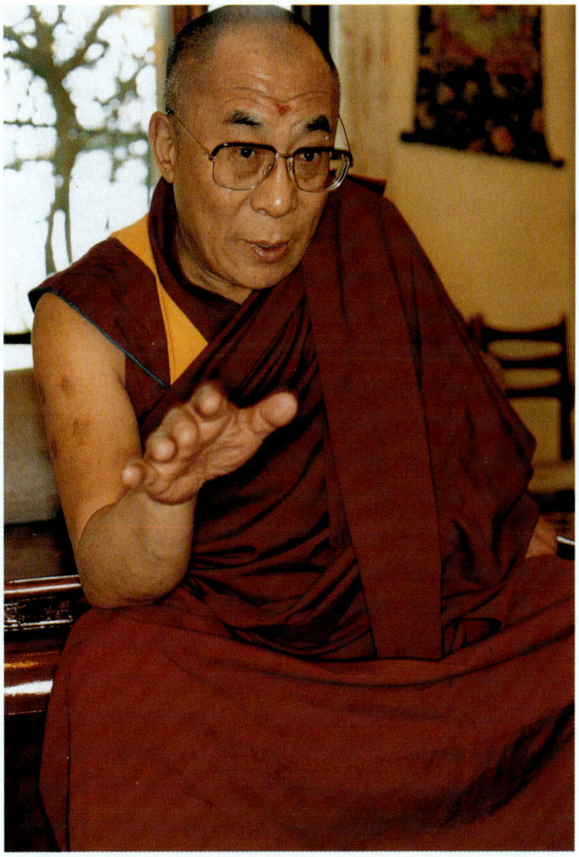

Fotos des Dalai Lama sind in Tibet verboten.

keiten gibt, sind die meisten Tibeter arbeitslos. Wegen der Sprachprobleme haben sie kaum Chancen auf Bildung oder einen Arbeitsplatz.

In den touristischen Vorzeigeklöstern wird eine festgelegte Anzahl von Mönchen zugelassen und staatlich gefördert, allerdings eher als Folklorebeigabe für die jährlich 80 000 devisenbringenden Touristen.

Von den anderen Klöstern, die in touristisch unattraktiven Gebieten liegen, durften einige inzwischen (die Errichtung religiöser Stätten ist genehmigungspflichtig) von den Gläubigen am Ort mit eigenen Mitteln wieder aufgebaut werden. Die Mönche sind allerdings auf die Unterstützung der Gemeinde angewiesen und sorgen selbst für ihren Lebensunterhalt.

Auch die tibetische Medizin steht ganz im Zeichen der Sinisierung. Praxis und Ausbildung sind in verschiedenen Institutionen mit moderner westlicher Medizin und mit chinesischen Methoden zusammengefaßt. So gibt es am Platz vor dem Jokhang-Tempel durchaus noch einen „Mentsikhang", doch der besteht hauptsächlich aus einer modernen neuen Ambulanz, wo tibetische Medizin praktiziert wird. Zusätzlich sind in dem Gebäudekomplex jedoch auch noch andere Abteilungen untergebracht, darunter eine für chinesische Akupunktur und eine für Diagnostik, die mit westlichen Medizingeräten ausgestattet sind. In der Forschungsabteilung scheint man sich mit tibetischen Medizintexten und mit Pflanzenkunde zu befassen, und im obersten Stockwerk gibt es

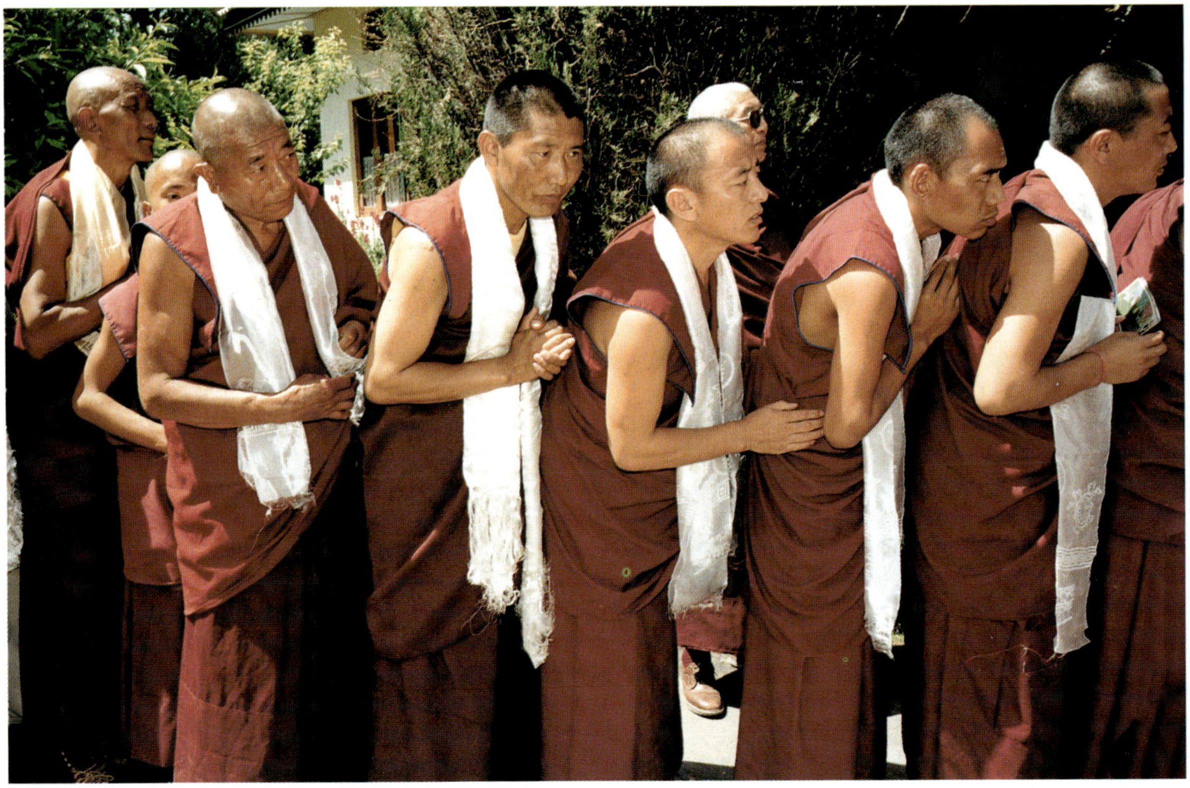

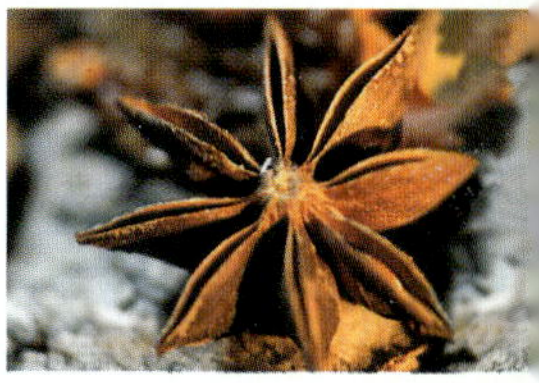

eine Art Bibliothek und Museum für tibetische Heilkunde, in der einige medizinische Thangkas und Medizinbuddhas zu besichtigen sind.
In einem Außenbezirk Lhasas liegt das Lehrkrankenhaus, mit westlicher Chirurgie und vorwiegend tibetischer medikamentöser Behandlung. In enger Nachbarschaft zum Krankenhaus existiert das „College for Traditional Tibetan Medicine". Angeblich kontrollieren die Chinesen jedoch die Zulassung zum Studium. Ganz sicher spielen bei der Ausbildung die buddhistischen Philosophien und Rituale nur noch eine marginale Rolle. Genau wie im alten Tibet steht jedoch die Pflanzenlehre auf dem Lehrplan, ebenso das traditionelle Pflanzensammeln von Schülern und Lehrern in den Bergen. Diesem College ist eine kleine Manufaktur für tibetische Kräuterpillen angegliedert. In einer Spezialabteilung stellt man nach alten Originalrezepten sogar wieder die berühmten Juwelenpillen her, die bei den chinesischen Funktionären im fernen Peking sehr begehrt sein sollen. Ganz im Süden der Stadt schließlich gibt es noch eine Heilkräuterfabrik, in der in großem Stil westliche und tibetische Präparate hergestellt werden. Hier ist vom alten Geist tibetischer Medizin gar nichts mehr zu spüren.

Mönche sind in Tibet nur noch geduldet. Viele fliehen in jungen Jahren über die Berge nach Indien. In Dharamsala angekommen, erhalten sie zur Begrüßung eine Audienz beim Dalai Lama.

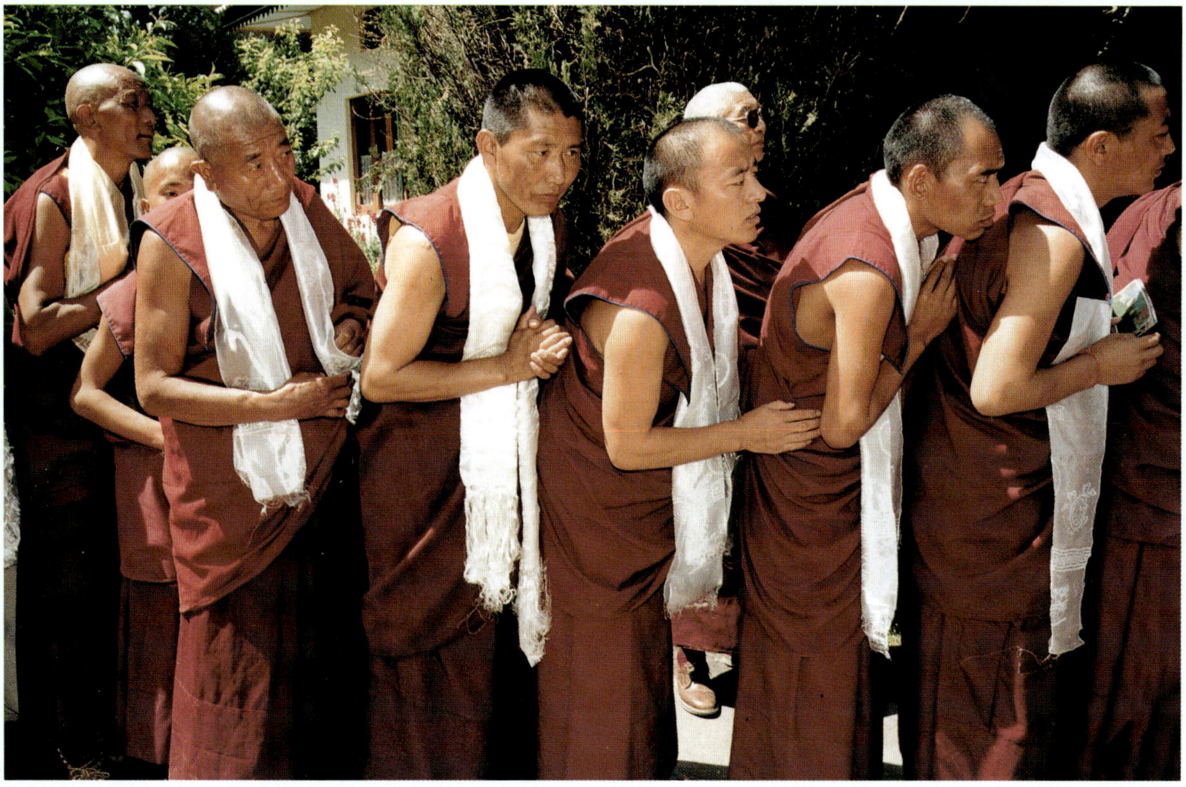

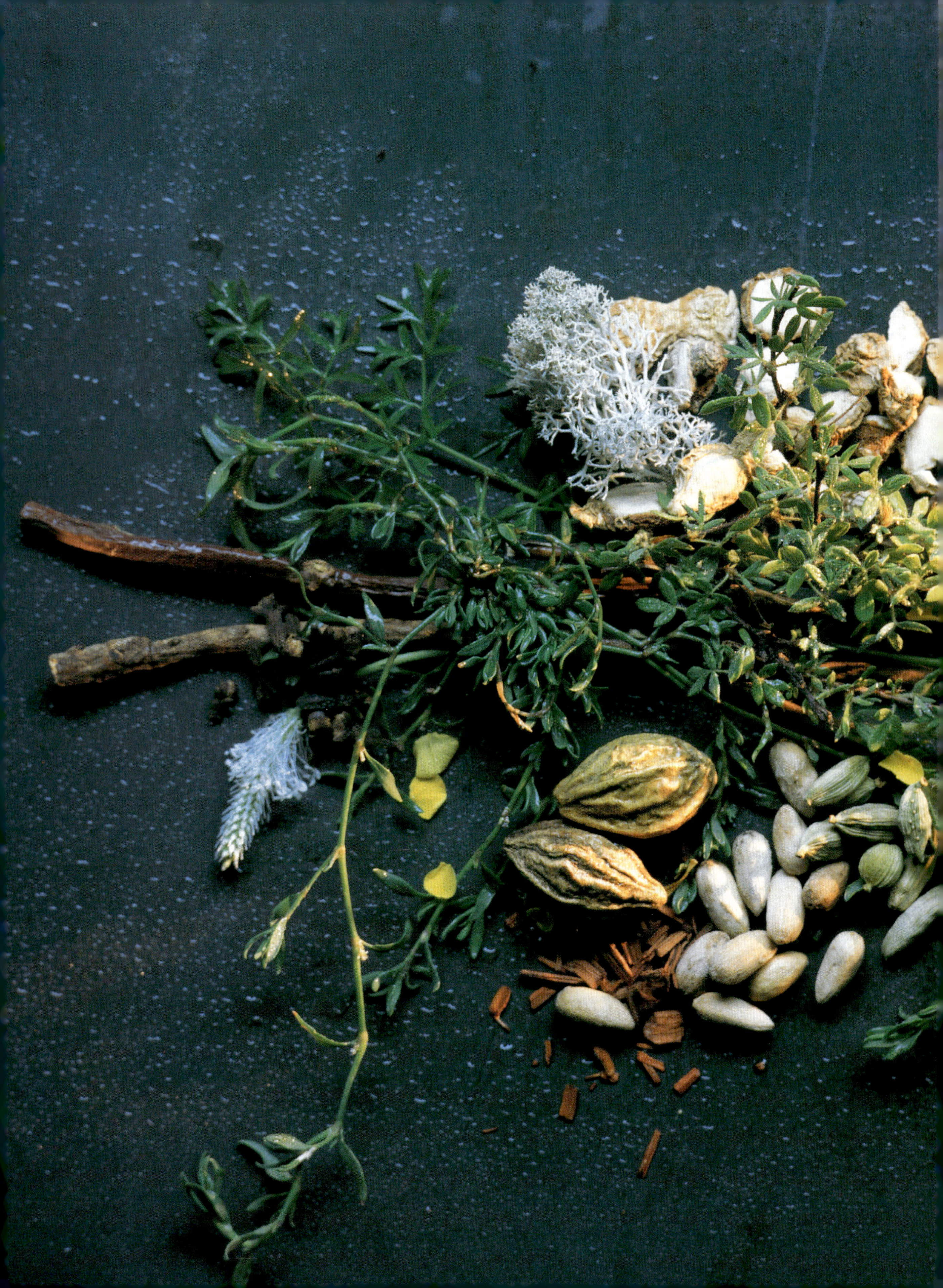

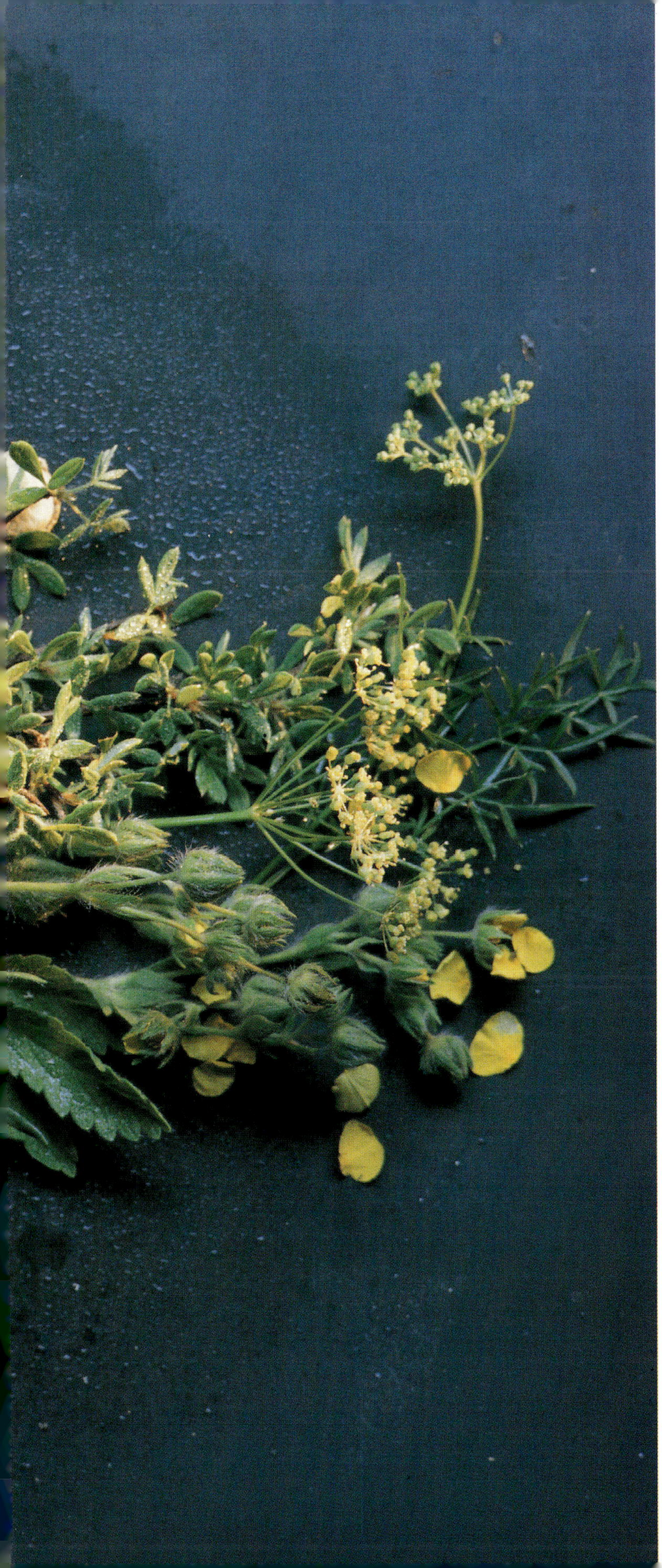

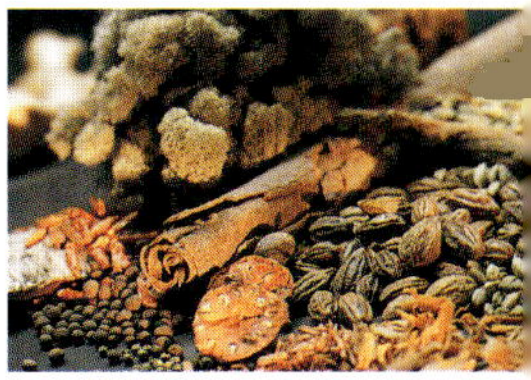

TIBETISCHE MEDIZIN IN EUROPA

TIBETISCHE ÄRZTE IM WESTEN

In den deutschsprachigen Ländern ist es nicht ganz einfach, sich nach den Regeln tibetischer Heilkunst behandeln zu lassen. Viele Gesetze und Verordnungen „schützen" den Patienten: zum einen vor Ärzten, die keine Approbation in dem betreffenden Land haben, zum andern vor Heilmitteln aus dem Ausland, die die westlichen Zulassungskriterien nicht erfüllen. Ähnlich wie die traditionelle chinesische bewegt sich auch die tibetische Medizin bei uns in der gesetzlich tolerierten Grauzone.

In Deutschland bleibt es der Privatinitiative einzelner Personen überlassen, tibetische Ärzte einzuladen und im kleinen Rahmen individuelle Beratungsgespräche zu organisieren. Inzwischen werden diese rund dreißig privaten Anlaufstellen aber so von Anfragen überhäuft, daß sie ihre Adressen nicht mehr genannt wissen wollen.

Im größeren Stil arbeiten einige Förderkreise oder -vereine (Adressen siehe Anhang). Diese Organisationen laden regelmäßig renommierte tibetische Ärzte ein. Sie veranstalten unter anderem Fortbildungsseminare und Vortragsreihen für Laien und Heilkundige, die sich für tibetische Medizin und Ernährung interessieren. Bei diesen Vereinen kann man sich für einen persönlichen Termin bei einem tibetischen Arzt auf die Warteliste setzen lassen. Der große Vorteil dabei ist, daß die Fördervereine fast durchweg mit deutschen Ärzten zusammenarbeiten, die für den medizinischen Teil die Verantwortung übernehmen.

In der Schweiz, wo mit zweitausend Tibetern die meisten tibetischen Exilanten Europas leben, ist man schon einen Schritt weiter. Hier arbeiten einige tibetische Ärzte bereits in einer Praxis mit einem Schulmediziner zusammen und können über diese Schiene tibetische Heilmittel verordnen. Inzwischen trägt man sich dort sogar schon mit dem Gedanken, eine Zweigstelle des Men-Tsee-Khang zu gründen – ähnlich der bereits in Amsterdam existierenden tibetischen Klinik NSTG.

Was passiert bei einer medizinischen Beratung?

Ein gesetzlich geduldeter „Beratungstermin" bei einem tibetischen Arzt umfaßt in der Regel eine Pulsdiagnose und die anschließende medizinische Beratung über eine dem Energietyp entsprechende Ernährung und Lebensweise. In diesem Zusammenhang werden manchmal bestimmte tibetische Kräuterpillen erwähnt, und es gibt durchaus Möglichkeiten, sich diese auch zu besorgen: Grundsätzlich darf jeder approbierte Arzt jedes im Ausland zugelassene Arzneimittel (wie zum Beispiel tibetische Heilmittel) verschreiben. Mit dem Rezept geht man in eine Apotheke, in der das Präparat entweder über einen Importeur oder direkt beim Hersteller bestellt wird.

Doch auch hier gibt es einen Haken: Erlaubt sind nur Einzelrezepte, also Heilmittel für eine dreiwöchige Behandlung. Sind die Pillen zu Ende, muß nachbestellt werden. Laut Arzneimittelgesetz darf der Apotheker die Pillen weder auf Vorrat bestellen noch auf Lager halten.

Besser dran sind „Patienten", die sich schon einmal von einem tibetischen Arzt in Indien haben behandeln lassen. Sie können ihre Pillen direkt nachbestellen, indem sie eine Kopie des Rezepts an das Men-Tsee-Khang schicken. In Deutschland hat es sich als sinnvoll erwiesen, als Lieferadresse eine Apotheke anzugeben. So eine Verschickung dauert zwischen zwei und vier Wochen.

In Dharamsala sieht man die Schwierigkeiten beim Postversand übrigens mit asiatischer Gelassenheit. Bisher hat noch jeder, der es wollte, Mittel und Wege gefunden, in den Besitz tibetischer Heilmittel zu gelangen.

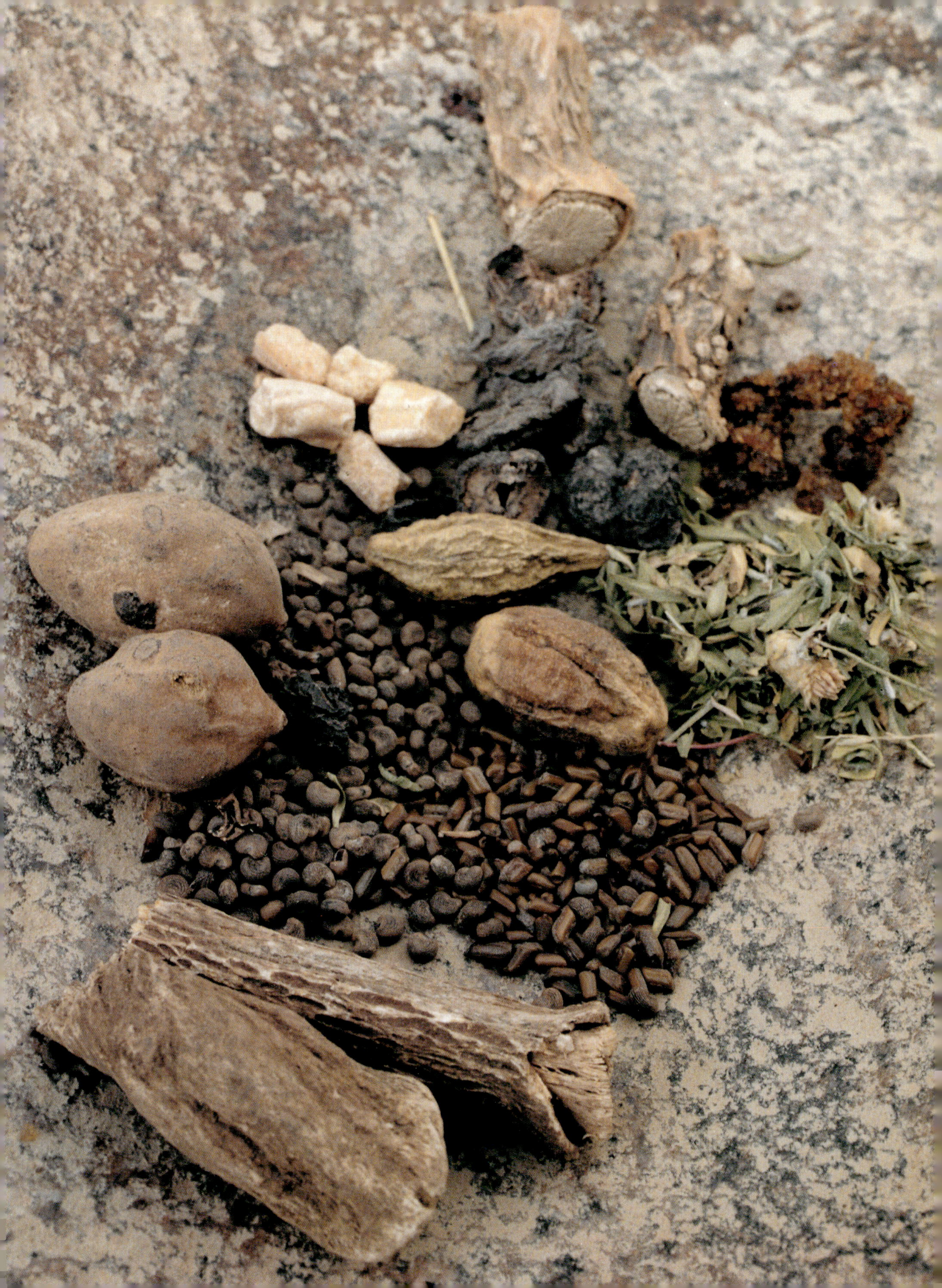

KRÄUTERPILLEN AUS DER SCHWEIZ

In der Schweiz hat man den Vorschlag des Dalai Lama, die tibetische Heilkunde mit westlichen, naturwissenschaftlichen Erkenntnissen zu verbinden, bereits in die Tat umgesetzt. In der Nähe von Zürich wird ein tibetisches Arzneimittel hergestellt, das den neuesten medizinischen Erkenntnissen entspricht: Padma 28. Padma heißt Lotusblüte, und die Zahl 28 bezieht sich auf die Rezeptsammlung einer Arztfamilie, in der diese Rezeptur die Nummer 28 war.

Obwohl schon lange auf dem Markt, wird dem Mittel im Zuge der Buddhismus-Welle erst jetzt größere Beachtung geschenkt. Immerhin hat das nach alter tibetischer Rezeptur hergestellte Präparat schon vor über zwanzig Jahren die Zulassungsprüfungen als Heilmittel mit Bravour bestanden und ist nachweislich wirksam. Bestens abgesichert durch klinische Untersuchungen ist die Anwendung bei der sogenannten peripheren arteriellen Verschlußkrankheit. Gemeint sind damit alle Durchblutungsstörungen, die sich mit Symptomen wie Kribbeln, Ameisenlaufen oder Wadenkrämpfen bemerkbar machen. Klassisches Beispiel ist die „Schaufensterkrankheit". Da gerade chronische Krankheiten wie die Arteriosklerose häufig auf mehrere und höchst unterschiedliche Ursachen zurückzuführen sind, erkennen inzwischen auch europäische Schulwissenschaftler das Potential dieses Arzneimittels an. Prof. Manuel Bicho, Vorstand des genetischen Labors der medizinischen Fakultät in Lissabon, räumte anläßlich eines Symposiums ein, daß „natürliche pflanzliche Arzneigemische mit unterschiedlichen chemischen Strukturen und biochemischen und physiologischen Wirkungen wie Padma 28 einen neuen Zugang in der Prävention der komplexen Krankheit Arteriosklerose aufzeigen".

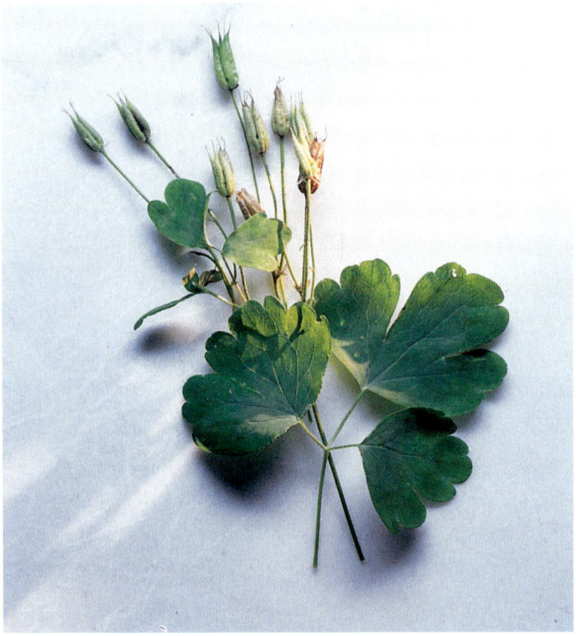

Akeleikraut – eine von zwanzig Pflanzenzutaten in Padma 28.

Aufgrund der vorliegenden Daten nimmt man an, daß Padma 28 auch arteriosklerotischen Prozessen vorbeugt, wenn es regelmäßig eingenommen wird. Sinnvoll ist so eine präventive Einnahme jedoch nur, wenn man aufgrund familiärer Vorerkrankungen und persönlicher Risikofaktoren (zum Beispiel erhöhte Blutfettwerte oder Rauchen) davon ausgehen kann, daß sich eine entsprechende Erkrankung anbahnt. (Gesunde Menschen sollten gemäß tibetischer Medizin keine Medikamente zur Krankheitsprophylaxe einnehmen, sondern ihre Ernährung und ihren Lebensstil entsprechend „gesund" gestalten.)

Versuchsweise wird Padma 28 auch bei koronarer Herzkrankheit, chronischer Hepatitis B, juveniler chronischer Polyarthritis und bei Kindern mit chronischen Atemwegsinfektionen angewendet. Allerdings liegen für diese Anwendungsgebiete zur Zeit nur Pilotstudien vor. Mit anderen Worten: Wer unter diesen Krankheiten leidet, sollte Pad-

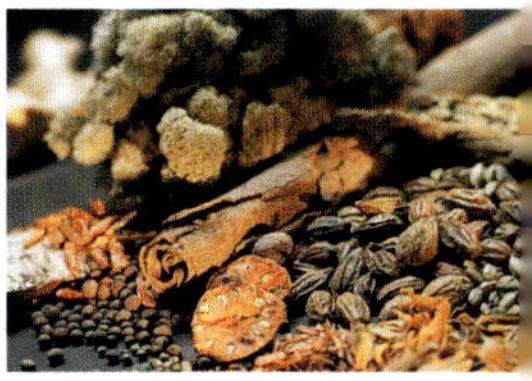

ma 28 besser nicht als alleiniges Medikament, sondern nur ergänzend zu anderen Therapien einnehmen.

Padma 28 ist ein klassisches tibetisches Vielstoffpräparat, das vom ehemaligen Leibarzt des Dalai Lama Yeshi Donden offiziell als solches anerkannt wurde. Das Mittel enthält zwanzig pflanzliche Bestandteile, unter anderem Myrobalanen, Spitzwegerich, Baldrian, Ringelblume, Akeleikraut, Isländisch Moos, Vogelknöterich, Nimbaumfrüchte und Goldfingerkraut, außerdem Kampfer und Kalziumsulfat. Keine dieser Substanzen läßt für sich genommen eine spezifische Wirkung erwarten, doch wie alle tibetischen Kräuterheilmittel baut auch Padma 28 auf die synergistische Wirkung. Die Kombination ist es, die dieses Mittel so effektiv macht.

Ursprünglich kommt die Rezeptur aus Tibet, doch dann gelangte sie über die Mongolei, deren Bevölkerung zum Kulturkreis des tibetischen Buddhismus gehört, in verschiedene Regionen Sibiriens, unter anderem nach Burjatien. Mitte des 19. Jahrhunderts wanderte von dort der berühmte Lama-Arzt Sultim Badma, der sich später Alexander Badmajeff nannte, nach Sankt Petersburg aus, und mit ihm kam die tibetische Medizin in den Westen. In Badmajeffs Koffer befanden sich viele uralte Rezepturen aus dem Himalaja – unter anderem Padma 28. Alexander Badmajeffs Neffe, der 1960 verstorbene große tibetische Arzt und Schulmediziner Wladimir Badmajeff, brachte die Kräuterrezeptur schließlich nach Polen. In den sechziger Jahren lernte Wladimir Badmajeffs Sohn Peter den Schweizer Pharmakaufmann Karl Lutz kennen, der sich bereits seit neun Jahren mit dem Studium tibetischer Medizin befaßte. Karl Lutz gründete 1969 in Zollikon am Züricher See die Padma AG und nahm zusammen mit Peter Badmajeff die Produktion tibetischer Pillen in Angriff. Bis heute dürfte das Unternehmen weltweit die einzige westliche Firma sein, die tibetische Heilmittel industriell herstellt.

In der Schweiz ist Padma 28 freiverkäuflich. Man kann es in allen Apotheken und Drogerien beziehen. Seit März 1998 ist das Präparat sogar von den Krankenkassen zugelassen, und die Kosten werden bei ärztlich verordneten Rezepten erstattet.

In Deutschland gelten noch andere Gesetze. Bei uns ist Padma 28 vorerst nur auf Rezept zu beziehen. Man muß also einen Arzt oder Heilpraktiker finden, der die Pillen verschreibt, und kann diese dann über eine Apotheke bestellen lassen.

In Österreich gilt Padma 28 als Nahrungsergänzungsmittel: Man bekommt es nicht nur in Apotheken, sondern auch im Reformhaus und in Drogerien.

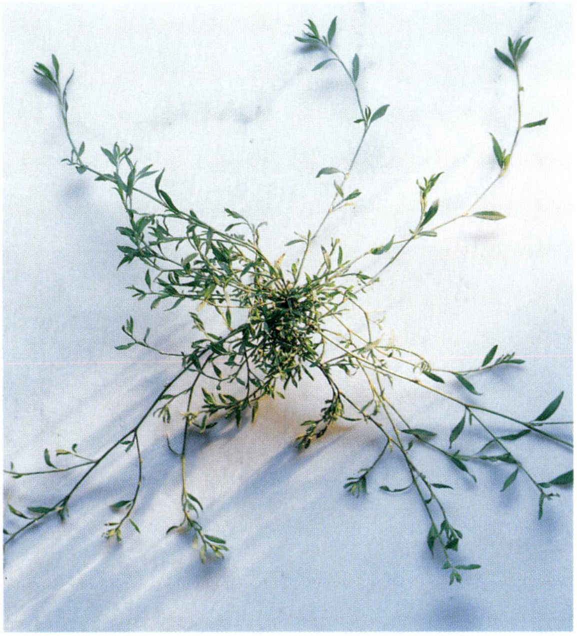

Einige der in Padma 28 verarbeiteten Pflanzen sind auch bei uns heimisch – wie der Vogelknöterich.

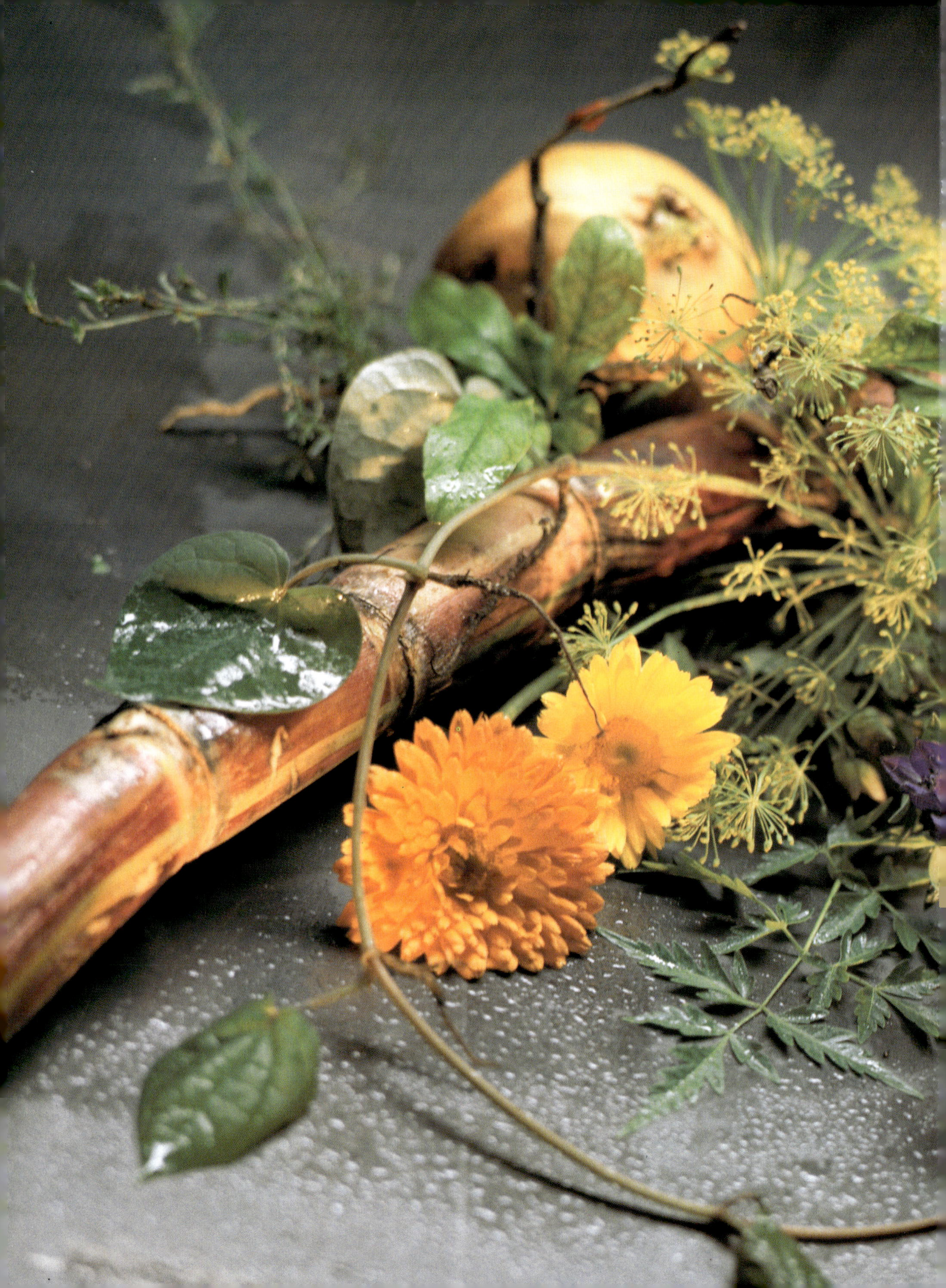

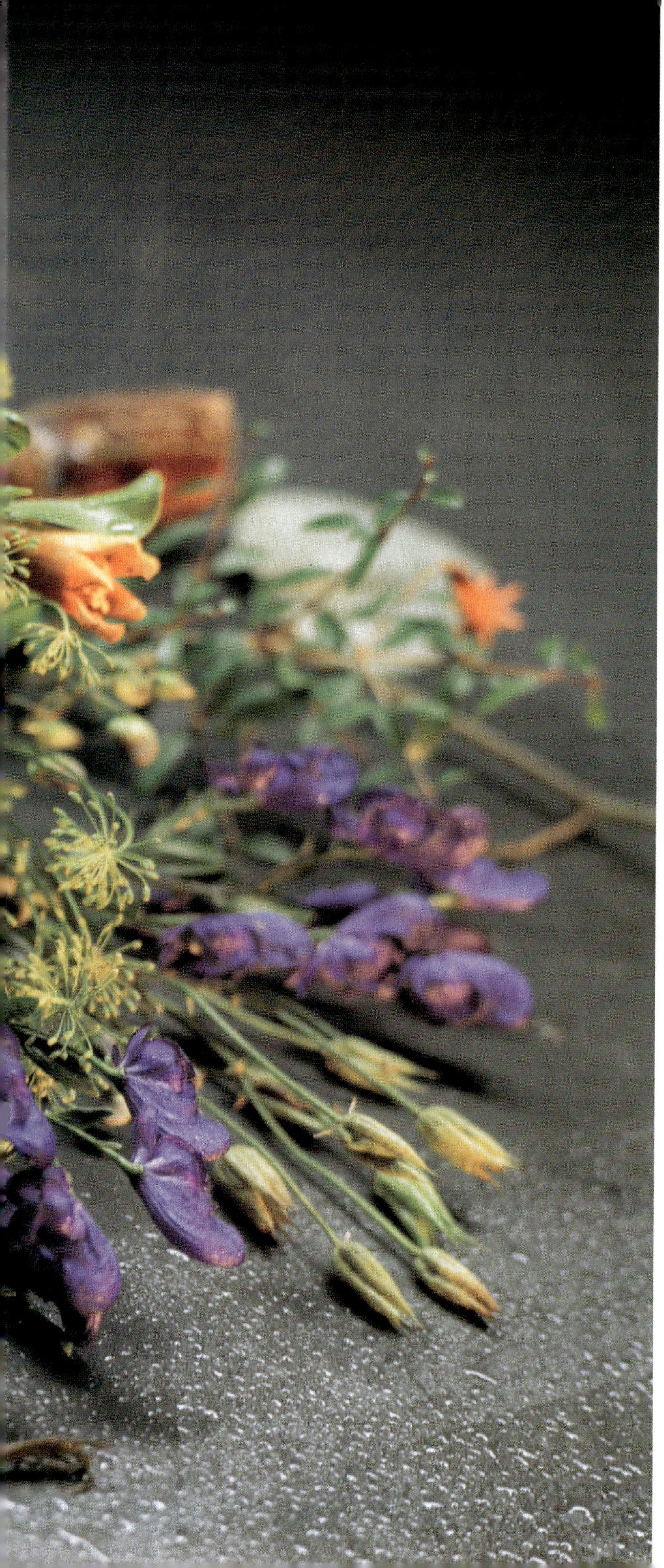

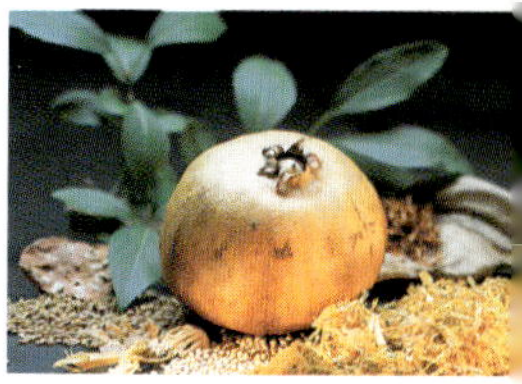

ANHANG

Glossar

badkan
Eine der drei Körperenergien, wird mit „Schleim" übersetzt. Betrifft alle Flüssigkeiten im Körper und symbolisiert alles Schwere. *badkan*-Krankheiten sind oft chronisch und betreffen u. a. das Atem- und Lymphsystem. Auf geistiger Ebene äußern sie sich als geistige Trägheit oder Abstumpfung.

Blauer Beryll
Andere Bezeichnung: Aquamarin. Im 17. Jahrhundert von Sangye Gyamtso verfaßter Kommentar zum *rGyudbzhi*.

Geschmack, Geschmacksrichtung
Tibetisch: *ro*. Die tibetische Medizin teilt alle Heilpflanzen und Nahrungsmittel in die folgenden sechs Geschmacksrichtungen ein: süß, sauer, salzig, bitter, scharf und herb bzw. zusammenziehend (adstringierend).

Heimisch, beheimatet in
Ein Begriff aus der Botanik. Meint das ursprüngliche Verbreitungsgebiet der Pflanze.

SEITE 152/153: *Potpourri aus tibetischen Medizinalpflanzen, die teilweise auch bei uns wachsen: Zuckerrohr, Ringelblume, Eisenhut, Kümmel, Granatapfel, schwarzer Pfeffer, Akeleikraut.*

Körperenergien
siehe *nyespa*

mkhrispa
Eine der drei Körperenergien. Wird im Deutschen als „Galle" bezeichnet, hat aber nur entfernt mit der gleichnamigen Körperflüssigkeit zu tun. Symbolisiert alle Körpervorgänge, die mit Stoffwechsel und Verbrennung in Verbindung stehen. *mkhrispa*-Störungen manifestieren sich u. a. als Infektionen und Entzündungen, auf geistiger Ebene z. B. als Aggression oder Fanatismus.

nyespa
Tibetischer Begriff für die drei Körperenergien *rlung, mkhrispa* und *badkan*, deren Harmonisierung das Ziel der tibetischen Medizin ist. Andere Bezeichnungen: drei Säfte, Lebensessenzen, Energieprinzipien. Die tibetische Lehre der drei Energien entstammt der ayurvedische Lehre der drei *doshas* (Säfte). Die wörtliche Übersetzung von *nyespa*, „Schadensverursacher", bezieht sich auf ihre Bedeutung: Die den Körperenergien entsprechenden Geistesgifte Gier (*rlung*), Haß (*mkhrispa*) und Verblendung (*badkan*) gelten als der Ursprung allen körperlichen und seelischen Leids.

Rezeptur
Ein verschreibbares Medikament, das aus mindestens drei und bis zu über hundert Einzelsubstanzen zusammengesetzt ist.

rGyudbzhi
Bis heute gültiges Grundlehrbuch der tibetischen Medizin, wahrscheinlich im 12. Jahrhundert von Yuthog Yonten Gonpo verfaßt. Es gibt vier Teile, die *Vier Tantras*, von denen bisher erst zwei in eine westliche Sprache übersetzt wurden. Der *rGyudbzhi* wird nach wie vor von den Medizinstudenten auswendig gelernt

rlung
Die wichtigste der drei Körperenergien, auch „Windenergie" genannt. Steht für das lebenserhaltende Prinzip und für alles Bewegliche im Körper. *rlung*-Störungen zeigen sich oft als Streßsymptome, als Verspannungen der Rückenmuskulatur oder als Krankheiten im vegetativen Nervensystem.

Thangka
Übersetzt: Bild oder Malerei; ein in Seide gefaßtes Rollbild. Die Medizinthangkas umfassen 79 Rollbilder, die im 17. Jahrhundert zur Illustration der gesamten tibetischen Medizinlehre entstanden.

tsa
Die feinstoffliche Energie in den Kanälen.

Wirkkraft
Tibetisch: *nuspa*. In manchen Büchern auch Potenz genannt. Bedeutet das Vermögen einer pflanzlichen, tierischen oder

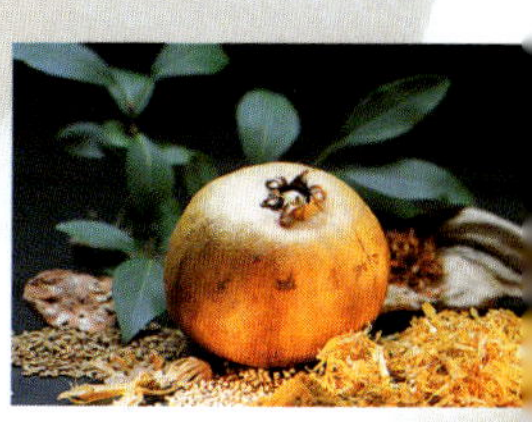

mineralischen Heilsubstanz, auf die Krankheit einzuwirken. Man unterscheidet acht Wirkkräfte: schwer, ölig, kühl, stumpf, leicht, rauh, heiß und scharf.

yontan
Tibetisch für Qualitäten. Gemäß der tibetischen Zuordnungslehre unterscheidet man bei Heilsubstanzen und Nahrungsmitteln zwischen 17 Qualitäten, u. a. trocken, schwer, leicht, ölig, scharf und rauh.

zurjes
Tibetisch für postdigestiver Geschmack, auch: Geschmack nach der Verdauung. Jede Heilpflanze hat einen Geschmack und einen Geschmack nach der Verdauung, die sich teilweise voneinander unterscheiden. Es gibt drei *zurjes*: süß, sauer, bitter. Beispiel: Manche Pflanzen von salzigem Geschmack haben einen süßen postdigestiven Geschmack.

Adressen und Informationen

Tibetische Medizin in der Praxis

Die **Räucherstäbchen Agar 31 und Golar 25** sind erhältlich im Kailash-Institut für traditionelle tibetische Medizin
Wilfried Pfeffer
Steyrerstr. 11, 79117 Freiburg i. Br.
Tel. und Fax 0761/66848

Der **Sorig Tibetan Herbal Tea** ist ebenfalls über das Kailash-Institut Freiburg (Adresse siehe Räucherstäbchen) oder über die Filiale des Men-Tsee-Khang in Amsterdam zu beziehen:
NSTG – Niederlandse Stichting voor de bevordering van de Tibetaanse Geneeskunde
Prinsengracht 200
NL-1016 HD Amsterdam
Tel. 0031-20-6254138
Fax 0031-20-6242810

Die vier **tibetischen Teemischungen nach Dr. Shak** erhalten Sie in Deutschland in Apotheken unter der Bezeichnung PADMA Tibetan Tea / Tibetischer Tee. Weitere Informationen bei Padma AG für tibetische Heilmittel, Dammstr. 29
CH-8702 Zollikon
Tel. 0041-1-3919555
Fax 0041-1-3919818

Moderne Körperarbeit auf der Basis tibetischer Medizin

Tibetisches Heilyoga „Kum Nye“
Informationen und Ausbildungsseminare über Matthias Steurich, von Tarthang Tulku autorisierter Kum-Nye-Lehrer. Adresse:
Im Oberdorf 1
D-79292 Pfaffenweiler
Tel. und Fax 07664/60966

Von Matthias Steurich erscheint im Frühjahr 1999 ein neues Buch über Kum Nye: *Tibetisches Heilyoga*, Herder Verlag, Reihe Spektrum.
Daneben gibt es auch ein Kum-Nye-Übungsprogramm auf Tonkassetten: „Das Herz öffnen“, Kösel, 1988

Die GYU.LAM.DOL-Methode
Weitere Informationen über Praxis und Zentrum für traditionelle tibetische Heilkunst, Antonia Yeshe Dechen Strub-Tusch, Seestr. 2
CH-8330 Pfäffikon
Tel. 0041-1-9511601
Fax 0041-1-9551702

Tibetische Medizin in Asien

Das Medical & Astro Institute (Men-Tsee-Khang)
In Dharamsala
Men-Tsee-Khang, Tibetan Medical & Astro Institute, Gangchen Kyishong, Dharamsala 176215
Himachal Pradesh/India

Tel. 0091/1892/2 31 13 oder 2 26 18
Fax 0091/1892/ 24116
Auf Anfrage gibt das Men-Tsee-Khang die Adressen der 38 Zweigstellen in Indien und der zwei Zweigstellen in Nepal weiter.

In Delhi
Tibetan Medical Institute
13, Jaipur Estate Nizamuddin
East New Delhi 110013 India
Tel. 0091/11/4 69 85 03 clinic
0091/11/4 63 50 99 Büro
Bei dieser größten Zweigstelle des Men-Tsee-Khang kann man auch die Sorig-Produkte bestellen, z. B. Räucherstäbchen, Sorig Tea und die Ointment-Salbe.

Behandlung per Brief
Das Men-Tsee-Khang Dharamsala bietet Patienten im Ausland eine „Brief-Konsultation" an. Dazu ist eine ausführliche Beschreibung der Krankheitsgeschichte in englischer Sprache nötig. Der Brief wird einem der drei Leibärzte des Dalai Lama, Dr. Tenzin Choedrak, Dr. Lobsang Wangyal oder Dr. Kunga Gyurme, vorgelegt. Die von einem dieser Ärzte verordnete Medizin wird – gegen Vorlage der Zahlungsbescheinigung – an die angegebene Adresse verschickt.

Dr. Tenzin Choedrak
Der Leibarzt Seiner Heiligkeit des 14. Dalai Lama spielte mit in einem Dokumentarfilm von Franz Reichle über tibetische Medizin. Titel: *Das Wissen vom Heilen* von Franz Reichle. Ein Video des Films ist erhältlich bei Naturheilverein Zell u. A. e.V. Postfach, D-73119 Zell u. A.

Tibetische Medizin in Europa

Anlaufstellen für Termine mit tibetischen Ärzten in Deutschland
Kailash-Institut für traditionelle tibetische Medizin
Steyrerstr. 11, 79117 Freiburg i. Br., Tel. und Fax 0761/6 68 48.
Das Kailash-Institut arbeitet eng mit Ärztinnen und Ärzten des Tibetan Medical Instituts in Dharamsala zusammen. Mehrmals im Jahr sind praktizierende und lehrende Ärzte zu Gast, um in Freiburg und in anderen Städten Deutschlands pulsdiagnostische Beratungen durchzuführen.
Weitere Angebote: Einführungs- und Fortbildungsseminare über tibetische Medizin, Studiengruppen, Meditationsgruppen, mentale Beratungen durch einen tibetischen Lama.

DANA e. V. – Gesellschaft zur Erhaltung tibetischer Kultur und Medizin
Rheinstraße 5, D-80803 München, Tel. und Fax: 089/33 95 96.
Auch dieses Institut lädt regelmäßig renommierte Ärzte des Tibetan Medical & Astro Institute Dharamsala ein. Für Einzelsitzungen mit Pulsdiagnose gibt es Wartelisten.
Weitere Angebote von Dana e. V.: Meditationskurse, buddhistische Belehrungen mit tibetischen Lamas, Förderung tibetischer Projekte u. a.

Naturheilverein Zell u. A. e. V.
Postfach, D-73119 Zell u. A.
Tel. 07164/13 13 01
Fax 07164/1 44 19
Dieser neugegründete Verein ist die Nachfolgeorganisation der Informationsstelle für tibetische Medizin. Auch hier werden Informationen und Adressen für Termine mit tibetischen Ärzten verschickt.
Weitere Bereiche: Weiterbildung über Gesundheit allgemein und speziell tibetische Medizin für Laien, Kurse und Seminare für Heilkundige, Verkauf von Büchern, Videos und CDs über tibetische Medizin.

Praxis Dr. Walburg Maric-Oehler
Luisenstr. 19
D-61348 Bad Homburg
Tel. 06172/2 10 38
Fax 06172/69 04 41
In der Praxis von Frau Dr. Maric-Oehler ist zeitweise der in Italien residierende tibetische Arzt Prof. Dr. Pasang Yonten Arya zu Gast.

Adressen residierender tibetischer Ärzte in Europa
Schweiz
Dr. Tendhon Amipa-Desam

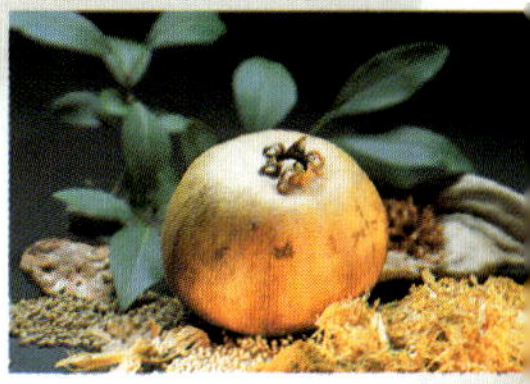

Gemeinschaftspraxis Dres.
Gunsch & Kählin
Rosengasse 9, CH-8332 Russikon
Tel. 0041/1/9 54 21 11
Tel. und Fax privat:
0041/1/8 65 64 15

Italien
Prof. Dr. Pasang Yonten Arya
Via Carnavali Antonio 111
I-20158 Mailand
Tel.0039/2/659 21 93
Fax 0039/2/3 76 18 63

Yuthok, Institute for Tibetan Medicine
Via Francanzano 11
I-80127 Neapel
Tel. und Fax 0039/81/5 78 99 46

Holland
NSTG, Niederländische Stiftung für tibetische Medizin
Prinsengracht 200
NL-1016 Amsterdam
Tel. 0031/20/6 25 41 38
Fax 0031/20/6 24 28 10
In der dem Institut angegliederten Klinik arbeitet permanent ein tibetischer Arzt aus dem Men-Tsee-Khang Dharamsala. Es gibt auch eine Apotheke, in der man gegen Vorlage eines Rezepts tibetische Kräuterheilmittel und Juwelenpillen erhält.

Weitere Kontaktadressen für tibetische Medizin
Schweiz
Praxiszentrum östlicher Naturheilverfahren
Dr. Kalsang Shak
Arbachstr. 56, CH-6340 Baar
Tel. und Fax 0041/41/7 60 81 35
Tibetische Gesundheitsberatung, außerdem Seminare über tibetische Medizin und tibetischen Buddhismus

Österreich
Florian Lauda
Postgasse 11
A-1010 Wien
Tel.0043/1/5 12 26 86

Informationen über Padma 28
Padma AG, Dammstr. 29
CH-8702 Zollikon-Station
Tel. 0041/1/3 91 95 55
Fax. 0041/1/3 91 98 18

Allgemeine Informationsstellen für tibetischen Buddhismus
Deutschland
Tibetisches Zentrum e.V. Unter der Schirmherrschaft seiner Heiligkeit XIV. Dalai Lama
Hermann-Balk-Str. 106
D-22147 Hamburg
Tel. 040/6 44 35 85
Fax 040/6 44 35 15

Aryatara Institut, Barerstr. 70/Rgb.
D-80799 München
Tel. 089/27 81 72 27
Fax 27 81 72 26

Schweiz
Tibet Institut Rikon
Sekretariat, Wildbergstraße
CH-8486 Rikon
Tel. 0041/52/3 83 17 29

Patenschaften
Patenschaften für tibetische Mönche und Nonnen vermittelt die Deutsche Tibethilfe
Mauthäuslstraße 9
D-81379 München
Tel 089/78 83 06
Fax 089/78 28 93

Patenschaften für tibetische Kinder vermittelt die Schwetzinger Tibethilfe
Mühltalstraße 56
D-69121 Heidelberg
Tel 06221/45 10 15
Fax 06221/45 10 16

Die tibetische Exilregierung
Offizielle Vertretung der tibetischen Exilregierung für Deutschland, Österreich, Schweiz und Italien:
The Tibet Bureau
Place de la Navigation 10
CH-1201 Genf
Tel. 0041/22/7 38 79 40
Fax 0041/22/7 38 79 41

Literatur

Asshauer, Egbert: *Heilkunst vom Dach der Welt*, Herder, Freiburg i. Br. 1993

Badmajeff, Wladimir: *Lung, Tripa, Bäkän – Grundzüge der tibetischen Medizin*, Fabri, Ulm 1994

Burang, Theodor: *Tibetische Heilkunde*, Origo, Bern 1994

Choedrak, Tenzin: *Ganzheitlich leben und heilen*, Herder, Freiburg i.Br. 1994

Clark, Barry (Hrsg.): *Die Tibeter-Medizin*, O.W.Barth, Bern 1997

Donden, Yeshi: *Tibetisches Heilwissen*, Herder, Freiburg i.Br. 1998

von Erffa, Wolfgang: *Das unbeugsame Tibet. Tradition, Religion, Politik*, Edition Interfrom, Zürich; Fromm, Osnabrück 1992

Dalai Lama: *Das Auge der Weisheit, Grundzüge der buddhistischen Lehre für den westlichen Leser*, O. W. Barth, Bern 1994

Dalai Lama: *Das Buch der Freiheit* (Autobiographie), 6. Aufl. Lübbe, Bergisch-Gladbach 1998

Ludwig, Klemens: *Tibet*, C. H. Beck, München 1996

Rapgay, Lobsang: *The Art of Tibetan Urinanalysis, A Do-it-Yourself Technique*, Delhi 1986

Rapgay, Lobsang: *Tibetan Therapeutic Massage*, Eigenverlag, Dharamsala, Delhi 1985

Reichle, Franz (Hrsg.): *Das Wissen vom Heilen* (das Buch zum gleichnamigen Film), Paul Haupt, Bern/Stuttgart/Wien 1997

Tarthang, Tulku: *Selbstheilung durch Entspannung*, Scherz, mehrere Neuauflagen seit 1980

Van Alphen, Jan (Hrsg): *Orientalische Medizin*, Paul Haupt, Bern 1997

Qusar, Namgyal; Sergent, Jean-Claude: *Tibetische Medizin und Ernährung*, Knaur, München 1997

Quellenverzeichnis für den Pflanzenteil

Clark, Barry (Übers.): *Rgyud bzi – The Quintessence Tantras of Tibetan Medicine*, Snow Lion Publications, Ithaca/New York 1988

Dash, Vaidya: *Bhagwan: Materia Medica of Tibetan Medicine*, Sri Satguru Publications, Delhi 1994

Dash, Vaidya: *Bhagwan: Materia Medica of Indo-Tibetan Medicine*, Classics India Publications, Delhi 1989

Franke, Wolfgang: *Nutzpflanzenkunde*, Thieme, Stuttgart/New York 1981

Klassische tibetische Medizin, Paul Haupt, Bern/Stuttgart/Wien 1996

List, Ph.; Hörhammer, L.: *Hagers Handbuch der pharmazeutischen Praxis*, Springer, Berlin/Heidelberg 1992

Orient Longman, P. K. Warrier, V. P. K. Nambiar, C. Ramankutty (Hrsg.): *Indian Medicinal Plants*, Ltd., Chennai 1996

sMan-rTsis, Bd. I, Nr. 1, TMAI, Dharamsala 1995

Tsarong, Tsewang J.: *Tibetan Medicinal Plants*, Tibetan Medical Publications, Kalimpong 1994

Tsarong, Tsewang J.: *Handbook of Traditional Tibetan Drugs*, Tibetan Medical Publications, Kalimpong 1986

Zander, Robert; Encke, Fritz; Buchheim, Günther; Seybold, Siegmund (Hrsg.): *Handwörterbuch der Pflanzennamen*, Ulmer, Stuttgart 1994

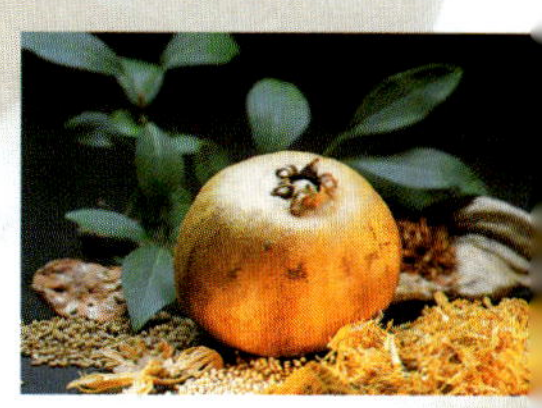

Register

Abführmittel 49 f.
Abschluß des Tages, Übung 116
Aderlaß 52
Aggression, Krankheit der *siehe Haß*
Akupressurpunkte 123
Akupunktur, tibetische 53, 120–125
Alpenscharte *(Saussurea costus [Falc.] Lipschitz; Compositae)* 72
Angst 124
Arthritis 85
Arzneigruppen 75
Ärzte im Westen, tibetische 148
Asthma 85 f.
Atmen, freies (Yogaübung) 106
Augen, schmerzende 125

badkan
– Element, flüssiges 24
– Konstitutionstyp 82
-Krankheit 27
Bambuskonkrement *(Bambusa arundinacea [Retz.] Willd.; Gramineae)* 69 f.
Befragung 40
Begutachten, visuelles 40
Behandlung 41–53
– nach Zuordnungslehre 32
Belbaum *(Aegle marmelos [L.] Corrêa; Rutaceae)* 73
Beratung, medizinische 148
Bewegung, Energie der *siehe rlung*
Blutdruck
–, hoher 89
–, niedriger 94 f.
Bön 13
Brechmittel 49 f.
Bronchitis 86
Buddha Vairocana
– Meditationshaltung 116
Buttertee, tibetischer 100

Cayennepfeffer *(Capsicum frutescens L.; Solanaceae)* 62 f.
Chagpori-Medizinschule 19

Dalai Lama
–, 5. (Lobsang Gyatso) 16
–, 13. (Tubten Gyatso) 19
–, 14. (Tenzin Gyatso) 8 ff.
Datsen 101
Denken, falsches 28
Dharma 28
Diagnosemethoden 34–40
Drücken (Massagetechnik) 123
Durchfall 86 f.

Einnahmerituale, Juwelenpillen 45
Eisenpille *siehe* Rinchen lChags-ril Chen-mo (The Great Precious Iron Pill)
Ekzeme 87 f.
Element, flüssiges *siehe badkan*
Elemente
–, fünf 31 f.
–, siebzehn Qualitäten der 31
Emotionen umwandeln (Yogaübung) 109
Energie anregen, heilsame (Yogaübung) 110
Energie, Übungen für die feinstoffliche 111–114
Energien, drei 22–25, 32
–,– überbordende 25
Entstehung
– Medizin, tibetische 13–20
Erkältung 88
Ernährung, richtige
– Heilung über 41
Europa 148–151
– Gastärzte, tibetische 12
Exil, indisches 10

Färberdistel *(Carthamus tinctorius L.; Compositae)* 70 f.
Fliegen (Yogaübung) 108
Frau, Pulsdiagnose bei der 35

Gallensteine 88
Gedanken aufhellen (Yogaübung) 106 f.
Geistesgifte, drei 27
Geschmacksrichtungen, sechs 31 f.
Gesten, sieben (Yogaübung) 106
Gesund bleiben 32
Gewürze als Heilmittel 96 f.
Gewürznelke *(Syzygium aromaticum [L.] Merr. et Perry; Myrtaceae)* 69
Gier 27
Gönka 101
Granatapfel *(Punica granatum L.; Punicaceae)* 60 f.
GYU.LAM.DOL *siehe* Energie, Übungen für die feinstoffliche

Habenwollen(s), Krankheit des *siehe* Gier
Hämorrhoiden 88 f.
Haß 27
Heilbehandlung, religiöse 53
Heilpflanzen 56–127
Heilweisen, tibetische 11 f.
Herz öffnen (Yogaübung) 107
Herzfeuer-geben-und-nehmen-Meditation 119

Indien 130–142
Ingwer *(Zingiber officinale Rosc.; Zingiberaceae)* 62

Juwelenpille, große heiße *siehe* Rinchen tsha-byor chen-mo (The Great Precious Hot Compound)
Juwelenpille, schwarze *siehe* Rinchen grang-byor Riln-Nag Chen-mo (The Great Cold Compound Precious Black Pill)
Juwelenpille, wunscherfüllende *siehe* Rinchen Ratna bsam-phel (Precious Wish Fulfilling Jewel) 48 f.
Juwelenpillen, magische 44–49

Kampfer *(Cinnamomum camphora [L] J. S. Presl.; Lauraceae)* 64 f.
Kardamom
–, Großer *(Amomum subulatum [sabulatum] Roxb.; Zingiberaceae)* 71 f.
–, Kleiner *(Elettaria cardamomum [L.] Maton; Zingiberaceae)* 71
Kauterisation 53
Klopfen (Massagetechnik) 122
Kneten (Massagetechnik) 122
Koexistenz, friedliche 11
Kombinationstypen, vier (Konstitution) 82 ff.
König des Aquamarinfarbenen Lichts 16
Konstitution, Entstehung 77 f.
Konstitutionstypen 34, 77–84
– Grundtypen 78–82
– Test 80 f.
Kopfschmerzen 89 f. *siehe auch* Spannungskopfschmerzen
Korallenpille 25, edle *siehe* Rinchen Byur-dmar 25 (Precious Coral 25)
Koriander *(Coriandrum sativum L.; Umbelliferae)* 73
Körperübungen, moderne 103–127
Kraft, Übung für positive 116
Krankheiten
– Dämonen 29 f.
–, ernährungsbedingte 28
–, kalte und heiße 30
–, karmabedingte 29
–, schwere und leichte 84
–, Sitz der 25 ff.
Krankheitslehre 25–30
Kräuterpillen 150
– Herstellung 42
Kräutertees des Dr. Shak, vier 99 ff.
Kreisen (Massagetechnik) 123
Kreuzkümmel *(Cuminum cyminum L.; Umbelliferae)* 73 f.
Kum Nye (tibetisches Heilyoga) 103–116

Leben(s), Feuer des *siehe mkhrispa*
Lebensweise, richtige
– Heilung über 41
Leberüberlastung 90 f.
Leibärzte, Schule der 19
Lendenwirbelsäule, Schmerzen 125
Lobsang Gyatso *siehe* Dalai Lama, 5.

Magenkrämpfe 91 f.
Magenverstimmung 92 f.

Mann, Pulsdiagnose beim 35
Mantras 51
–, Wirkkraft von 42
Massage, tibetische 120–125
Massagebutter, Rezepte 127
Massageöle, tibetische
– Selbermachen 126 f.
Meditationshaltung des Buddha Vairocana 117
Meditationsübungen, tibetische 117–120
Medizin, tibetische
– Entstehung 13–20
– Verkündung 58 f.
Medizinalrhabarber *(Rheum palmatum L.; Polygonaceae)* 72 f.
Medizinbilder, tibetische 18 f.
Medizinbuddha 13
Meerträubchen, Indisches *(Ephedra gerardiana Wall. ex Stapf; Ephedraceae)* 74
Mehlabreibung 125
Menstruationsbeschwerden 125
Men-Tsee-Khang *siehe* Tibetan Medical & Astro Institute (TMAI)
Mentsikhang, Lhasa 19
Metö 101
mkhrispa
-badkan (Konstitutionstyp) 83 f.
– Feuer des Lebens 24
– Konstitutionstyp 79
– Krankheit 27
-rlung-badkan (Konstitutionstyp) 84
Mondkristallpille *siehe* Rinchen btso-bKru Dha-schel Chen-mo (The Great Precious Purified Moon Crystal)
Moxibustion 50 ff.
Müdigkeit 124 f.
Müdigkeitssyndrom 93 f.
Muskat *(Myristica fragrans Hout.; Myristicaceae)* 69
Myrobalan, Bellirisches *(Terminalia bellirica [Gaertn.] Roxb.; Combretaceae)* 67 f.
Myrobalan, Chebulisches *(Terminalia chebula [Gaertn.] Retz.; Combretaceae)* 67
Myrobalan, Emblica *(Emblica officinalis Gaertn.; Euphorbiaceae)* 68
Mythen 8–12

Nasennebenhöhlenentzündung, chronische 94
Nimbaum *(Azadirachta indica A. Juss.; Meliaceae)* 65 f.

Ohrgeräusche 124
Om ah hum (Yogaübung) 107

Panikattacken 124
Pfeffer, langer *(Piper longum L.; Piperaceae)* 61 f.
Pfeffer, schwarzer *(Piper nigrum L.; Piperaceae)* 61
Pflanzenheilmittel, Behandlung 42–49
Pflanzenporträts 60–75
Pflanzensammeln(s), Kunst des 75
Pille aus altem Türkis *siehe* Rinchen Gyu-rNying-25 (The Great Precious Old Turquoise 25)
Pille, große mehrfach zusammengesetzte wertvolle *siehe* Rinchen Mang-sByor Chen-mo (The Great Multi Compound Precious Pill)
Pillen, acht wertvolle 45–49
Praxisalltag 41
Prinzipien 21–53
–, drei 22 ff.
Pulsdiagnose 34–37
– Verhaltensregeln 35

Qualitäten, siebzehn 31
Qusar, Namgyal (Arzt) 135 f.

Räucherstäbchen, heilende 101 f.
Reiben (Massagetechnik) 121
Rezepte, gesunde 97 f.
rGyudbzhi *siehe* Vier Tantras
Rinchen tsha-byor chen-mo (The Great Precious Hot Compound) 49
Rinchen Mang-sByor Chen-mo (The Great Multi Compound Precious Pill) 48
Rinchen lChags-ril Chen-mo (The Great Precious Iron Pill) 45 f.
Rinchen grang-byor Riln-Nag Chen-mo (The Great Cold Compound Precious Black Pill) 48
Rinchen Byur-dmar 25 (Precious Coral 25) 49
Rinchen btso-bKru Dha-schel Chen-mo (The Great Precious Purified Moon Crystal) 46
Rinchen Gyu-rNying-25 (The Great Precious Old Turquoise 25) 46
Rinchen Ratna bsam-phel (Precious Wish Fulfilling Jewel) 48 f.
Riten 53
rlung
-badkan (Konstitutionstyp) 82 f.
– Energie ausgleichen (Übung) 114 f.
– Energie der Bewegung 24
– Konstitutionstyp 78
– Krankheit 27
– *mkhrispa* (Konstitutionstyp) 83

Safran *(Crocus sativus L.; Iridaceae)* 70
Sandelholz, Rotes *(Pterocarpus santalinus L.; Leguminosae)* 66
Sandelholz, Weißes *(Santalum album L.; Santalaceae)* 64
Sangye Gyamtso 18
Schlaflosigkeit 95
Schlafprobleme 124
Schnupfmittel 49 f.
Schrift, erste medizinische 14
Schröpfen 52
Schweiz, Kräuterpillen 150
Schwindel 124
Selbstbehandlung 85–102
Selbstbild auflockern (Yogaübung) 108 f.
Songtsen Gampo, König 13 f.
Sorig 99
Spannungskopfschmerzen *siehe auch* Kopfschmerz
Stinkasant *(Ferula assa-foetida L.* und *Ferula narthex Boiss.; Umbelliferae)* 63
Streichen (Massagetechnik) 121
Süßholz *(Glycyrrhiza glabra L.; Leguminosae)* 66

Tagesbeginn, sieben Schritte zum harmonischen (Übung) 112 ff.
Tamala-Zimt *(Cinnamomum tamala [Buch.-Ham.] Nees & Eberm.; Lauraceae)* 74 f.
Tashi-Delek 99 ff.
Tees, tibetische 99
Tenzin Choedrak (Leibarzt des Dalai Lama) 136–142
–, Interview mit 139 f.
– Leidensgeschichte 142
Tenzin Gyatso *siehe* Dalai Lama, 14.
Therapien, interne und externe 41
Tibet, besetztes 8, 143 ff.
Tibetan Medical & Astro Institute (TMAI) 131–142
Tisong Detsen, König 14
TMAI *siehe* Tibetan Medical & Astro Institute
Tong.len-Meditation, traditionelle 119 f.
Tsampa, Rezepte 97 f.
Tschernobyl-Opfer 44
Tubten Gyatso *siehe* 13. Dalai Lama

Unbewußtheit, Leid der *siehe* Verblendung
Urindiagnose 37 f.

Verblendung 27
Verstopfung 95 f., 124
Vier Tantas 25
–, Inhalte 18
–, Legende 14 ff.

Waden halten 116
Wechseljahrsbeschwerden 96
Weiße-Licht-Meditation 118
Wirkkräfte, acht 31 f.

Ziehen (Massagetechnik) 122
Zimt *(Cinnamomum verum J. S. Presl* und *Cinnamomum aromaticum Nees; Lauraceae)* 63 f.
Zungendiagnose 38 ff.
Zuordnungssystem, tibetisches 31 f.